52
semaines
de minceur

© Robert Laffont S.A., Paris, 1999
n° ISBN : 2-221-08187-0
n° d'éditeur : 40202/04
Dépôt légal : février 1999

Weight Watchers

52
semaines
de minceur

vos menus pour l'année

Robert Laffont

SOMMAIRE

SOMMAIRE

PRÉFACE

Vous cherchez des idées pour vos repas de tous les jours ? Vous désirez échapper à une certaine monotonie alimentaire ? Vous vous souciez de votre ligne ? Vous souhaitez préparer des repas équilibrés sans trop vous creuser la tête, ni passer des heures dans la cuisine ?

C'est pour répondre à toutes ces préoccupations que Weight Watchers a décidé d'innover dans ce livre en proposant des menus pour **cuisiner au quotidien** : une année d'alimentation équilibrée, cela signifie pour Weight Watchers **365 menus comprenant 220 recettes légères et savoureuses**.
Des *Crevettes sautées aux radis aigres-doux* aux *Papillotes de flétan au fenouil* en passant par les *Coquelets à la bière* ou les *Cœurs tendres à la pêche au coulis de framboises*, et bien d'autres encore : vous n'aurez que l'embarras du choix !

Cet ouvrage est un véritable outil pour maigrir en douceur ou tout simplement être attentif à son bien-être au quotidien. N'est-ce pas là notre objectif à tous ?

Des menus équilibrés suivant les saisons

Ce livre est de prime abord une formidable « **boîte à idées** » pour sortir de la routine.
Savamment orchestrés, les menus proposés sont aussi **garants d'un bon équilibre nutritionnel**. En effet, aucun aliment n'étant complet, chaque catégorie alimentaire doit être présente dans une journée : laitages, fruits et légumes, protéines, céréales et féculents, sans oublier les matières grasses.
Pour en savoir plus sur le régime Weight Watchers et ses « codes », **reportez-vous à la page 17**.
Weight Watchers s'est aussi attaché à **suivre le rythme des saisons** : c'est la valse des fruits rouges au printemps, l'éclatante lumière des pêches et des abricots en été, la teinte ambrée des cèpes en automne et la blancheur croquante des endives en hiver...
À chaque saison ses aliments qui colorent les marchés ! Les consommer, **c'est développer notre goût**, tout en **préservant notre santé**. Et, bien sûr, c'est aussi réaliser des **économies** !
Alors, profitons de ces produits au moment où ils sont les meilleurs... et les moins coûteux. Un pictogramme vous permet de repérer facilement les saisons :

Printemps	Été	Automne	Hiver

220 recettes saines et savoureuses

Weight Watchers sait **faire rimer plaisir avec maigrir** : aussi les 220 recettes de ce livre **savent-elles allier gourmandise et légèreté** !
Pour Weight Watchers, surveiller sa ligne, c'est apprêter des recettes savoureuses et équilibrées. Adieu l'éternel « steak - salade verte » et vive la « gastronomie-minceur » !

Ces recettes sont facilement repérables par **leur couleur qui les rattachent automatiquement au jour du menu** où elles figurent. Pas de problème pour les retrouver donc !

Les temps de préparation et de cuisson, le degré de difficulté et le coût sont également indiqués pour chaque recette. Les symboles utilisés sont les suivants :

■ : très facile
■ ■ : facile
■ ■ ■ : difficile
★ : bon marché
★★ : raisonnable
★★★ : coûteux

Les **équivalences des cuillères Weight Watchers** sont :

1/2 cc = 1/2 cuillère à café = 1 cuillère WW n° 1/2
1 cc = 1 cuillère à café = 1 cuillère WW n° 1
1 1/2 cc = 1 1/2 cuillère à café = 1 cuillère WW n° 1 1/2
1 CS = 1 cuillère à soupe = 1 cuillère WW n° 3

12 « Menus Événement » à découvrir

Traditions et festivités : du jour de l'An au Mardi gras, de la chandeleur à Pâques, sans oublier les fêtes de famille (baptême, fête des Mères, etc.) ou l'extravagante Halloween, 12 « Menus Événement » viennent agrémenter certains mois de l'année.

Autant de suggestions pour **vivre ces traditionnels rendez-vous en toute quiétude... alimentaire !** Avec, bien évidemment, quelques « péchés mignons » pour l'occasion. La gaieté, le plaisir et la convivialité sont aussi des facteurs pour mincir et rester mince !

52 SEMAINES DE MINCEUR, c'est 52 semaines de menus équilibrés et de recettes pleines d'idées pour maigrir en douceur ou tout simplement améliorer son bien-être au quotidien. Cet ouvrage sera votre meilleur allié pour vos repas de tous les jours.

Vous désirez des conseils, vous souhaitez en savoir plus, vous avez besoin d'un soutien pour mincir, vous ne connaissez pas votre poids idéal, vous voulez établir votre programme minceur, vous cherchez l'adresse du centre Weight Watchers le plus proche de chez vous...

Téléphonez au : **0 803 05 03 01** (0,99 FF la minute)
ou composez le **3615 WW** sur votre Minitel (1,29 FF la minute)

Le régime Weight Watchers

Les aliments sont classés en 3 groupes :

VERT	ORANGE	ROUGE
🟢 ⇩	🟡 ⇩	🔴 ⇩
Aliments non gras, riches en fibres ⇩	Base d'un régime équilibré	Aliments plaisir riches en graisse et/ou sucre, et/ou alcool ⇩
Fruits et légumes ⇩	Viandes, poissons Laitages, fromages Pain, céréales, féculents Matières grasses (MG) ⇩	Charcuteries, vin Chocolat, pâtisserie ⇩
Chaque jour : obligatoire		Chaque semaine : facultatif *

* NB : quoique facultatifs, ces aliments sont essentiels pour « tenir la distance » lorsque l'on veut maigrir.

Les « portions » Weight Watchers :

Dans chaque groupe, les aliments sont proposés en « portions ». Les « portions » sont cal-culées en fonction :   - de la valeur calorique,
- du taux de lipides (graisses),
- du taux de glucides (sucres).

Chaque pastille de couleur représente une « portion » Weight Watchers, ce qui ne signifie pas nécessairement une part. Par exemple :   60 g de porc = 1 🟡
1 côtelette = 2 à 3 🟡

Les couleurs Weight Watchers :

🟢 **Vert** : consommation libre.

🟡 **Orange** : la consommation journalière des portions est déterminée pour chaque personne par :   - le sexe
- l'âge
- le poids
- les habitudes alimentaires (avant régime).

🔴 **Rouge** : une « cagnotte » de portions est disponible chaque semaine... à consom-mer en partie ou en totalité.

Cette symbolique 🟢 , 🟡 et 🔴 est réservée aux adhérents Weight Watchers qui savent ainsi comment comptabiliser leurs repas dans la journée et la semaine Weight Watchers.

Pour les autres personnes, l'important est de savoir qu'un plat, « cuisiné Weight Watchers », permet d'économiser jusqu'à 50 % des calories habituelles.

	ENTRÉE	PLAT	DESSERT
LUNDI	Potage de légumes	Filet de merlan (120 g), chou-fleur, pommes de terre	Petit-suisse à 30 %, 2 cc de confiture diététique
	●	● 2●	1● 2♥
MARDI	Chou rouge râpé, 3 cc de vinaigrette allégée	1 petite truite (120 g), 100 g de pâtes, 4 cc de crème fraîche allégée	*Crème glacée minute à la banane*
	● 1● MG	2● 2♥	1● 1● 1●
MERCREDI	1/2 pamplemousse	120 g de faux-filet, carottes	25 g de pain, 20 g de reblochon, 1 yaourt à 0 % nature
	●	● 2●	2●
JEUDI	MENU DU JOUR DE L'AN **Roulades de saumon en gelée**	MENU DU JOUR DE L'AN **Paupiettes de sole aux champignons**	MENU DU JOUR DE L'AN **Tulipes aux framboises**
	1 1/2● 1● 1/2♥	● 2 1/2● dont 1 MG 1 1/2♥	● 2● dont 1 MG
VENDREDI	Salade verte, 1,5 cc de vinaigrette allégée	Omelette de 2 œufs, girolles (bocal)	2 pains grillés suédois (50 g), 2 petits Saint-Môret légers, 1 poire
	● 1/2● MG	● 2●	1 1/2●
SAMEDI	*Salade en vert et rouge*	1 croque-monsieur : 50 g de pain de mie, 50 g de jambon blanc dégraissé, 30 g de tomme maigre	1 orange
	● 1♥	2 1/2●	●
DIMANCHE	6 huîtres moyennes	*Sauté de porc aux poireaux,* 100 g de riz	2 CS de salade de fruits non sucrée
	1●	● 3● dont 1 MG 1♥	1●

ROULADES DE SAUMON EN GELÉE

■ Délayer la préparation pour gelée dans 25 cl d'eau froide (suivre les indications du sachet). Porter à ébullition, puis laisser tiédir. Verser 1/2 cm de gelée dans 4 ramequins. Laisser prendre 5 à 10 minutes au réfrigérateur.

■ Mettre la brousse dans un petit saladier. Laver et ciseler l'aneth et la ciboulette. Les ajouter dans le saladier, saler et poivrer. Étaler les tranches de saumon sur le plan de travail. Recouvrir chaque tranche avec la préparation à la brousse. Les replier sur elles-mêmes de façon à les faire tenir dans les ramequins.

■ Laver le citron et les légumes. Couper le citron en fines tranches. Couper les tomates en 2, éplucher et couper le concombre en dés.

■ Disposer au centre de chaque ramequin, sur la gelée, une tranche de saumon farcie (bien tasser avec la main). Décorer de 4 demi-tomates, de dés de concombre et d'une tranche de citron par ramequin. Terminer par 1 cuillère à café d'œufs de saumon. Verser délicatement le reste de la gelée par-dessus. Couvrir de film étirable et laisser au frais pendant 12 heures. Plonger les ramequins quelques instants dans l'eau très chaude, puis démouler et servir très frais.

Pour verser la gelée délicatement, utiliser une passoire à thé.

Coût : ★★ Difficulté : ■■
Préparation : 40 min
Cuisson : 5 min
Réfrigération : 12 h
POUR 4 PERSONNES

1 sachet de gelée instantanée ● 4 tranches de saumon fumé (120 g) ● 120 g de brousse allégée ● 2 brins d'aneth ● 5 brins de ciboulette ● 1 citron vert ● 8 tomates cerises ● 100 g de concombre ● 4 cc d'œufs de saumon ● sel, poivre

les portions pour 1 personne
1 1/2 ◯
1 ●
1/2 ♥

PAUPIETTES DE SOLE AUX CHAMPIGNONS

Coût : ★★★ Difficulté : ■■
Préparation : 25 min
Cuisson : 35 min
POUR 4 PERSONNES

560 g de filets de sole ● 300 g de champignons sauvages (frais ou surgelés) ● 2 tranches de pain de mie (50 g) ● 1 œuf ● 5 brins de persil ● 4 cc de margarine ● 2 cc de Maïzena ● 4 CS de vin blanc sec ● 8 cc de crème fraîche allégée ● sel, poivre

les portions pour 1 personne
●
2 1/2 ◯ dont 1 MG
1 1/2 ♥

■ Nettoyer les champignons, puis les émincer. Émietter les tranches de pain. Mettre les champignons dans une petite casserole avec 2 cuillères à soupe d'eau, le pain émietté, du sel et du poivre. Laisser cuire pendant 10 minutes à feu doux.

■ Verser les champignons dans le bol du mixeur, ajouter l'œuf et le persil lavé. Mixer pour obtenir une farce très fine.

■ Rincer les filets de sole, puis les essuyer. Les étaler sur le plan de travail. Répartir la farce sur chacun d'eux. Former les paupiettes en les ficelant très serrées.

■ Faire chauffer la margarine dans une petite cocotte. Ajouter les paupiettes. Les faire revenir à feu moyen pendant 10 minutes sur toute la surface. Saupoudrer de Maïzena, puis mouiller avec le vin. Saler et poivrer. Laisser mijoter 15 minutes à feu doux. Ajouter la crème fraîche et servir.

Accompagner d'épinards et / ou de pommes vapeur (à comptabiliser).

TULIPES AUX FRAMBOISES

■ Laisser décongeler les framboises à température ambiante. Verser la farine et la levure dans un petit saladier. Ajouter 1 pincée de sel, la margarine ramollie (mais pas fondue) et le petit-suisse. Travailler du bout des doigts et former une boule. Couvrir de film étirable et laisser reposer au frais pendant au moins 30 minutes.

■ Préchauffer le four à th. 5 (180 °C). Étaler la pâte très finement. La diviser en 4. En garnir 4 ramequins à bords assez hauts. Piquer la pâte à l'aide d'une fourchette, la couvrir de haricots secs et faire cuire à blanc pendant 15 minutes.

■ Sortir les ramequins du four. Laisser refroidir et démouler délicatement les tulipes. Les disposer sur les assiettes de service.

Coût : ★★ Difficulté : ■■
Préparation : 25 min
Repos de la pâte : 30 min
Cuisson : 15 min
POUR 4 PERSONNES

400 g de framboises surgelées ● 100 g de farine ● 2 sachets de levure chimique ● 4 cc de margarine ● 1 petit-suisse à 0 % ● 200 g de fromage blanc à 0 % ● 4 CS d'édulcorant ● quelques feuilles de menthe fraîche ● sel

les portions pour 1 personne

🟢

2 🟡 dont 1 MG

■ Battre le fromage blanc avec l'édulcorant. Le répartir dans les tulipes. Disposer les framboises par-dessus. Décorer de menthe ciselée. Servir rapidement.

Pour une réalisation plus rapide, on peut utiliser 2 feuilles de brick à la place de la pâte. Découper 8 ronds de diamètre supérieur aux ramequins. En placer 2 dans chaque ramequin, l'un sur l'autre, en les faisant adhérer du bout des doigts. Passer 15 secondes au four à micro-ondes (puissance moyenne) afin de durcir les tulipes. (Compter alors 1/2 🟡 seulement.)

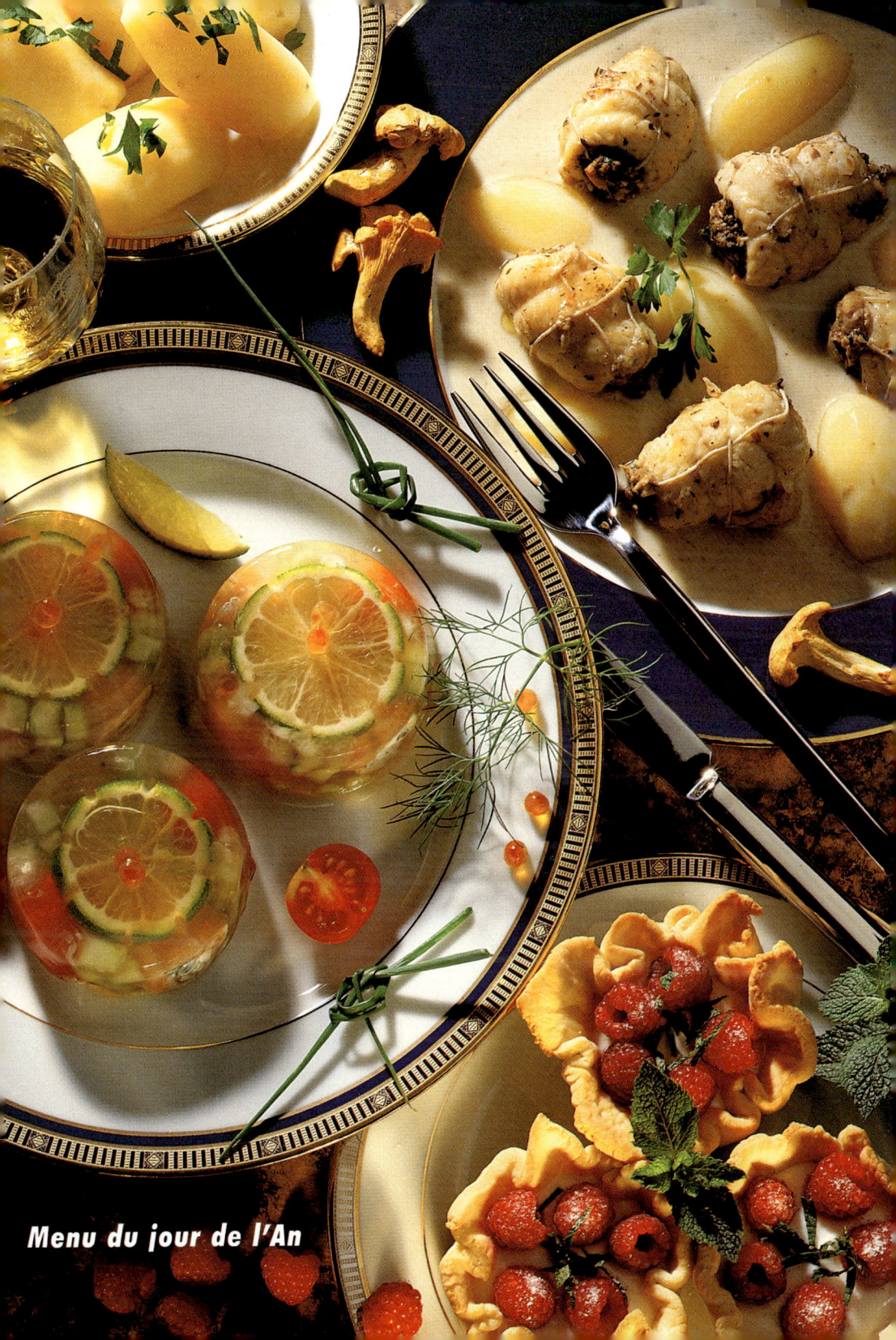

Menu du jour de l'An

CRÈME GLACÉE MINUTE À LA BANANE

Coût : ★ Difficulté : ■
Préparation : 10 min
Réfrigération : 1 h
POUR 4 PERSONNES

4 petites bananes (400 g) ● 40 cl de lait demi-écrémé ● 3 yaourts nature veloutés ● 1 citron vert ● 2 cc d'édulcorant en poudre

les portions pour 1 personne
1
1
1

■ Peler et couper les bananes en rondelles. Réserver 4 rondelles pour la décoration. Verser le lait dans le bac à glaçons. Mettre le tout au congélateur pendant 1 heure. Placer les yaourts au freezer, pendant 1 heure également. Presser le citron.

■ Au moment de servir, sortir les bananes et les glaçons de lait du congélateur, ainsi que les yaourts du freezer. Les mettre dans le bol du mixeur avec l'édulcorant et le jus de citron. Mixer jusqu'à obtention d'un mélange mousseux.

■ Servir très frais dans des verres à cocktail. Décorer d'une rondelle de banane, posée à cheval sur le rebord de chaque verre.

SALADE EN VERT ET ROUGE

Coût : ★ Difficulté : ■
Préparation : 15 min
POUR 4 PERSONNES

1,5 botte de cresson ● 16 radis rouges ● 1 pomme non traitée ● 1 cc de graines de coriandre ● 1 citron ● 12 brins de ciboulette ● 1 yaourt à 0 % ● 1 cc de moutarde en grains ● sel, poivre

les portions pour 1 personne
1 ♥

■ Presser le citron. Laver le cresson et l'essorer soigneusement. Réserver l'équivalent d'une demi-botte pour la sauce. Disposer le reste dans un saladier.

■ Laver les radis et les couper en fines rondelles. Laver et couper la pomme sans la peler en tranches fines. Ajouter le tout dans le saladier ainsi que les graines de coriandre et le jus de citron.

■ Préparer la sauce : mixer le cresson avec la ciboulette, le yaourt, la moutarde, le sel et le poivre. Verser sur la salade et mélanger. Mettre au frais jusqu'au moment de servir.

SAUTÉ DE PORC AUX POIREAUX

■ Couper la viande en cubes (3 cm de côté environ). Éplucher les échalotes, puis les émincer. Laver les blancs de poireaux, les couper en tronçons de 1/2 cm. Ôter le pieds sableux des champignons, les laver, puis les couper en lamelles.

■ Faire chauffer la margarine dans une cocotte à fond épais. Ajouter la viande et les échalotes. Faire revenir à feu vif pendant 10 minutes, en remuant.

■ Ajouter les poireaux et les champignons. Saler et poivrer. Laisser mijoter à feu doux pendant 30 minutes.

■ Rectifier l'assaisonnement en fin de cuisson, ajouter la crème fraîche hors du feu et servir très chaud.

Accompagner de riz moulé à l'aide d'un ramequin puis retourné sur chaque assiette (à comptabiliser).

Coût : ★★ Difficulté : ■
Préparation : 30 min
Cuisson : 40 min

POUR 4 PERSONNES

320 g de filet de porc ● 2 échalotes ● 500 g de blancs de poireaux ● 200 g de champignons ● 4 cc de margarine ● 8 cc de crème fraîche allégée ● sel, poivre

les portions pour 1 personne

2 ◯ dont 1 MG

1 ♥

23

❄

	ENTRÉE	PLAT	DESSERT
LUNDI	**Aumônières de poireaux**	100 g de haricots blancs, tomates	1 kiwi
	3 ● dont 1/2 MG 1 ♥	● 1 ●	●
MARDI	20 g de saucisson à l'ail, 25 g de pain	1 darne de cabillaud (120 g), citron, brocolis, 2 cc de crème fraîche allégée	1 pomme
	1/2 ● 3 ●	● 1 ● 1 ♥	●
MERCREDI	Fenouil en salade, 1,5 cc de vinaigrette allégée	60 g de râble de lapin, 0,5 cc d'huile d'olive, 2 olives, échalotes, 100 g de blé	2 clémentines
	● 1/2 ● MG	2 1/2 ● 1 ♥	●
JEUDI		60 g de filets de hareng fumé, oignons, pommes de terre à l'eau, haricots verts	**Soufflé au Grand Marnier**
		● 2 ●	3 ● dont 1/2 MG 3 ●
VENDREDI	Concombre, 1,5 cc de vinaigrette allégée	**Riz à l'indonésienne**	1 banane
	● 1/2 ● MG	● 3 ● dont 1 MG	
SAMEDI	Potage de légumes, 15 g de pâtes à potage crues	1 côte de porc filet (90 g), 100 g de lentilles	1 yaourt nature à 0 %, 20 g de raisins secs
	● 1/2 ●	2 1/2 ●	1 ● 1/2 ●
DIMANCHE	MENU GALETTE DES ROIS **Crevettes sautées aux radis aigres-doux**	MENU GALETTE DES ROIS **Filet de veau aux agrumes**	MENU GALETTE DES ROIS **Galette aux pommes et aux amandes**
	1 1/2 ● dont 1/2 MG	● 1 1/2 ● dont 1/2 MG 1 ●	● 3 ● dont 1 MG 1 ●

AUMÔNIÈRES DE POIREAUX

■ Dans un saladier, mettre la farine et 1 pincée de sel en formant un puits. Casser les œufs au centre du puits. Incorporer le lait en remuant. Laisser reposer la pâte 1 heure.

■ Faire cuire les crêpes dans une poêle antiadhésive huilée au pinceau. Réserver au chaud.

■ Nettoyer les poireaux, enlever une partie du vert, les couper en rondelles et les faire cuire à la vapeur dans l'autocuiseur pendant 10 minutes.

■ Bien égoutter les poireaux. Saler et poivrer. Ajouter la crème fraîche et le gouda coupé en lamelles. Mélanger.

■ Garnir les crêpes avec la préparation. Remonter les bords pour former des petites aumônières. Lier avec un brin de ciboulette ébouillanté. Servir bien chaud.

Il est possible d'utiliser du bolduc ou de la ficelle de cuisine en remplacement de la ciboulette.

Coût : ★ Difficulté : ■■
Préparation : 30 min
Repos de la pâte : 1 h
Cuisson : 18 min

POUR 4 PERSONNES

Pour 4 crêpes : 80 g de farine ● 40 cl de lait demi-écrémé ● 2 œufs ● 1 cc d'huile ● 1 pincée de sel ● Pour la garniture : 100 g de gouda au cumin ● 4 poireaux ● 8 cc de crème fraîche allégée ● 4 brins de ciboulette ● sel, poivre

les portions pour 1 personne

3 ◯ dont 1/2 MG

1 ♥

SOUFFLÉ AU GRAND MARNIER

Coût : : ★★ Difficulté : ■■
Préparation : 15 min
Cuisson : 30 min

POUR 4 PERSONNES

40 cl de lait demi-écrémé ● 5 œufs ● 3 blancs d'œufs ● 40 g de Maïzena ● 5 CS d'édulcorant de cuisson ● 4 CS de Grand Marnier ● 2 cc de margarine ● 1 pincée de sel

les portions pour 1 personne

3 ◯ dont 1/2 MG

3 ●

■ Préchauffer le four à th. 5 (180 °C).

■ Porter 35 cl de lait à ébullition.

■ Séparer les jaunes des blancs d'œufs. Délayer la Maïzena dans le lait froid restant. Mélanger avec les jaunes. Ajouter le lait bouillant en remuant. Faire épaissir en laissant bouillir 2 minutes sans cesser de remuer. Laisser tiédir hors du feu, puis sucrer avec 3 cuillères à soupe d'édulcorant. Réserver cette crème dans un saladier.

■ Monter les 8 blancs d'œufs en neige avec 1 pincée de sel.

■ Parfumer la crème tiédie avec le Grand Marnier, puis incorporer délicatement les blancs en neige.

■ Enduire de margarine un moule à soufflé. Verser la préparation dans le moule. Faire cuire 20 minutes au four. Saupoudrer d'édulcorant restant et servir aussitôt.

Pour que le soufflé monte bien, fariner le moule (après l'avoir enduit de margarine) avec 1 cuillère à café de farine à répartir en tournant le moule et en jetant l'excédent.

RIZ À L'INDONÉSIENNE

■ Faire cuire le riz pendant 10 minutes à l'eau bouillante salée. L'égoutter et le réserver.

■ Couper le poulet et le bœuf en très fines lanières. Couper la chair de l'ananas en dés. Laver les poivrons, les épépiner et les couper en lanières. Peler l'ail. Couper finement le piment et l'ail. Ciseler la coriandre.

■ Faire chauffer l'huile dans une large sauteuse ou un wok. Ajouter la viande, les poivrons, l'ail, le piment et la coriandre. Faire revenir à feu vif pendant 10 minutes en remuant.

■ Ajouter le riz cuit, l'ananas et les crevettes. Saler et poivrer légèrement. Faire cuire l'ensemble pendant 5 minutes, en remuant délicatement pour ne pas écraser le riz. Servir chaud.

Coût : ★ Difficulté : ■
Préparation : 25 min
Cuisson : 25 min
POUR 4 PERSONNES

120 g de riz basmati ● 200 g de blanc de poulet cuit ● 60 g de bœuf (pièces à fondue) ● 200 g d'ananas ● 150 g de poivrons rouges ● 150 g de poivrons verts ● 2 gousses d'ail ● 1 piment oiseau ● 2 brins de coriandre ● 4 cc d'huile d'arachide ● 90 g de crevettes décortiquées ● sel, poivre

les portions pour 1 personne

3 ◯ dont 1 MG

CREVETTES SAUTÉES
AUX RADIS AIGRES-DOUX

Coût : ★★ Difficulté : ■■
Préparation : 15 min
Cuisson : 10 min

POUR 4 PERSONNES

*1 botte de radis roses très frais •
3 brins de coriandre fraîche •
2 cc d'huile de tournesol ou de
sésame • 360 g de crevettes
décortiquées • 2 CS de vinaigre
de xérès • 1 cc d'édulcorant de
cuisson • sel, poivre*

les portions pour 1 personne
1 1/2 ◯ dont 1/2 MG

■ Laver les radis et ôter les radicelles. Couper les radis en rondelles pas trop fines.

■ Garder les plus belles feuilles de la botte de radis, les laver et les essorer. Les répartir sur 4 assiettes de service.

■ Laver la coriandre, l'essorer et la ciseler.

■ Faire chauffer l'huile dans une large sauteuse. Ajouter les crevettes et les rondelles de radis. Faire revenir à feu vif, en remuant, pendant 5 minutes. Mouiller avec le vinaigre, puis laisser mijoter 5 minutes. Saler et poivrer. Saupoudrer d'édulcorant et de coriandre. Répartir dans les assiettes et servir.

FILET DE VEAU AUX AGRUMES

Coût : ★★★ Difficulté : ■■
Préparation : 30 min
Cuisson : 40 min

POUR 4 PERSONNES

*520 g de filet de veau sans barde
• 2 cc de margarine • 1 pamplemousse rose • 2 échalotes •
2 oranges sanguines • 4 cc de
miel • 1 brin de romarin • sel,
poivre*

les portions pour 1 personne

1 1/2 ◯ dont 1/2 MG
1 ◯

■ Émincer le filet de veau à la chinoise (en lanières). Faire chauffer la margarine dans une cocotte à fond épais. Faire revenir le veau à feu moyen pendant 5 minutes. Le laisser reposer dans la cocotte hors du feu.

■ Éplucher le pamplemousse au-dessus d'une assiette creuse afin de recueillir le jus. Le séparer en quartiers. Ôter délicatement la membrane qui entoure chaque quartier.

■ Éplucher les échalotes, les émincer et les mettre dans la cocotte. Presser les oranges, puis verser le jus dans la cocotte. Ajouter le miel, le romarin et le jus de pamplemousse. Saler et poivrer. Remettre la cocotte sur feu doux et reprendre la cuisson, à demi couvert, pendant 25 minutes.

■ Rectifier l'assaisonnement. Faire réduire le jus de cuisson à feu vif. Entourer la viande des quartiers de pamplemousse, faire chauffer 5 minutes et servir chaud.

GALETTE AUX POMMES ET AUX AMANDES

■ Préchauffer le four th. 5 (180 °C).

■ Éplucher les pommes, ôter les trognons, puis les trancher très finement. Les étaler sur une plaque à pâtisserie. Les passer au four environ 15 minutes.

■ Dans un ramequin, mélanger le fructose, l'extrait d'amandes et la poudre d'amandes. Au sortir du four, mélanger délicatement les pommes à cette préparation.

■ Préparer le dessous de la galette : faire fondre la margarine dans une petite casserole. Déposer une feuille de brick sur une plaque de four antiadhésive. La badigeonner avec la margarine fondue à l'aide d'un pinceau. Couvrir avec 3 autres feuilles de brick en procédant de la même façon.

■ Étaler la préparation à la pomme sur le fond de la galette en laissant 1 cm tout autour. Cacher la fève dans la garniture.

■ Préparer le dessus de la galette en procédant comme pour le dessous. Déposer le dessus en tassant la galette et en faisant bien adhérer les bords.

■ Enfourner pendant 20 minutes. Servir tiède.

Coût : ★ Difficulté : ■
Préparation : 30 min
Cuisson : 35 min

POUR 4 PERSONNES

4 pommes (belle de Boskoop) ● 40 g de poudre d'amandes ● 4 cc de fructose ● 8 gouttes d'extrait d'amandes liquide ● 4 cc de margarine ● 8 feuilles de brick ● 1 fève

les portions pour 1 personne

3 ◯ dont 1 MG
1 ●

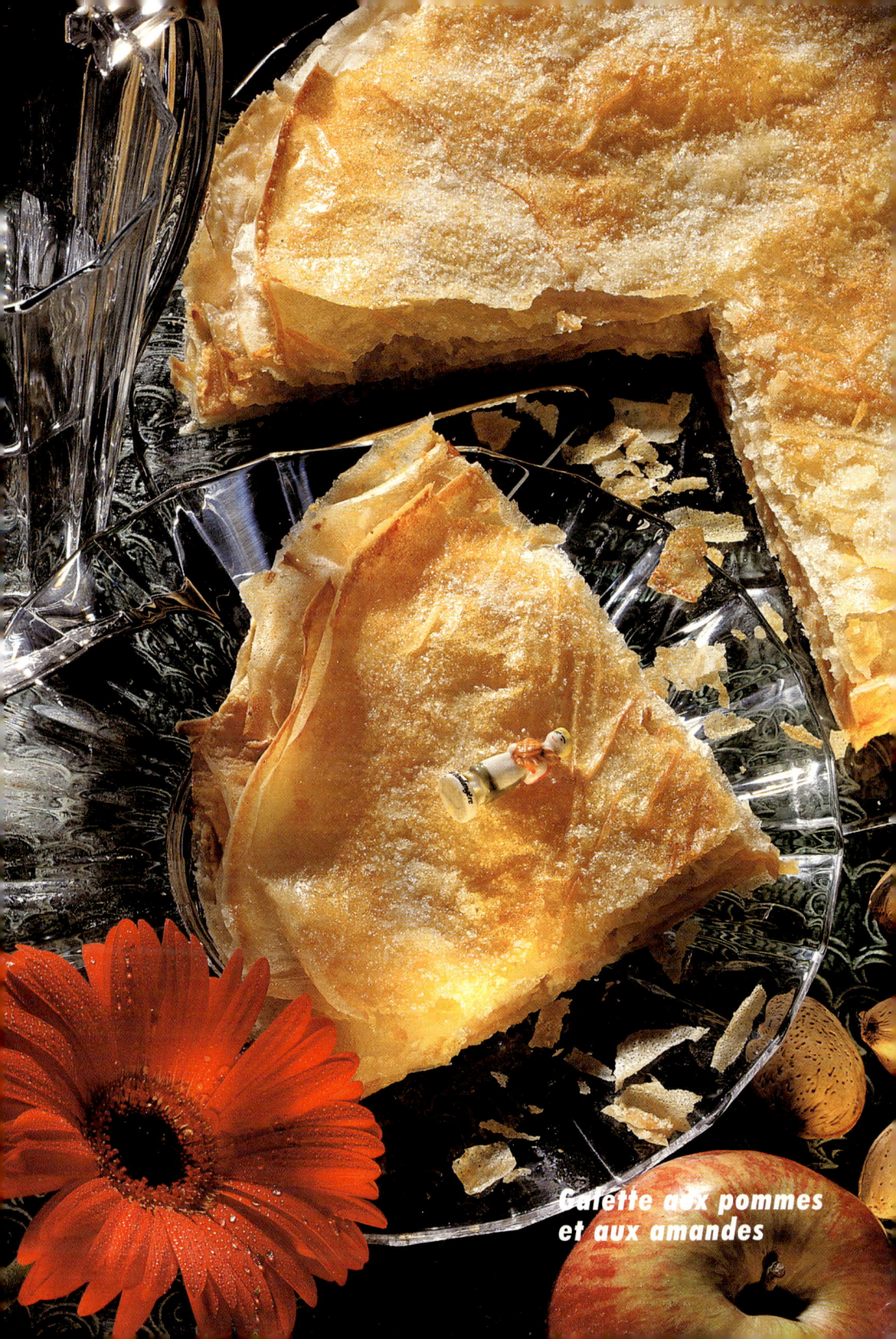

Galette aux pommes
et aux amandes

❄ JANVIER

	ENTRÉE	PLAT	DESSERT
LUNDI	Potage de légumes	60 g de saumon frais, brocolis, 100 g de riz	1 fromage blanc à 0 % aux fruits, 2 tranches d'ananas nature
	🟢	🟢 2⚪	🟢 1/2⚪
MARDI	Carottes râpées, 3 cc de vinaigrette allégée	*Filets de sole à la compotée d'endives*, pommes de terre à l'eau	100 g de compote de pommes nature
	🟢 1⚪ MG	🟢 2 1/2⚪ dont 1/2 MG 1❤	🟢 1⚪
MERCREDI	Potage : 30 g de vermicelles et 1 bouillon de volaille dégraissé	1 tranche de rôti de porc filet (60 g), *Lentilles à la crème*	1 yaourt à 0 % nature, 1 poire
	1⚪	2 1/2⚪ 1❤	🟢 1/2⚪
JEUDI	Radis	100 g de poulet fumé, 30 g de bacon, choucroute nature cuite avec 1 cc de margarine, 12,5 cl de vin blanc, genièvre, pommes de terre	1 yaourt à 0 % aux fruits, 1 orange
	🟢	🟢 3 1/2⚪ dont 1 MG	🟢 1/2⚪
VENDREDI	*Ballotins de mâche au carpaccio*	Fenouil braisé, 1 cc d'huile, 100 g de spaghettis	1 banane flambée, 2 cc de rhum
	🟢 1 1/2⚪ dont 1/2 MG	🟢 2⚪ dont 1 MG	🟢 1⚪
SAMEDI	Betteraves, citron, persil	100 g de blanc de poulet, curry, 1/2 cc d'huile d'olive, échalote, 100 g de riz, champignons, 4 cc de crème fraîche allégée	1 yaourt à 0 % aux fruits, 1 pomme
	🟢	🟢 2 1/2⚪ dont 1/2 MG 2❤	🟢 1/2⚪
DIMANCHE	30 g de saumon fumé, 25 g de pain grillé, 2 Saint-Môret légers	1 truite en papillote (120 g), carottes Vichy, 150 g de petits pois	1 poire cuite, 10 g de chocolat noir fondu, 2 cc de crème fraîche allégée
	2⚪	🟢 2⚪	🟢 2⚪ 1🔴 1❤

FILETS DE SOLE À LA COMPOTÉE D'ENDIVES

Coût : ★★★   Difficulté : ■
Préparation : 15 min
Cuisson : 20 min

POUR 4 PERSONNES

4 filets de sole de 140 g chacun ● 1 sachet de court-bouillon de poisson ● 4 CS de vin blanc sec ● 1/2 citron ● 600 g d'endives ● 2 cc de margarine ● 8 cc de crème fraîche allégée ● 1 bouquet de persil ● sel, poivre

les portions pour 1 personne

1 1/2 ⬤ dont 1/2 MG

1 ❤

■ Préparer le court-bouillon de poisson : diluer le sachet de court-bouillon dans 1 litre d'eau. Ajouter le vin blanc. Porter à ébullition et laisser frémir, puis refroidir.

■ Presser le demi-citron et réserver le jus. Laver et couper les endives en fines lanières. Les faire fondre dans une cocotte avec la margarine. Arroser avec le jus de citron. Saler et poivrer. Faire cuire à feu vif sans cesser de remuer pendant 10 minutes. Ajouter la crème fraîche en fin de cuisson.

■ Rouler les filets de sole. Les embrocher sur des bâtonnets pour les maintenir. Les déposer dans le court-bouillon refroidi. Porter doucement à ébullition et laisser pocher 6 minutes. Les égoutter quand ils sont cuits.

■ Laver et hacher le persil. Mettre la compotée d'endives dans un plat de service chaud et déposer les filets de sole par-dessus. Parsemer de persil et servir.

LENTILLES À LA CRÈME

Coût : ★   Difficulté : ■
Préparation : 10 min
Cuisson : 25 min

POUR 4 PERSONNES

240 g de lentilles vertes ● 1 oignon ● 2 clous de girofle ● 1 carotte ● 1 brin de thym ● 1 feuille de laurier ● 1 tablette de bouillon de légumes ● 8 cc de crème fraîche allégée ● 10 brins de ciboulette ● sel, poivre

les portions pour 1 personne

1 1/2 ⬤

1 ❤

■ Passer les lentilles sous l'eau fraîche. Éplucher la carotte et l'oignon. Piquer ce dernier des clous de girofle.

■ Verser de l'eau froide dans une cocotte et la mettre sur feu moyen. Verser les lentilles. Ajouter l'oignon, la carotte, le thym, le laurier et la tablette de bouillon.

■ Porter à ébullition, puis laisser mijoter à feu doux pendant 25 minutes. Vérifier la cuisson et rectifier l'assaisonnement en fin de cuisson.

■ Laver la ciboulette. Égoutter les lentilles, ôter les aromates. Ajouter la crème fraîche et la ciboulette. Servir tiède.

BALLOTINS DE MÂCHE AU CARPACCIO

Passer la ciboulette sous l'eau bouillante pour la rendre plus souple. Laver, essorer et ciseler finement le persil.

Éplucher et hacher la gousse d'ail. Peler les carottes et les râper. Les assaisonner avec l'huile d'olive, le jus de citron et l'ail. Saler, poivrer et saupoudrer de persil.

Laver et essorer la mâche.

Étaler les fines tranches de bœuf sur un plan de travail. Farcir chaque tranche avec la mâche, puis l'enrouler sur elle-même. Refermer les ballotins en les ficelant avec un brin de ciboulette.

Sur les assiettes de service, faire un nid de carottes râpées et répartir 5 ballotins par assiette.

Coût : ★★ Difficulté : ■
Préparation : 20 min

POUR 4 PERSONNES

1 barquette de 20 tranches de carpaccio de bœuf (220 g) • 400 g de mâche • 20 brins de ciboulette • 1 bouquet de persil • 200 g de carottes • 2 cc d'huile d'olive • 4 cc de jus de citron • 1 gousse d'ail • sel, poivre

les portions pour 1 personne

1 1/2 dont 1/2 MG

On peut aussi utiliser du bolduc ou de la ficelle de cuisine en remplacement de la ciboulette.

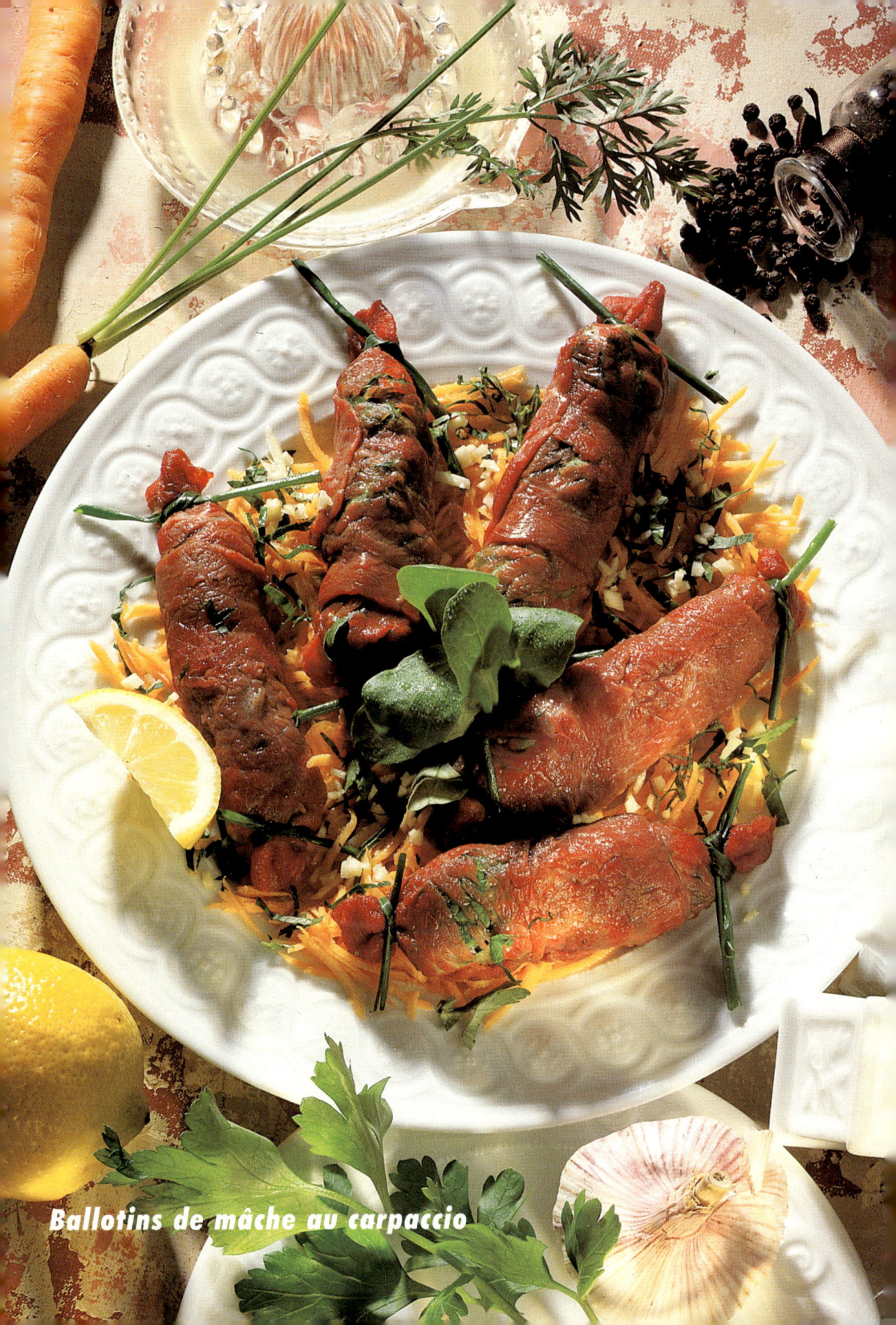

Ballotins de mâche au carpaccio

❄ JANVIER

	ENTRÉE	PLAT	DESSERT
LUNDI	Soupe aux 10 légumes	*Rôti de dinde au pamplemousse rose*	200 g de fromage blanc à 0 %
	●	● 2● dont 1 MG	1●
MARDI	60 g de thon, 100 g d'endives, 3 cc de vinaigrette allégée	200 g de riz avec safran	1 orange
	● 2● dont 1 MG	2●	●
MERCREDI	200 g de petits légumes crus nature	120 g de surimi, 150 g de pâtes, 1 secret d'arôme basilic	*Flamusse aux pommes*
	●	2 1/2● 2●	● 2● dont 1/2 MG 1●
JEUDI	100 g de carottes râpées, 3 cc de vinaigrette allégée	60 g de thon frais, 200 g de poivrons, 120 g de maïs	Ananas
	● 1● MG	● 2●	●
VENDREDI		1 brick à l'œuf, 250 g de germes de soja, sauce soja, 100 g de riz	8 à 10 litchis
		● 4●	1●
SAMEDI	*Iceberg surprise*	90 g de gambas grillées, 200 g de macédoine de légumes	Mandarines
	● 2 1/2● dont 1/2 MG 1/2●	2●	●
DIMANCHE	Soupe à l'oignon, 25 g de pain grillé	150 g de jambonneau, 200 g de poireaux	1 crêpe fourrée à la crème de pruneaux
	● 1/2●	● 1 1/2●	1 1/2● 1 1/2●

FLAMUSSE AUX POMMES

■ Préchauffer le four à th. 5 (180 °C).

■ Éplucher et épépiner les pommes. Les couper en lamelles. Les faire revenir pendant 5 minutes avec la margarine dans une poêle pouvant aller au four.

■ Dans un saladier, mettre la farine, la levure, la pincée de sel, 3 cuillères à café de sucre et la moitié de la cannelle. Bien mélanger. Casser les œufs dans ce mélange. Remuer et délayer avec le lait froid jusqu'à obtenir une pâte homogène.

■ Verser cette pâte sur les pommes. Laisser cuire pendant 2 minutes à feu moyen. Placer la poêle dans le four et terminer la cuisson pendant 10 minutes.

■ Mélanger le reste de cannelle avec la dernière cuillère à café de sucre. À la sortie du four, retourner la flamusse sur un plat de service et saupoudrer avec le mélange à la cannelle. Servir aussitôt.

Coût : ★ Difficulté : ■
Préparation : 15 min
Cuisson : 15 min

POUR 4 PERSONNES

3 pommes (reine des reinettes) ● 2 cc de margarine ● 4 œufs ● 4 cc de sucre en poudre ● 60 g de farine ● 1/2 cc de levure chimique ● 1 cc de cannelle ● 20 cl de lait demi-écrémé ● 1 pincée de sel

les portions pour 1 personne

2 ◯ dont 1/2 MG

1 ◯

ICEBERG SURPRISE

Coût : ★★ Difficulté : ■
Préparation : 15 min

POUR 4 PERSONNES

1/2 chou chinois ● 1/2 concombre ● 1 avocat (100 g) ● 2 carottes (100 g) ● 1 betterave rouge (100 g) ● 1 oignon rose ● 2 filets de truite fumée de 60 g chacun ● 2 cc d'œufs de lump ● 4 crevettes « bouquets » ● Pour la vinaigrette : 4 brins de ciboulette ● 4 brins de persil ● 2 cc d'huile de noisette ● 1 cc de vinaigre de xérès ● sel, poivre

les portions pour 1 personne

2 1/2 ◯ dont 1/2 MG

1/2 ◯

■ Laver le chou, l'essorer et détacher les feuilles extérieures. Les disposer en coupelle dans 4 assiettes creuses. Couper les autres feuilles en lanières.

■ Éplucher le demi-concombre et l'avocat. Les couper en dés et les mélanger. Éplucher et râper grossièrement les carottes. Couper la betterave rouge en petits cubes. Peler et émincer l'oignon en fines rondelles.

■ Préparer la vinaigrette : laver et ciseler finement la ciboulette et le persil. Dans un bol, mélanger l'huile, le vinaigre, le sel, le poivre, la ciboulette et le persil.

■ Répartir dans chaque « coupelle » de feuilles les lanières de chou et le mélange concombre/avocat. Placer au centre les dés de betterave, les carottes râpées et les rondelles d'oignon. Arroser de vinaigrette.

■ Tailler les filets de truite en fines lanières. Les disposer harmonieusement sur la salade. Ajouter les œufs de lump égrenés et, pour finir, décorer avec 1 crevette « bouquet » par assiette.

*Le chou peut être remplacé par une salade verte type iceberg
(laitue pommée aux feuilles blanches et croquantes) selon la saison.*

35

RÔTI DE DINDE
AU PAMPLEMOUSSE ROSE

■ Préchauffer le four à th. 5 (180 °C).

■ Dans une cocotte allant au four, faire fondre la margarine dans l'huile. Placer ensuite le filet de dinde et le faire saisir sur toutes ses faces. Saler et poivrer. Enfourner et terminer la cuisson pendant 8 minutes.

■ Peler et émincer les échalotes. Sortir la dinde du four, la retirer de la cocotte et la réserver au chaud. Mettre les échalotes dans la cocotte, puis le cognac et le faire flamber. Laisser mijoter à feu doux encore 10 minutes.

■ Presser 1 pamplemousse et réserver le jus. Peler à vif le second et le couper en tranches. Laver et essorer le cerfeuil et la ciboulette. Ciseler la ciboulette.

■ Déglacer le fond de cuisson de la cocotte avec le jus de pamplemousse et faire réduire de moitié, jusqu'à l'obtention d'une sauce onctueuse (environ 5 minutes). Ajouter les tranches de pamplemousse et les assaisonner.

■ Sur le plat de service, poser la viande découpée et arroser avec la sauce. Entourer des tranches de pamplemousse. Décorer avec le cerfeuil et la ciboulette et servir.

Coût : ★★ Difficulté : ■■
Préparation : 15 min
Cuisson : 25 min

POUR 4 PERSONNES

1 filet de dinde (520 g) ● *2 cc de margarine* ● *2 cc d'huile de tournesol* ● *2 échalotes* ● *4 cc de cognac* ● *2 pamplemousses roses* ● *1 petite botte de cerfeuil* ● *4 brins de ciboulette* ● *sel, poivre*

les portions pour 1 personne

2 ◯ dont 1 MG

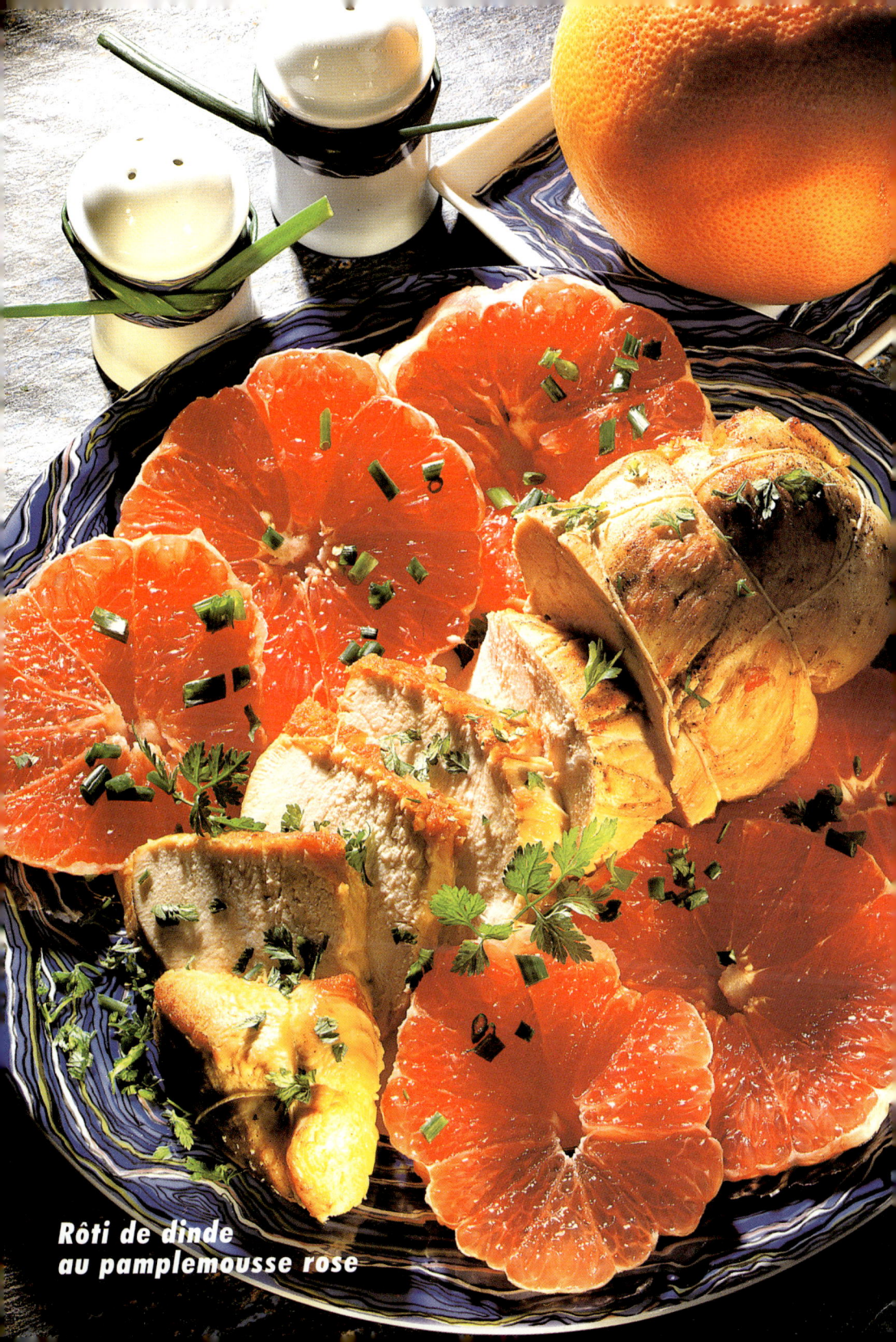

Rôti de dinde
au pamplemousse rose

❄ JANVIER

	ENTRÉE	PLAT	DESSERT
LUNDI	90 g de crevettes grises	**Noix de Saint-Jacques aux endives,** 50 g de riz	1 crêpe, 2 cc de confiture allégée
	1/2 ⬤	🟢 2⬤ dont 1 MG 1 1/2 🔴	1⬤ 1🔴
MARDI	1 petit épi de maïs en papillote (120 g)	1 cuisse de poulet rôti, 120 g de purée de céleri	1 yaourt nature à 0 %, 2 cc de cacao non sucré
	1⬤	🟢 1⬤	1/2⬤ 1♥
MERCREDI	Velouté de poireaux	200 g de pâtes, 100 g de cottage cheese	1 pomme
	🟢	3⬤	🟢
JEUDI	1/2 pamplemousse	100 g de jambon de poulet, 100 g de riz, champignons poêlés	**Glace au yaourt**
	🟢	🟢 2⬤	1⬤ 2♥
VENDREDI	Cœurs de palmiers, 1,5 cc de vinaigrette allégée	350 g de raviolis, sauce tomate	Ananas
	🟢 1/2⬤	3⬤	🟢
SAMEDI	Radis, 1 cc de beurre allégé	120 g de saumon grillé, 150 g d'épinards	1 yaourt à 0 %, 25 g de madeleines
	🟢 1🔴	🟢 2⬤	1 1/2⬤
DIMANCHE	Artichaut nature	**Médaillon de porc aux kiwis et pâtes fraîches**	1 yaourt à 0 % aux fruits
	🟢	🟢 2 1/2⬤ 1♥	1/2⬤

NOIX DE SAINT-JACQUES AUX ENDIVES

Coût : ★★★ Difficulté : ■
Préparation : 15 min
Cuisson : 15 min
POUR 4 PERSONNES

320 g de noix de Saint-Jacques (sans corail) ● 4 grosses endives ● 1/2 citron ● 2 cc de margarine ● 20 cl de crème fraîche allégée ● 1/2 cc de sucre ● 2 cc d'huile d'olive ● sel, poivre

les portions pour 1 personne

1 1/2 dont 1 MG
1 1/2

■ Ôter les feuilles extérieures des endives. Laver les endives, les essuyer et les couper en tronçons. Presser le demi-citron.

■ Faire chauffer la margarine dans une sauteuse et faire revenir les endives pendant 3 minutes. Ajouter la crème fraîche et le sucre. Saler et poivrer. Poursuivre la cuisson pendant 10 minutes sur feu doux. Arroser du filet de citron en fin de cuisson.

■ Pendant ce temps, faire chauffer l'huile d'olive dans une poêle antiadhésive. Y faire saisir les noix de Saint-Jacques 2 minutes sur chaque face. Saler et poivrer.

■ Placer la fondue d'endives au centre d'un plat de service, disposer les noix de Saint-Jacques tout autour et servir.

GLACE AU YAOURT

Coût : ★ Difficulté : ■
Préparation : 15 min
Congélation : 5 h
POUR 4 PERSONNES

4 yaourts nature ● 1 citron non traité ● 10 cl de crème fraîche allégée ● 4 CS d'édulcorant en poudre

les portions pour 1 personne

1
2 ♥

■ Brosser le citron sous l'eau chaude. L'essuyer, râper finement le zeste, le presser et réserver le jus. Mettre le zeste râpé dans un saladier, en inox de préférence (matière conductrice de froid). Ajouter les yaourts, la crème fraîche très froide et l'édulcorant. Battre au fouet électrique pendant 5 minutes. Incorporer le jus de citron.

■ Placer la préparation au congélateur positionné sur le froid maximum (− 24 °C). Au bout de 2 heures, fouetter la glace qui commence à prendre. Laisser encore 3 heures en recommençant à fouetter la glace au moins 2 fois jusqu'à ce qu'elle soit complètement prise.

Servir avec un coulis de fraises ou de framboises (frais ou surgelé).

Pour une glace au yaourt encore plus onctueuse, utiliser de la crème fraîche non allégée (comptabiliser alors 1 et 1 1/2).

Cette glace peut aussi être réalisée dans une sorbetière.

MÉDAILLON DE PORC AUX KIWIS ET PÂTES FRAÎCHES

■ Plonger les tomates 30 secondes dans de l'eau bouillante. Les peler ainsi que la branche de céleri et les couper en petits dés.

■ Peler et émincer finement l'oignon et l'échalote. Préchauffer le four à th. 7 (220 °C).

■ Mélanger le petit-suisse et la moutarde. Enduire le rôti de porc avec ce mélange. Saler et poivrer. Déposer le rôti dans un plat allant au four avec les légumes tout autour. Diluer la tablette de bouillon dans 25 cl d'eau et verser dans le plat.

■ Mettre au four pendant 50 minutes en retournant le rôti à mi-cuisson et en l'arrosant avec le jus de cuisson de temps à autre.

■ Pendant ce temps, éplucher les kiwis, les couper en tranches dans le sens de la largeur. Ajouter les tranches de kiwis dans le plat, 5 minutes avant la fin de la cuisson de la viande.

Coût : ★★ Difficulté : ■ ■
Préparation : 30 min
Cuisson : 55 min

POUR 4 PERSONNES

480 g de filet de porc ● 2 tomates ● 1 branche de céleri ● 1 oignon rose ● 1 échalote ● 1 petit-suisse à 20 % ● 2 cc de moutarde ● 1 tablette de bouillon de volaille dégraissé ● 4 kiwis fermes ● 240 g de tagliatelles fraîches ● 8 cc de crème fraîche allégée ● 4 feuilles de basilic ● sel, poivre du moulin

les portions pour 1 personne

2 1/2 ●
1 ♥

■ Au dernier moment, faire cuire les tagliatelles pendant 5 minutes dans de l'eau bouillante salée. Les égoutter, puis ajouter la crème fraîche. Donner un tour de moulin à poivre et parsemer de basilic ciselé. Réserver au chaud.

■ Sortir le rôti du four, le laisser reposer 10 minutes, puis le couper en tranches sans écraser les kiwis.

■ Dans chaque assiette de service, déposer une tranche de rôti entourée de tagliatelles. Verser la sauce aux légumes et décorer avec les tranches de kiwis.

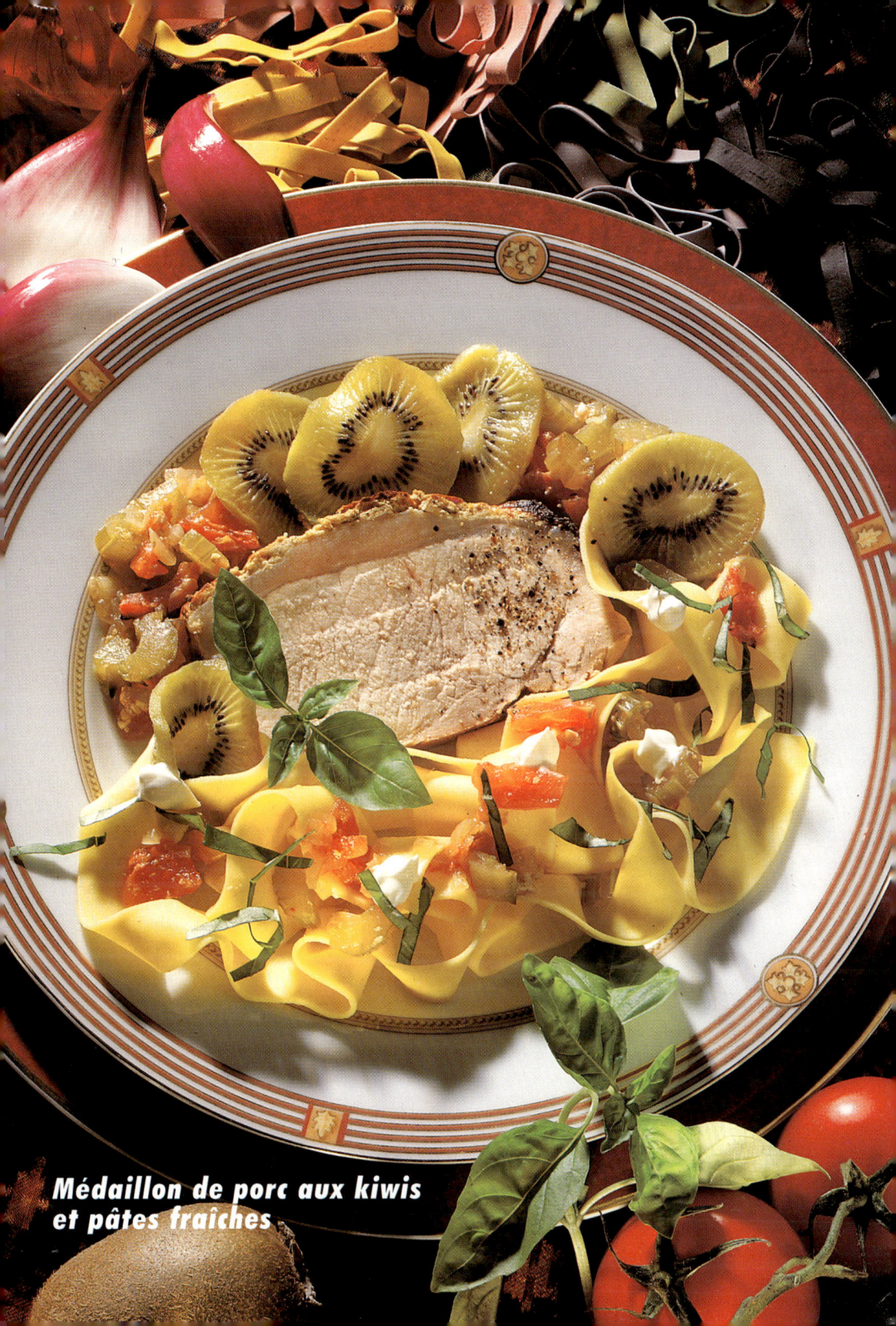

Médaillon de porc aux kiwis et pâtes fraîches

❄

FÉVRIER

	ENTRÉE	PLAT	DESSERT
LUNDI	200 g de carottes râpées, citron	1 boudin blanc, pommes de terre	Pomme au four, 1 cc de miel
	🟢	4 1/2 🟠	🟢 1🔴
MARDI	MENU DE LA CHANDELEUR *Crêpes marines d'herbes fraîches*	MENU DE LA CHANDELEUR *Petites crêpes de pommes de terre aux Saint-Jacques*	MENU DE LA CHANDELEUR *Crêpes aux mirabelles*
	2 1/2 🟠 dont 1/2 MG	2 1/2 🟠 dont 1/2 MG	1 1/2 🟠 dont 1/2 MG 3🔴
MERCREDI		100 g de poulet fumé, *Riz aux haricots rouges*	1 yaourt nature à 0 %, 1 CS de noix de coco
		3 🟠 dont 1/2 MG	1/2 🟠 4🔴
JEUDI	*Salade popeye*	2 œufs en omelette, fines herbes, 50 g d'Ébly à la tomate	Salade de fruits
	🟢 2 🟠 dont 1 MG	🟢 2 1/2 🟠	🟢
VENDREDI	1 pamplemousse	2 tranches de pain de mie (50 g), 50 g de poulet, salade, tomates, 2 Saint-Môret légers	1 poire
	🟢	🟢 2 🟠	🟢
SAMEDI	1 jus de tomate	90 g de calamar, tomates provençales, 100 g de pois chiches	Flan en poudre non sucré fait avec 25 cl de lait écrémé
	1 🟢	🟢 2 🟠	1 🟠 1♥
DIMANCHE	*Salade de céleri à l'ail*	120 g de filet de limande, 300 g d'endives braisées	Papillote de fruits
	🟢 1 1/2 🟠 dont 1 MG	🟢 1 🟠	🟢

CRÊPES MARINES D'HERBES FRAÎCHES

Coût : ★★ Difficulté : ■
Préparation : 15 min
Repos de la pâte : 2 h
Cuisson : 15 min
POUR 4 PERSONNES

560 g de filets de sole (4 x 140 g) • 1 bouquet d'herbes mélangées (persil plat, ciboulette, estragon...) • 2 cc de margarine • Pour la pâte à crêpes : 60 g de farine • 2 œufs • 20 cl de lait demi-écrémé • sel, poivre

les portions pour 1 personne

2 1/2 ◯ dont 1/2 MG

■ Laver les herbes, réserver 4 brins de ciboulette et les ébouillanter. Hacher les autres herbes.

■ Préparer la pâte à crêpes : mettre la farine dans un saladier et faire un puits au milieu. Incorporer les œufs en fouettant, puis ajouter le lait progressivement. Bien mélanger pour obtenir une pâte homogène. Ajouter les herbes hachées. Saler et poivrer. Laisser reposer la pâte pendant 2 heures.

■ Préchauffer le four à th. 5 (180 °C).

■ Faire cuire 4 crêpes dans une poêle antiadhésive. Faire fondre la margarine dans une autre poêle et y faire cuire les filets de sole 3 minutes de chaque côté.

■ Fourrer chaque crêpe avec un filet de sole. Rouler et fermer avec un brin de ciboulette. Mettre dans un plat allant au four, réchauffer pendant 5 minutes environ et servir aussitôt.

Accompagner ces crêpes d'une sauce à l'orange (à comptabiliser).

CRÊPES AUX MIRABELLES

Coût : ★★ Difficulté : ■
Préparation : 30 min
Repos de la pâte : 1 h
Cuisson : 15 min
POUR 4 PERSONNES

1 petit bocal de mirabelles au sirop (300 g) • 2 cc de margarine • Pour la pâte à crêpes : 1/2 citron • 80 g de farine • 1 œuf • 25 cl de lait écrémé • 1 pincée de sel

les portions pour 1 personne

1 1/2 ◯ dont 1/2 MG

3 ●

■ Préparer la pâte à crêpes : laver le demi-citron et prélever 1 zeste. Mettre la farine dans un saladier et former un puits. Casser l'œuf au centre du puits. Mélanger et incorporer progressivement le lait et le zeste de citron jusqu'à obtention d'une pâte homogène. Ajouter une pincée de sel. Laisser reposer la pâte pendant 1 heure à température ambiante.

■ Égoutter les mirabelles en réservant 1 cuillère à soupe de jus, puis les dénoyauter. Presser le demi-citron.

■ Dans une poêle antiadhésive, faire fondre la margarine, avec le jus de citron et la cuillère à soupe de jus de mirabelles. Quand la sauce caramélise, ajouter les mirabelles. Hors du feu, les tourner délicatement pour les enrober de sauce.

■ Dans une autre poêle antiadhésive, faire cuire 4 crêpes. Les maintenir au chaud sur une casserole d'eau bouillante. Garnir les crêpes avec les mirabelles caramélisées et servir chaud.

Les crêpes peuvent aussi être flambées avec un petit verre d'eau-de-vie (de prune ou de mirabelle).

PETITES CRÊPES DE POMMES DE TERRE AUX SAINT-JACQUES

Coût : ★★ Difficulté : ■
Préparation : 15 min
Cuisson : 15 min

**POUR 4 PERSONNES
(8 CRÊPES)**

2 pommes de terre moyennes • 4 œufs • 1/2 cc d'anis vert • 260 g de noix de Saint-Jacques • 2 cc d'huile de tournesol • sel, poivre

les portions pour 1 personne

2 1/2 ◯ dont 1/2 MG

■ Éplucher les pommes de terre. Les émincer finement.

■ Mettre les pommes de terre avec les œufs dans le bol du mixeur. Mixer le tout de manière à obtenir une pâte épaisse. Ajouter l'anis. Saler, poivrer et mixer une seconde fois.

■ Nettoyer les noix de Saint-Jacques. Les couper en fines tranches.

■ Verser l'huile dans une coupelle. Imbiber d'huile un pinceau ou du papier absorbant et badigeonner une petite poêle à blinis. Y déposer l'équivalent de 1 cuillère à soupe de pâte. Tasser avec une spatule.

■ Quand la « crêpe » commence à prendre, déposer quelques tranches de Saint-Jacques en rosace dans la pâte. Lorsque la « crêpe » est cuite d'un côté, la retourner et faire brunir l'autre face.

■ Procéder de la même façon pour les autres « crêpes » en badigeonnant régulièrement la poêle d'huile. Servir chaud.

Varier les garnitures de ces petites crêpes au gré des occasions : lamelles de foies de volaille, saumon fumé, moules, tranches d'aubergines...

Pour réduire le coût, remplacer les noix de Saint-Jacques (pecten) par des pétoncles (chlamys).

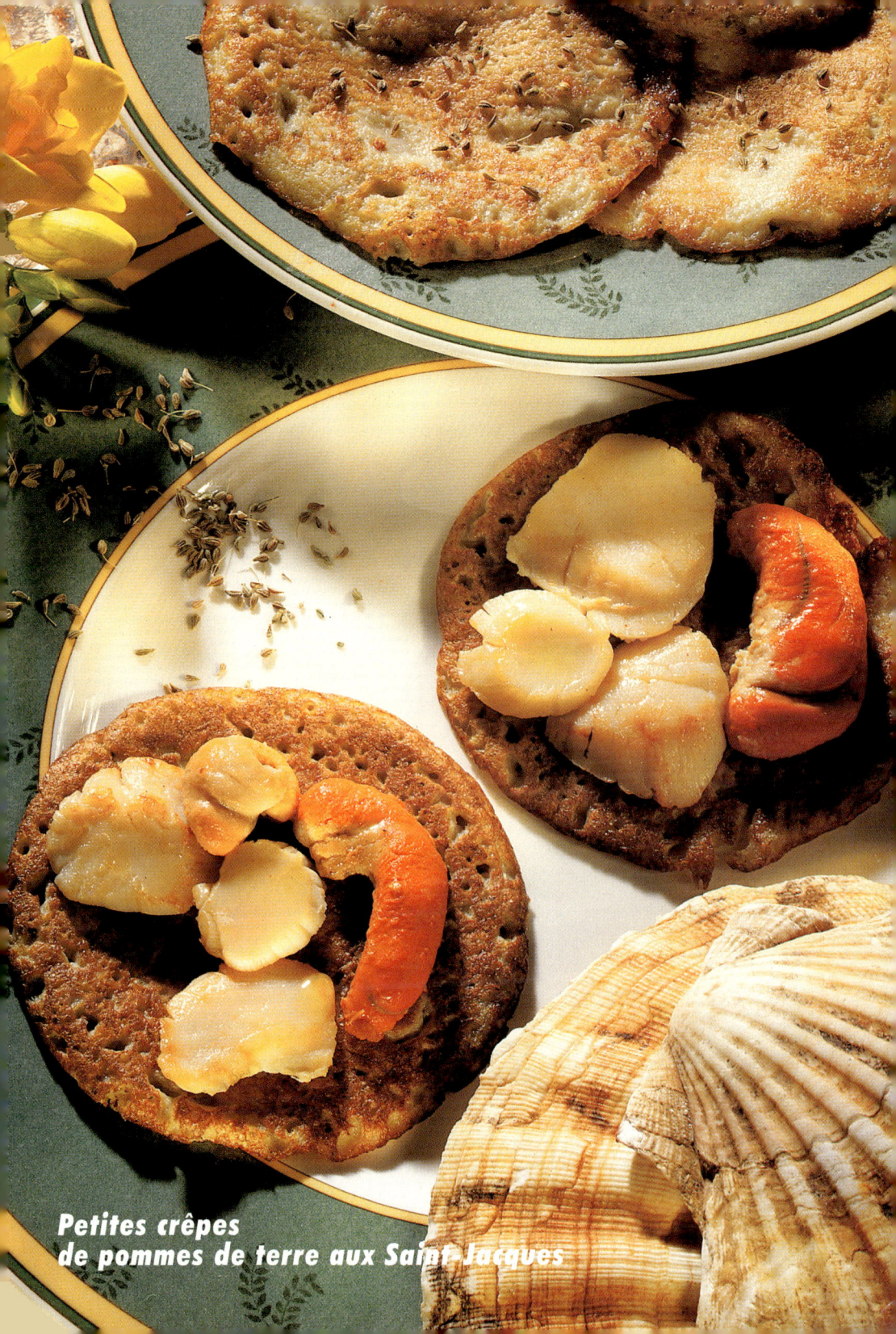

Petites crêpes
de pommes de terre aux Saint-Jacques

RIZ AUX HARICOTS ROUGES

■ Laver le riz sous l'eau fraîche. Rincer les haricots rouges et les égoutter. Éplucher l'oignon et l'ail. Diluer la tablette de bouillon dans 25 cl d'eau.

■ Faire chauffer l'huile dans une sauteuse large. Ajouter l'oignon et l'ail. Laisser revenir pendant 5 minutes à feu moyen, en remuant. Ajouter le riz et le laisser dorer encore 5 minutes en remuant souvent.

■ Mouiller avec le bouillon. Ajouter le poivre de Cayenne et le chili. Laisser frémir pendant 10 minutes, en ajoutant de l'eau en cours de cuisson, si besoin.

■ Incorporer les haricots rouges, mélanger et laisser cuire encore 5 à 10 minutes, selon le degré de cuisson désiré.

Accompagner de poisson grillé ou de poulet fumé.

Coût : ★ Difficulté : ■
Préparation : 10 min
Cuisson : 30 min
POUR 4 PERSONNES

120 g de riz long ● 200 g de haricots rouges en conserve ● 1 oignon ● 2 gousses d'ail ● 2 cc d'huile d'arachide ● 1 tablette de bouillon de volaille dégraissé ● 1 pincée de poivre de Cayenne ● 1 cc de chili en poudre

les portions pour 1 personne

2 ● dont 1/2 MG

SALADE POPEYE

Coût : ★★ Difficulté : ■
Préparation : 15 min
POUR 4 PERSONNES

400 g de jeunes pousses d'épinards ● 1 orange sanguine ● 260 g d'aiguillettes de canard ● 1 ciboule ● 8 tomates cerises ● 8 feuilles de basilic ● Pour la sauce : 2 cc d'huile de tournesol ● 2 cc d'huile de noisette ● 2 brins de ciboulette ● sel, poivre

les portions pour 1 personne

2 ● dont 1 MG

■ Équeuter, laver et essorer les épinards. Couper les plus grandes feuilles.

■ Éplucher l'orange à vif et couper les quartiers en prenant soin de recueillir le jus qui s'écoule.

■ Préparer la sauce : dans un bol, mélanger le jus d'orange recueilli, les huiles, la ciboulette ciselée, le sel et le poivre.

■ Laver les tomates cerises. Couper la ciboule en rondelles. Laver et émincer les feuilles de basilic.

■ Répartir les épinards et les quartiers d'orange dans 4 assiettes de service. Arroser de sauce. Déposer les aiguillettes de canard et décorer avec 2 tomates cerises par assiette, des rondelles de ciboule et le basilic.

SALADE DE CÉLERI À L'AIL

Coût : ★ Difficulté : ■
Préparation : 15 min

POUR 4 PERSONNES

8 branches de céleri bien tendres • 1 œuf • 1 oignon blanc • 1 gros bouquet de persil frisé • 1 gousse d'ail • 2 tranches de pain de 25 g chacune • poivre du moulin • Pour la sauce : 4 cc d'huile d'olive • 1 cc de vinaigre de cidre • 1 cc de moutarde • sel

les portions pour 1 personne

1 1/2 dont 1 MG

■ Faire cuire l'œuf dans une casserole d'eau bouillante jusqu'à ce qu'il soit dur.

■ Laver les branches de céleri, enlever les parties ligneuses et les couper en dés. Garder un peu de vert. Peler et émincer l'oignon. Laver, essorer et ciseler le persil. Peler la gousse d'ail et la couper en 2.

■ Faire griller les tranches de pain en les passant sous le gril du four. Les frotter avec l'ail et les couper en petits morceaux. Passer l'œuf sous l'eau froide, l'écaler et le hacher.

■ Préparer la vinaigrette : mélanger l'huile, le vinaigre et la moutarde. Saler légèrement.

■ Dans un saladier, mettre le céleri et son vert, le persil, les croûtons de pain, l'oignon émincé et la sauce.

■ Donner un tour de moulin à poivre, mélanger, parsemer d'œuf haché et servir.

	ENTRÉE	PLAT	DESSERT
LUNDI	Betteraves rouges en salade, 3 cc de vinaigrette allégée	100 g d'escalope de dinde en papillote avec des oignons et fines herbes, 100 g de riz	Compote de pommes à la cannelle
	1 ● MG	2 ●	1 ●
MARDI	Salade verte, 3 cc de vinaigrette allégée	120 g d'onglet à l'échalote, haricots verts, carottes, 100 g de fèves	1 orange
	1 ● MG	3 ●	●
MERCREDI		1 blanc de pintade grillé (100 g), chou cuit avec un bouillon de légumes, 100 g de riz pilaf	30 g de fromage de chèvre allégé, 1 poire
		2 ●	1 ●
JEUDI	*Salade de dinde fumée aux pousses d'épinards*	1 tranche de rôti de porc filet, chou-fleur, béchamel (10 cl de lait demi-écrémé + Maïzena + sel)	Clémentines
	2 1/2 ● dont 1 MG	1 1/2 ● 1 ♥	●
VENDREDI	Salade d'endives aux herbes, 3 cc de vinaigrette allégée	Filet de dorade (120 g) en papillote, *Gratin de pommes de terre aux poireaux*	1 pomme
	1 ● MG	3 1/2 ● dont 1 MG 1 ♥	●
SAMEDI		Pot-au-feu avec 120 g de bœuf à braiser, carottes, pommes de terre, céleri, poireaux, oignon, laurier	Pamplemousse meringué (2 blancs d'œufs + 1 sachet de sucre vanillé)
		4 ●	2 ● ●
DIMANCHE	MENU DE LA SAINT-VALENTIN *Caresse antillaise, Petites brochettes de la mer, Croustillants aux deux saumons*	MENU DE LA SAINT-VALENTIN *Pigeonneaux aux miel,* purée de potiron	MENU DE LA SAINT-VALENTIN *Tiramisù*
	2 ● 4 ● dont 1 MG 4 1/2 ● 2 ♥	1 1/2 ● 2 ●	1 ● 3 ● 1 ♥

SALADE DE DINDE FUMÉE AUX POUSSES D'ÉPINARDS

Coût : ★★ Difficulté : ■
Préparation : 10 min
Cuisson : 15 min

POUR 4 PERSONNES

*250 g de pousses d'épinards •
4 blancs de dinde fumée
(4 x 100 g) • 2 œufs • 4 cc d'huile de tournesol • 2 cc de vinaigre
de framboise • 1 cc de moutarde
en grains • sel, poivre*

les portions pour 1 personne

2 1/2 ◯ dont 1 MG

■ Plonger les œufs dans une casserole d'eau bouillante et les faire cuire pendant 10 minutes environ jusqu'à ce qu'ils soient durs. Les passer sous l'eau froide, les écaler et les hacher finement.

■ Laver et essorer les pousses d'épinards.

■ Couper les blancs de dinde en lamelles et les faire revenir quelques minutes dans une poêle antiadhésive dans 1 cuillère à café d'huile. Les réserver.

■ Préparer la vinaigrette en mélangeant l'huile restante, le vinaigre et la moutarde. Assaisonner de sel et de poivre.

■ Disposer les épinards et les blancs de dinde dans un grand saladier. Arroser de la vinaigrette et mélanger. Parsemer d'œufs hachés et servir.

GRATIN DE POMMES DE TERRE AUX POIREAUX

Coût : ★ Difficulté : ■
Préparation : 30 min
Cuisson : 40 min

POUR 4 PERSONNES

*600 g de pommes de terre à chair
ferme • 600 g de blancs de poireaux • 1 oignon • 3 cc de margarine • 8 cc de crème fraîche
allégée • 60 g de chèvre mi-sec •
sel, poivre*

les portions pour 1 personne

2 1/2 ◯ dont 1 MG

1 ♥

■ Porter à ébullition une grande quantité d'eau dans le cuit-vapeur. Éplucher les pommes de terre, les laver et les couper en fines rondelles. Laver les blancs de poireaux, puis les émincer en tronçons de 1 cm. Faire cuire les pommes de terre et les poireaux à la vapeur pendant 15 minutes environ.

■ Préchauffer le four position gril à puissance maximale.

■ Éplucher et émincer l'oignon. Faire fondre la margarine dans une grande sauteuse. Ajouter l'oignon. Le faire revenir pendant 10 minutes, à feu doux, en remuant. Ajouter les poireaux et les pommes de terre. Les faire revenir rapidement pendant 5 minutes. Saler et poivrer.

■ Étaler les légumes dans un plat à gratin. Couvrir de crème fraîche.

■ Couper le fromage de chèvre en petits morceaux. Le répartir sur les légumes et faire gratiner pendant 5 à 10 minutes, le temps de faire dorer le fromage. Déguster très chaud.

CARESSE ANTILLAISE

■ Préparer les verres : mettre le sucre et le sirop de grenadine dans 2 sous-tasses différentes. Faire rouler le bord du verre dans la grenadine puis dans le sucre de façon à lui faire une collerette granitée et colorée. Placer les verres au réfrigérateur.

■ Préparer le cocktail : verser le jus de fruits très froid dans un shaker. Ajouter les autres ingrédients du cocktail. Fermer et secouer. Sortir les verres du réfrigérateur et répartir le cocktail.

Présenter le cocktail avec une brochette de dés d'ananas alternés avec des dés de clémentines.

Coût : ★★ Difficulté : ■
Préparation : 5 min
**POUR 2 PERSONNES
(2 VERRES)**

25 cl de jus d'oranges ou d'ananas ● 1 CS de rhum des Antilles (ambré ou blanc) ● 1 cc de sirop de citron ● 2 cc de liqueur à l'orange (Grand Marnier, cointreau, ect.) ● quelques gouttes de vanille liquide ● Pour la décoration des verres : 1 sachet de sucre vanillé ● 1 cc de grenadine

les portions pour 1 personne
1 🟢
3 1/2 🔴

PETITES BROCHETTES DE LA MER

Coût : ★★ Difficulté : ■■
Préparation : 10 min
Cuisson : 3 min
**POUR 2 PERSONNES
(8 BROCHETTES)**

180 g de crevettes roses « bouquets » ● 150 g de noix de pétoncles ● 1 citron ● 1 mangue

les portions pour 1 personne
1 🟢
1 🟡

■ Décortiquer les crevettes.

■ Laver les noix de pétoncles. Presser le citron et passer les noix de pétoncles au jus de citron. Les faire cuire pendant 3 minutes à la vapeur.

■ Éplucher la mangue, retirer le noyau et la couper en petits dés.

■ Sur 8 petits pics en bois, alterner les crevettes, les noix de pétoncles et les dés de mangue.

CROUSTILLANTS AUX DEUX SAUMONS

■ Préchauffer le four à th. 5 (180 °C).

■ Avec un verre retourné d'environ 8 cm de diamètre, découper 4 ronds dans chaque feuille de brick. Faire fondre la margarine, puis en enduire les cercles de feuilles de brick. Les déposer sur une plaque de four antiadhésive. Enfourner pendant 1 minute pour dorer.

■ Pendant ce temps, presser le citron. Couper le saumon frais en très fines tranches.

■ Fouetter la crème fraîche très froide avec le raifort, le jus de citron, le sel et le poivre. Ajouter les lamelles de saumon frais et de saumon fumé.

Coût : ★★ Difficulté : ■■
Préparation : 20 min
Cuisson : 1 min
POUR 2 PERSONNES

2 feuilles de brick ● 2 cc de margarine ● 70 g de filet de saumon frais (ou en conserve) ● 60 g de saumon fumé en tranches ● 2 cc d'œufs de saumon ● 1 citron ● 8 cc de crème fraîche épaisse allégée ● 1 cc de raifort râpé ● 2 cc d'aneth ciselée ● sel, poivre

les portions pour 1 personne

3 ◯ dont 1 MG

1 ●

2 ♥

■ Procéder au montage des croustillants. Sur une assiette de service, déposer 2 cercles de feuilles de brick l'un sur l'autre. Garnir de la préparation aux saumons en laissant 1/2 cm libre sur les bords. Recouvrir de 2 autres cercles de brick. Décorer avec 1 cuillère à café d'œufs de saumon et d'aneth. Procéder de la même façon pour la seconde assiette et servir.

PIGEONNEAUX AU MIEL

Coût : ★★ Difficulté : ■
Préparation : 20 min
Cuisson : 30 min
POUR 2 PERSONNES

2 pigeonneaux prêts à cuire (2 x 300 g) ● 1 CS de miel liquide ● 2 CS de vinaigre de xérès ● 2 cc de sauce soja ● 1/2 cc de quatre-épices ● 1/2 cc de gingembre moulu ● 1 cc de fond de volaille déshydraté ● sel, poivre

les portions pour 1 personne

1 1/2 ◯

2 ●

■ Préchauffer le four à th. 8 (240 °C).

■ Dans un bol, mélanger le miel, 1 cuillère à soupe de vinaigre de xérès, la sauce soja, les épices et le gingembre.

■ Saler et poivrer l'intérieur des pigeonneaux. Les brider. Les mettre dans un plat à rôtir. Les faire cuire 25 minutes au four. En cours de cuisson, les badigeonner régulièrement avec le miel épicé.

■ Au terme de la cuisson, réserver les pigeonneaux au chaud. Déglacer le fond de cuisson avec le vinaigre restant et 10 cl d'eau. Ajouter le fond de volaille déshydraté. Porter à ébullition et faire réduire de moitié (environ 5 minutes). Rectifier l'assaisonnement. Servir les pigeonneaux avec leur jus en saucière.

Accompagner d'une purée de potiron.

TIRAMISÙ

■ Dans une assiette creuse, mélanger le café et l'amaretto (ou le rhum). Émietter grossièrement les biscuits à la cuillère, les incorporer et laisser s'imbiber pendant 10 minutes.

■ Pendant ce temps, monter les blancs d'œufs en neige avec 1 pincée de sel.

■ Fouetter le mascarpone avec l'édulcorant. Incorporer délicatement les blancs en neige.

■ Répartir dans des coupes les biscuits imbibés de liqueur et de café. Les recouvrir de la préparation au mascarpone. Réserver 4 heures au réfrigérateur.

■ Au moment de servir, saupoudrer de cacao en le tamisant à travers une passoire fine.

Coût : ★★ Difficulté : ■
Préparation : 15 min
Réfrigération : 4 h

POUR 2 PERSONNES

80 g de mascarpone (fromage frais italien triple crème) ● *10 cl de café très fort (non sucré)* ● *1 cc d'amaretto (liqueur italienne au goût d'amande amère) ou de rhum* ● *8 biscuits à la cuillère* ● *2 blancs d'œufs* ● *1 CS d'édulcorant en poudre* ● *2 cc de cacao non sucré* ● *1 pincée de sel*

les portions pour 1 personne

1 🟡
3 🔴
1 ♥

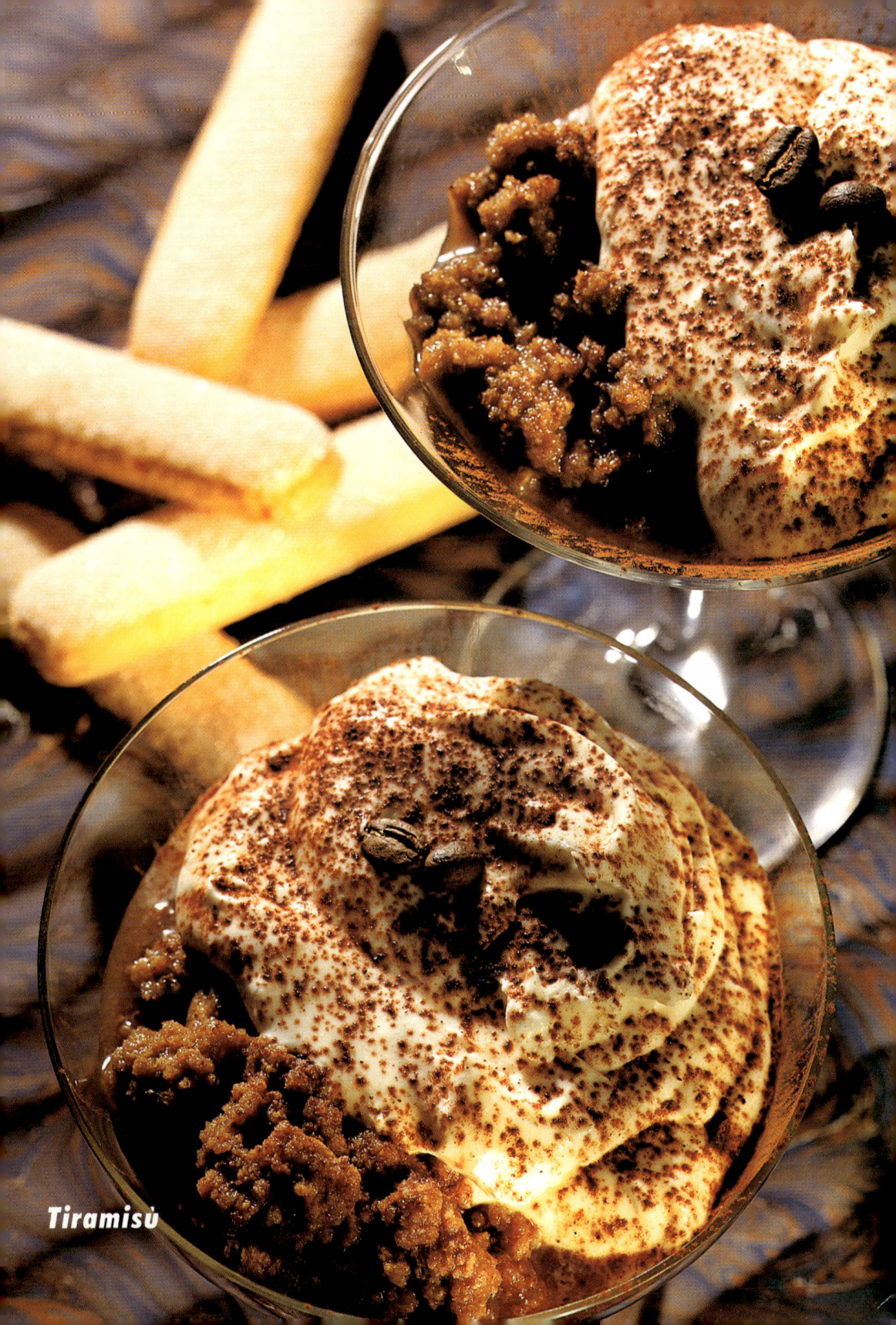

Tiramisù

	ENTRÉE	PLAT	DESSERT
LUNDI	Salade frisée, 30 g de bacon en lanières poêlé, vinaigre ● 1/2○	***Rognons de veau sautés à la moutarde,*** 100 g de tagliatelles 2 1/2○ dont 1/2 MG 1♥	1 poire ●
MARDI	MENU DE MARDI GRAS ***Salade Arlequin*** ● 2 1/2○ dont 1 MG 1/2●	MENU DE MARDI GRAS ***Brochettes de poulet au nid*** 2 1/2○ dont 1/2 MG	MENU DE MARDI GRAS ***Glaces clowns*** 1○ 10●
MERCREDI	***Tarte aux oignons à l'alsacienne*** ● 2○ dont 1/2 MG 1● 1♥	150 g de carottes, 200 g de lentilles ● 2○	1 orange ●
JEUDI	200 g de macédoine, 1 cc de mayonnaise allégée 1 1/2○ dont 1/2 MG	120 g de côte de porc filet, 250 g de champignons ● 2○	100 g de banane 1○
VENDREDI	Salade de pommes de terre, 50 g de magret de canard fumé poêlé, vinaigre 2 1/2○	300 g de ratatouille ●	200 g de fromage blanc à 0 %, 20 g d'abricots secs 1○ 1○
SAMEDI	6 huîtres, 25 g de pain de seigle 1 1/2○	60 g de saumon fumé, 300 g de brocolis, 4 cc de crème fraîche allégée ● 2○ 2♥	50 g de purée de marrons 1○
DIMANCHE	Salade verte, 2 œufs de caille durs, 1 cc d'huile parfumée ● 1 1/2○ dont 1 MG	***Papillotes de petits rougets au pamplemousse,*** pommes de terre ● 2 1/2○ dont 1/2 MG	1 yaourt à 0 % nature 1/2○

ROGNONS DE VEAU SAUTÉS À LA MOUTARDE

■ Demander au boucher de retirer la fine pellicule qui recouvre les rognons. Ôter la partie centrale blanche, puis couper les rognons en gros dés.

■ Faire chauffer à feu vif la margarine dans une sauteuse. Jeter les morceaux de rognons et les faire sauter pendant 2 minutes sur chaque face. Saler et poivrer. Arroser de cognac et le faire flamber.

■ Dès que la flamme est éteinte, ajouter la crème fraîche ainsi que la moutarde et faire chauffer 2 minutes. Saupoudrer de persil et servir immédiatement.

Accompagner de tagliatelles (à comptabiliser).

Coût : ★ Difficulté : ■
Préparation : 15 min
Cuisson : 10 min
POUR 4 PERSONNES

2 rognons de veau de 215 g chacun • 2 cc de margarine • 1 CS de cognac • 8 cc de crème fraîche épaisse allégée • 1 CS de moutarde forte • 4 cc de persil haché • sel, poivre

les portions pour 1 personne
1 1/2 ⬤ dont 1/2 MG
1 ♥

SALADE ARLEQUIN

Coût : ★★ Difficulté : ■
Préparation : 15 min
Macération : 1 h
POUR 4 PERSONNES

1 cœur de frisée bien blanc • 1/2 poivron vert • 1/2 poivron rouge • 1/2 poivron jaune • 1/2 citron • quelques feuilles de basilic • 4 cc d'huile d'olive • 120 g de billes de mozzarella • 2 cc d'œufs de lump noirs • sel, poivre du moulin

les portions pour 1 personne
⬤
2 1/2 ⬤ dont 1 MG
1/2 ⬤

■ Laver la frisée, l'essorer et l'effeuiller. Nettoyer les demi-poivrons, les épépiner et les couper en lanières puis en petits dés. Presser le demi-citron. Laver et ciseler le basilic.

■ Mettre les dés de poivrons dans un saladier avec l'huile d'olive, le jus de citron, le sel, le poivre et le basilic ciselé. Laisser macérer 1 heure au réfrigérateur.

■ Au moment de servir, bien mélanger la salade et les poivrons de façon à répartir les dés de légumes sur les feuilles de frisée. Ajouter la mozzarella. Parsemer d'œufs de lump et servir.

55

BROCHETTES DE POULET AU NID

Coût : ★★ Difficulté : ■■
Préparation : 40 min
Repos de la pâte
et macération : 1 h
Cuisson : 35 min
POUR 4 PERSONNES

450 g de blancs de poulet ●
1 citron vert ● 2 cc de rhum ● 1 cc
de sauce soja ● 1 cc d'huile d'oli-
ve ● 2 oignons roses ● 200 g de
salade feuilles de chêne ou
roquette ● 8 feuilles de menthe ●
sel, poivre ● Pour la pâte à
crêpes : 100 g de farine ● 1 œuf ●
1 cc d'huile ● 1 pincée de sel ●
25 cl de lait écrémé ● 25 cl d'eau

les portions pour 1 personne

2 1/2 ◯ dont 1/2 MG

■ Préparer la pâte à crêpes : mettre la farine dans un saladier et creuser un puits. Ajouter l'œuf, l'huile et le sel dans le puits et fouetter. Mélanger le lait avec l'eau, puis incorporer peu à peu ce mélange à la pâte. Fouetter pour éviter les grumeaux et laisser reposer la pâte 1 heure.

■ Laver le citron, le presser, prélever un zeste et le râper. Dans un plat creux, verser le rhum, la sauce soja, l'huile d'olive, le jus et le zeste de citron.

■ Découper les blancs de poulet en petits cubes, les mettre dans le plat creux et les laisser macérer pendant 1 heure.

■ Préchauffer le four position gril.

■ Après le repos de la pâte, faire cuire les crêpes dans une poêle antiadhésive. Les couper en fines lanières avec une paire de ciseaux. Réserver au chaud.

■ Peler et couper les oignons en rondelles. Laver et essorer la salade et la menthe. Ciseler la menthe.

■ Préparer les brochettes : enfiler les cubes de poulet sur 4 brochettes en bois en les intercalant avec les rondelles d'oignons. Les mettre à cuire sous le gril du four pendant 15 minutes.

■ Dans chaque assiette, arranger les lanières de crêpes en forme de nid, déposer quelques feuilles de salade au centre et la brochette de poulet par-dessus. Décorer avec la menthe ciselée.

GLACES CLOWNS

■ Préparer 4 assiettes à dessert plates. Mettre un petit-beurre dans chacune. Sur chaque biscuit, superposer 2 boules de sorbet (en panachant les parfums).

■ Coiffer les boules avec un cornet, pointe en l'air. À l'emplacement des yeux, mettre 2 grains de cassis. Casser les biscuits *Mikado* en 2 et enfoncer une moitié de biscuit dans la boule du haut pour figurer le nez.

■ Placer une demi-fraise à la base de la boule du haut en guise de langue. Servir aussitôt.

On peut varier les couleurs en panachant les parfums de sorbet et en utilisant des fruits rouges différents pour les yeux.

Coût : ★★ Difficulté : ■
Préparation : 30 min
POUR 4 PERSONNES

4 boules bien rondes de sor-
bet à la pêche ● 4 boules bien
rondes de sorbet à l'abricot ●
4 petits-beurre ● 4 cornets à
glace 1 boule ● 8 grains de
cassis surgelés ● 2 biscuits
Mikado ● 2 fraises surgelées

les portions pour 1 personne

1 ◯
10 ◯

Les socles peuvent être bordés par un cordon de crème chantilly allégée (compter 2 ◯ par cordon).
Plus léger : ne mettre qu'une seule boule de sorbet par glace clown (ne compter alors que 6 ◯ au lieu de 10).

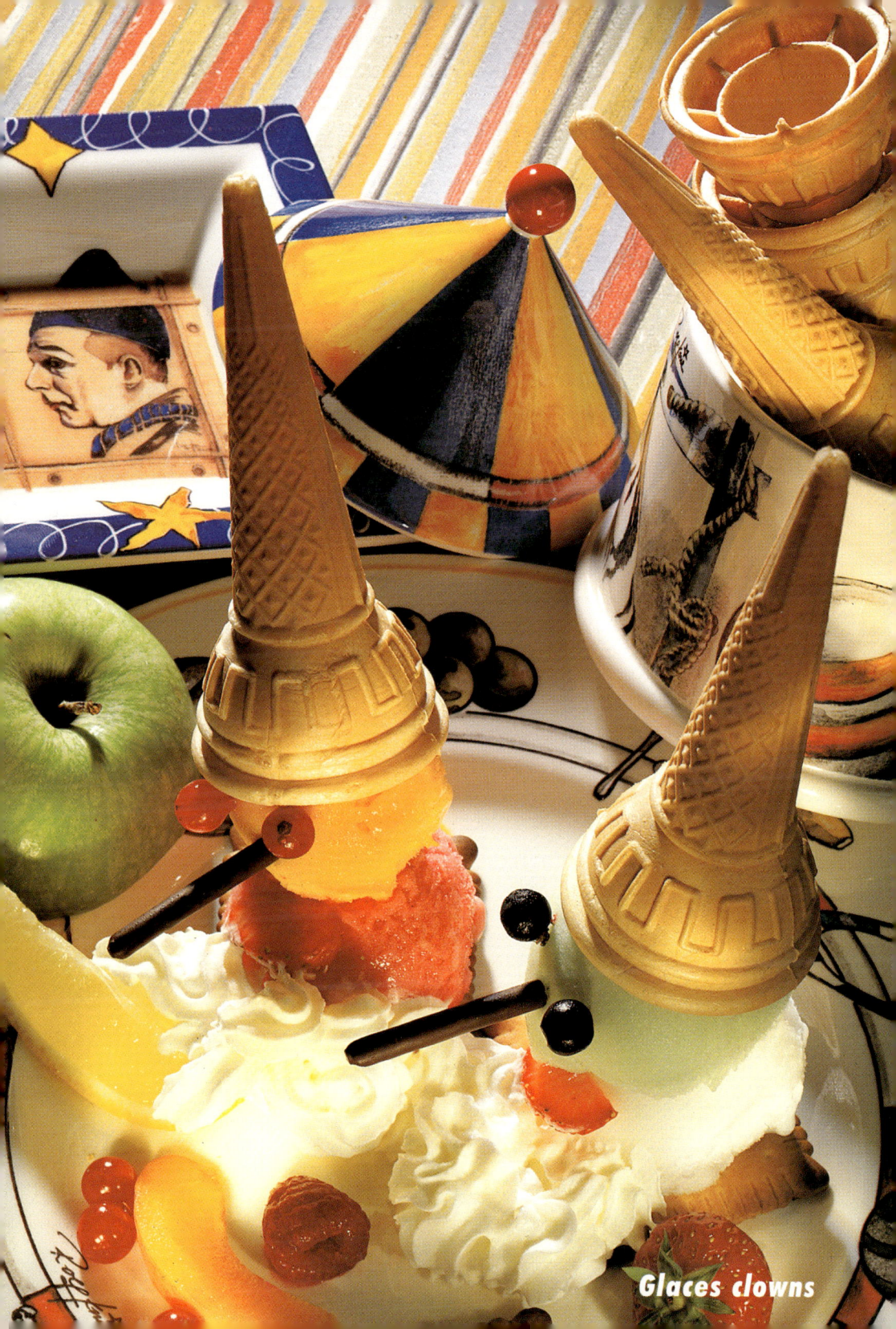

Glaces clowns

TARTE AUX OIGNONS À L'ALSACIENNE

■ Peler et émincer les oignons. Les faire revenir pendant 8 à 10 minutes à la poêle dans la margarine à feu doux. Assaisonner de sel, de poivre et de noix de muscade.

■ Préchauffer le four à th. 7 (220 °C).

■ Couper le jambon en dés.

■ Fariner le plan de travail, puis y étaler la pâte à pain. La déposer ensuite sur une plaque de four également farinée ou recouverte de papier sulfurisé. La garnir des oignons tiédis. Éparpiller les dés de jambon dessus. Arroser de la crème fraîche. Enfourner pendant 15 minutes. Servir aussitôt.

Coût : ★ Difficulté : ■
Préparation : 20 min
Cuisson : 25 min

POUR 4 PERSONNES

200 g de pâte à pain ● 400 g d'oignons ● 2 cc de margarine ● 1 pincée de noix de muscade ● 1 tranche épaisse de jambon braisé (120 g) ● 4 cc de farine ● 10 cl de crème fraîche allégée ● sel, poivre

les portions pour 1 personne

2 ◯ dont 1/2 MG
1 ●
1 ♥

PAPILLOTES DE PETITS ROUGETS AU PAMPLEMOUSSE

Coût : ★★★ Difficulté : ■
Préparation : 20 min
Cuisson : 10 min

POUR 4 PERSONNES

4 petits rougets nettoyés, vidés et non étêtés de 150 g chacun ● 1 pamplemousse rose ● 4 feuilles de blettes ● 2 cc de margarine ● sel, poivre

les portions pour 1 personne

1 1/2 dont 1/2 MG

■ Laver le pamplemousse et prélever des zestes à l'aide d'un couteau économe. Les découper en fins bâtonnets. Les faire blanchir quelques minutes à l'eau bouillante. Les égoutter.

■ Peler à vif le pamplemousse en retirant la peau et les membranes blanches. Le trancher en quartiers.

■ Laver et essorer les feuilles de blettes. Préchauffer le four à th. 7 (220 °C).

■ Découper 4 rectangles de papier aluminium. Envelopper chaque rouget d'une feuille de blette et le déposer dans une papillote d'aluminium. Répartir les quartiers de pamplemousse. Saler et poivrer. Parsemer de zestes et ajouter une demi-cuillère à café de margarine par papillote. Fermer les papillotes hermétiquement.

■ Mettre à cuire au four pendant 10 minutes. Servir bien chaud.

Les feuilles de blettes peuvent être remplacées par des feuilles d'épinards ou de salade.

❄ F É V R I E R

	ENTRÉE	PLAT	DESSERT
LUNDI	Céleri rémoulade sauce avec 1 yaourt à 0 %, moutarde, vinaigre, 1 cc d'huile	100 g de poule cuite au court-bouillon, 100 g de riz cuit avec curry, champignons en conserve	1 pomme
	🟢 1 1/2⚪	🟢 2⚪	🟢
MARDI	Betteraves, 3 cc de vinaigrette allégée	120 g de roussette en cocotte, 1/2 cc d'huile d'olive, bouquet garni, 5 cl de vin blanc, 2 cc de concentré de tomates, 100 g de pâtes, brocolis	1 yaourt à 0 % aux fruits
	🟢 1⚪MG	🟢 2 1/2⚪ dont 1/2 MG 1♥	1/2⚪
MERCREDI	*Salade d'hiver*	1 côte d'agneau, 100 g de flageolets, haricots verts	1 kiwi
	🟢 1⚪ dont 1/2 MG	🟢 2⚪	🟢
JEUDI	1 tranche de jambon fumé (20 g), cornichons	*Lotte à la fondue de poireaux,* pommes de terre vapeur	1 fromage blanc à 0 % aux fruits
	1/2⚪	🟢 2 1/2⚪ dont 1/2 MG 1🔴	1/2⚪
VENDREDI	Potage de légumes, 2 cc de crème fraîche allégée	2 œufs durs, épinards, 2 cc de crème fraîche allégée	1 part de flan pâtissier
	🟢	🟢 2⚪ 1♥	1 1/2⚪
SAMEDI	Carottes râpées, 3 cc de vinaigrette allégée	1 côte de porc filet, 2 cc de concentré de tomates, 5 cl de vin blanc, oignons, 100 g de spaghettis	1 orange
	🟢 1⚪MG	2⚪ 1♥	🟢
DIMANCHE	*Carpaccio de thon sur son lit d'épinards*	100 g de dinde rôtie au four, 60 g de châtaignes, haricots verts en conserve	Ananas
	🟢 2⚪ dont 1 MG	🟢 2⚪	🟢

SALADE D'HIVER

Nettoyer les endives. Avec une paire de ciseaux, les couper en chiffonnade. Détailler les tranches de poulet en lanières. Les mettre dans un saladier avec la chiffonnade d'endives.

Laver, essorer et hacher le persil. Peler et hacher l'échalote. Dans un bol, préparer la vinaigrette en mélangeant l'huile, le vinaigre et l'échalote. Saler et poivrer. Ajouter le persil haché et mélanger.

Éplucher l'orange et les kiwis. Couper l'orange en dés et les kiwis en tranches. Les incorporer délicatement à la salade.

Servir frais.

Coût : ★★ Difficulté : ■
Préparation : 15 min
POUR 4 PERSONNES

4 petites endives ● 200 g de blanc de poulet cuit ● 1 gros bouquet de persil ● 1 échalote rose ● 2 cc d'huile de noix ● 1 cc de vinaigre de noix ● 2 kiwis ● 1/2 orange sanguine ● sel, poivre

les portions pour 1 personne

1 ● dont 1/2 MG

LOTTE À LA FONDUE DE POIREAUX

Coût : ★★ Difficulté : ■
Préparation : 30 min
Cuisson : 20 min
POUR 4 PERSONNES

4 tranches de lotte de 140 g chacune ● 2 tomates ● 1/2 citron ● 12,5 cl de vin blanc sec ● Pour la fondue de poireaux : 4 blancs de poireaux (300 g) ● 2 cc de margarine ● 1 cc de sucre semoule ● 1 pincée de curry ● 4 cc de crème fraîche ● sel, poivre ● Pour la décoration : 4 crevettes roses « bouquets »

les portions pour 1 personne

1 1/2 ● dont 1/2 MG
1 ●

Préparer la fondue de poireaux : nettoyer soigneusement les blancs de poireaux et les détailler finement. Les faire fondre dans une sauteuse avec la margarine et le sucre. Saler, poivrer et mettre le curry. Laisser cuire sans couvrir, tout en remuant, pendant 10 minutes. Hors du feu, ajouter la crème fraîche et réserver au chaud.

Préchauffer le four à th. 7 (220 °C). Plonger les tomates 30 secondes dans de l'eau bouillante. Les peler et les couper en morceaux.

Presser le demi-citron. Découper la lotte en cubes et les citronner. Les mettre dans un plat allant au four avec le vin blanc et les morceaux de tomates. Saler, poivrer et enfourner pendant 10 minutes.

Déposer un lit de fondue de poireaux dans un plat de service. Placer les morceaux de lotte et de tomates par-dessus. Décorer avec les crevettes roses.

61

CARPACCIO DE THON SUR SON LIT D'ÉPINARDS

■ Couper le thon en fines escalopes. Laver les pousses d'épinards et les essorer. Peler 2 citrons et les couper à vif en petits dés. Presser le dernier citron. Laver et ciseler le persil.

■ Répartir un lit de pousses d'épinards dans chaque assiette. Déposer les escalopes de thon par-dessus. Ajouter les dés de citron et les câpres. Parsemer du persil ciselé. Saler et poivrer. Assaisonner avec le jus de citron et l'huile d'olive.

■ Disposer un film alimentaire sur chaque assiette et placer au réfrigérateur pendant 30 minutes. Servir bien frais.

Pour découper plus facilement le thon, le placer 10 minutes au congélateur avant de le trancher.

Coût : ★★ Difficulté : ■
Préparation : 20 min
Réfrigération : 30 min

POUR 4 PERSONNES

1 tranche de thon rouge de 240 g ● 250 g de pousses d'épinards ● 3 citrons ● 1 bouquet de persil plat ● 2 CS de câpres ● 4 cc d'huile d'olive ● sel, poivre

les portions pour 1 personne

2 ◯ dont 1 MG

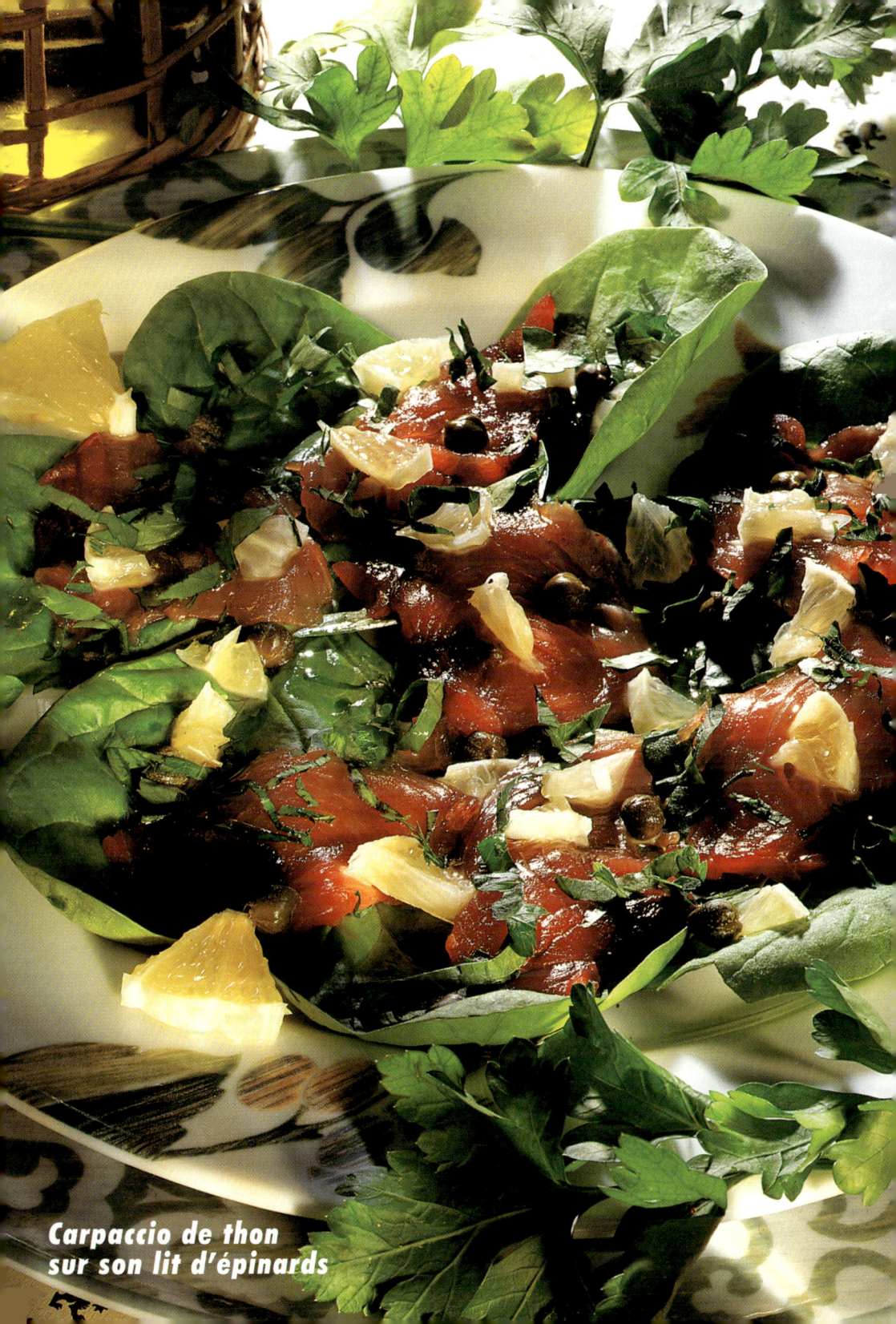

Carpaccio de thon
sur son lit d'épinards

	ENTRÉE	PLAT	DESSERT
LUNDI	*Œufs farcis à la crème d'anchoïade,* salade verte 🟢 1 1/2🟡 dont 1 MG 1 1/2🔴 1♥	100 g de pois chiches, 1 pomme fruit cuite, 200 g de courgettes 🟢 1🟡	1 orange 🟢
MARDI	20 g de saucisson sec 5🔴	160 g de langue de bœuf, 50 g de semoule de couscous, 200 g de champignons, sauce tomate 🟢 2 1/2🟡	100 g de fromage blanc à 0 %, 3 pruneaux 1🟢 1/2🟡
MERCREDI	Potage de légumes 🟢	80 g de foie, 100 g de pâtes 2🟡	100 g de fromage blanc à 0 % 1/2🟡
JEUDI	Salade de mâche, 3 cc de vinaigrette allégée 🟢 1🟡 MG	100 g d'émincé de poulet, 200 g de carottes, 30 g de gruyère 🟢 2🟡	1 gaufre 8🔴
VENDREDI		3 boulettes de bœuf (90 g), 100 g de semoule, 100 g de tomates 🟢 4🟡	*Kiwis meringués* 1🟢 2 1/2🔴
SAMEDI	Carottes râpées, 20 g de raisins secs, jus d'orange 1🟢	1 côte d'agneau (60 g), 250 g de haricots verts, 100 g de pil-pil 🟢 3🟡	100 g de fromage blanc à 0 % aux fruits 1/2🟡
DIMANCHE	200 g de concombre sauce yaourt à 0 % 🟢 1/2🟡	*Dorade à l'orange,* 100 g de riz 3🟡 dont 1 MG	1 pomme au four 🟢

ŒUFS FARCIS
À LA CRÈME D'ANCHOÏADE

■ Faire cuire les œufs dans une casserole d'eau bouillante jusqu'à ce qu'ils soient durs.

■ Éplucher l'oignon en gardant un peu de la tige et le hacher finement.

■ Passer les œufs sous l'eau froide et les écaler. Les couper délicatement en 2 dans le sens de la longueur. Enlever les jaunes. Les mettre dans le bol d'un mixeur avec la pâte d'anchois, la crème fraîche, la mayonnaise, le zeste de citron, l'huile d'olive et le basilic ciselé. Assaisonner et mixer jusqu'à l'obtention d'une crème homogène.

Coût : ★ Difficulté : ■
Préparation : 15 min
Réfrigération : 4 h
POUR 4 PERSONNES

4 œufs ● 1 CS de pâte d'anchois ● 4 cc de crème fraîche allégée ● 4 cc de mayonnaise allégée ● 1/2 zeste de citron ● 1 cc d'huile d'olive ● 1 CS de basilic ciselé ● 1 oignon blanc avec sa tige ● 1 cc de câpres ● sel, poivre

les portions pour 1 personne

1 1/2 ◯ dont 1 MG

1 1/2 ⬤

1 ♥

■ Ajouter à la crème obtenue l'oignon haché et les câpres. Mélanger.

■ Garnir les demi-blancs d'œufs avec cette préparation. Conserver au réfrigérateur pendant environ 4 heures avant de servir.

Présenter ces œufs farcis dans un plat de service sur une chiffonnade de salade.

DORADE À L'ORANGE

Coût : ★★ Difficulté : ■■
Préparation : 35 min
Cuisson : 35 min
POUR 4 PERSONNES

1 belle dorade de 1,2 kg ● 3 oranges ● 1 gousse de vanille ● 1/2 bâton de cannelle ● 1 piment oiseau ● 4 cc d'huile d'olive ● sel, poivre

les portions pour 1 personne

2 ◯ dont 1 MG

■ Préchauffer le four à th. 7 (220 °C). Écailler et vider la dorade, puis la laver soigneusement à l'eau fraîche. L'essuyer et la disposer dans un plat allant au four.

■ Couper 1 orange en 2 sans la peler. Prélever 2 rondelles et les découper en 6 quartiers chacune (pour la décoration). Peler le reste à vif ainsi que la deuxième orange, puis les couper en petits morceaux. Presser la dernière orange.

■ Farcir la dorade avec la vanille, la cannelle, le piment et les petits morceaux des oranges pelées. Saler et poivrer. Faire une douzaine d'entailles dans la chair du poisson. Décorer en logeant dans chaque entaille un petit quartier d'orange non pelée.

■ Arroser le poisson de jus d'orange et d'huile, puis faire cuire au four pendant 35 minutes. Servir chaud.

Accompagner de riz créole (à comptabiliser).

KIWIS MERINGUÉS

Coût : ★ Difficulté : ■ ■ ■
Préparation : 25 min
Cuisson : 10 min

POUR 2 PERSONNES

*2 kiwis • 200 g de mangue •
2 blancs d'œufs • 1 gousse de
vanille • 2 sachets de sucre
vanillé • 2 cc de sucre en poudre
• 1 pincée de sel*

les portions pour 1 personne

1 🟢

2 1/2 🔴

Laisser reposer les blancs à température ambiante dans un saladier résistant à la chaleur. Préchauffer le four position gril.

Ouvrir la gousse de vanille dans le sens de la longueur. Récupérer les graines à l'aide d'un couteau pointu. Éplucher les kiwis et la mangue, puis les couper en tranches fines. Les disposer dans un petit plat allant au four. Répartir les graines de vanille sur les fruits.

Porter à ébullition une casserole d'eau, puis baisser le feu et laisser frémir. Disposer le saladier (où se trouvent les blancs d'œufs) dans la casserole d'eau frémissante. Monter les blancs en neige avec le sel, à l'aide d'un fouet électrique, en surveillant la température de l'eau qui ne doit jamais bouillir. Une fois que les blancs ont pris, incorporer délicatement le sucre en poudre et le sucre vanillé. La meringue est prête lorsqu'elle est ferme et brillante (c'est une meringue faite « à l'italienne »).

Répartir la meringue sur les fruits, à l'aide d'une spatule ou d'une poche à douille. Faire dorer sous le gril pendant 3 minutes. Servir rapidement.

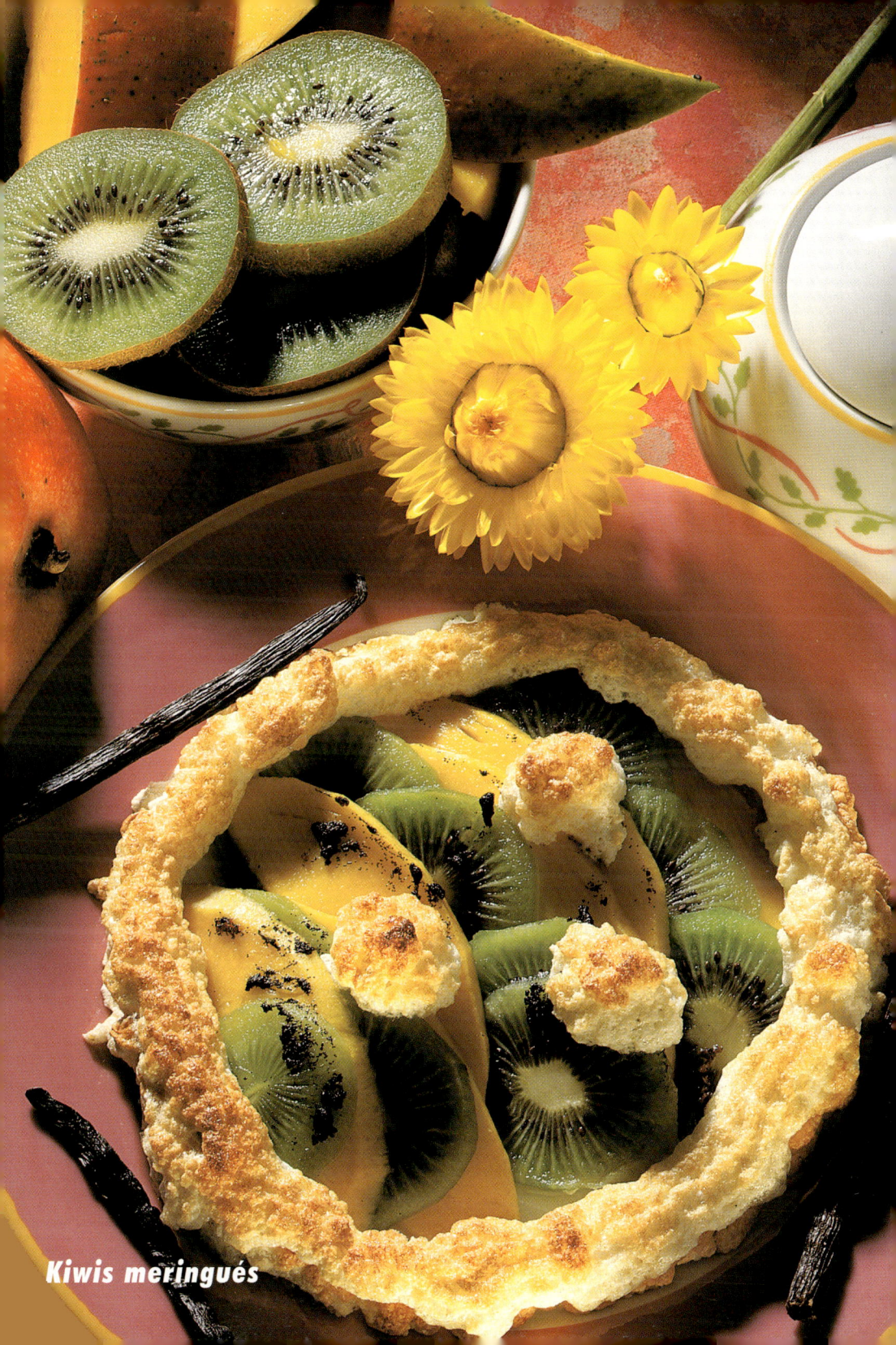

Kiwis meringués

	ENTRÉE	PLAT	DESSERT
LUNDI	Cœurs de palmiers, 3 cc de vinaigrette allégée	90 g de crevettes roses, 100 g de semoule, 200 g de tomates	2 CS de compote de pommes
	🟢 1🟡 MG	🟢 2🟡	1🟢
MARDI	Soupe à l'oseille	1 cuisse de lapin (120 g), *Cannelloni aux champignons*	1 banane
	🟢	🟢 4🟡 dont 1 MG	1🟢
MERCREDI	*Tomates farcies au tofu*	2 œufs brouillés, 200 g d'asperges vertes	1 petit-suisse à 0 %, 1 cc de confiture allégée
	🟢 1🟡 dont 1/2 MG	🟢 2🟡	1/2🟡 1♥
JEUDI	Salade verte, 3 cc de vinaigrette allégée	120 g d'onglet à l'échalote, pommes de terre	Ananas
	🟢 1🟡 MG	3🟡	🟢
VENDREDI	Fonds d'artichauts, chou rouge, citron	100 g de jambon braisé, 100 g de pâtes fraîches	Mandarine
	🟢	2🟡	🟢
SAMEDI		40 g de pâte à pizza, champignons et tomates, 60 g de thon, 1 cc d'huile d'olive, 2 olives	Salade de fruits frais
		🟢 4🟡 dont 1 MG 1♥	1🟢
DIMANCHE	*Nage de Saint-Jacques*	60 g de surimi, chou blanc chinois, 45 g de crevettes décortiquées, 2 cc de mayonnaise allégée, 100 g de riz	1 orange
	1/2🟡	🟢 3🟡 dont 1 MG	🟢

CANNELLONI
AUX CHAMPIGNONS

■ Préchauffer le four à th. 5 (180 °C). Après avoir ôté leur pied sableux, laver les champignons. Les émincer en fines lamelles. Couper le jambon en petits dés.

■ Faire fondre la margarine dans une sauteuse. Ajouter les champignons et le jambon. Faire revenir 10 minutes à feu moyen, en remuant. Réserver.

■ Préparer la béchamel : délayer la Maïzena dans un peu de lait froid, puis ajouter le reste du lait. Porter à ébullition en remuant avec une spatule, puis laisser mijoter 5 minutes. Saler, poivrer et ajouter la moitié du parmesan.

■ Prélever 2 cuillères à soupe de béchamel, les ajouter au mélange champignons-jambon, puis en farcir les cannelloni. Les ranger, au fur et à mesure, dans un plat à gratin. Verser le reste de la béchamel par-dessus. Saupoudrer du reste de parmesan. Faire cuire 20 minutes et servir chaud.

Coût : ★ Difficulté : ■
Préparation : 35 min
Cuisson : 35 min
POUR 4 PERSONNES

500 g de champignons de Paris ● 100 g de jambon blanc dégraissé ● 4 cc de margarine ● 20 g de Maïzena ● 25 cl de lait écrémé ● 8 cannelloni précuits (100 g) ● 4 cc de parmesan râpé ● sel, poivre

les portions pour 1 personne

2 ◯ dont 1 MG

TOMATES FARCIES AU TOFU

Coût : ★ Difficulté : ■
Préparation : 20 min
POUR 4 PERSONNES

4 belles tomates ● 120 g de tofu (fumé de préférence) ● 1 pomme ● 1 cœur de céleri-branche ● 1 citron ● 1 bouquet de persil ● 1 yaourt nature brassé ● 2 cc d'huile d'olive ● sel de céleri, poivre

les portions pour 1 personne

1 ◯ dont 1/2 MG

■ Laver les tomates et couper un chapeau à chacune d'elles. Les évider à l'aide d'une petite cuillère. Assaisonner l'intérieur de sel de céleri et de poivre. Les réserver.

■ Couper le tofu en dés. Détailler la pomme non pelée en bâtonnets. Laver et émincer le cœur de céleri-branche. Presser le citron. Laver le persil et le ciseler.

■ Dans un bol, mélanger le yaourt, l'huile d'olive et le jus du citron. Assaisonner de sel et de poivre. Ajouter les dés de tofu, la pomme, le céleri et le persil ciselé. Mélanger délicatement.

■ Remplir les tomates de cette préparation. Servir très frais.

NAGE DE SAINT-JACQUES

Coût : ★★★ Difficulté : ■
Préparation : 20 min
Cuisson : 30 min

POUR 4 PERSONNES

*320 g de noix de Saint-Jacques ●
25 cl de vin blanc sec (ou de champagne) ● 1 échalote ● 1 oignon ●
2 clous de girofle ● 2 piments
oiseaux ● 1 bouquet garni ●
10 grains de poivre ● 1 blanc de
poireau ● 1 carotte ● 150 g de
céleri-rave ● 1 orange non traitée
● 4 brins de cerfeuil ● sel*

les portions pour 1 personne

1/2 ⬤

■ Préparer la nage : verser le vin blanc et 50 cl d'eau salée dans une casserole. Ajouter l'échalote, l'oignon piqué des clous de girofle, les piments, le bouquet garni et les grains de poivre. Laisser bouillir cette nage pendant 15 minutes à couvert.

■ Pendant ce temps, nettoyer le blanc de poireau. Éplucher la carotte et le céleri-rave, puis les détailler en fins bâtonnets. Escaloper les noix de Saint-Jacques en 2 dans l'épaisseur. Peler l'orange à vif, la couper en tranches fines, puis en petits triangles.

■ Filtrer la nage au vin blanc. La reverser dans la casserole. Y faire cuire les légumes pendant 10 minutes à couvert.

■ Ajouter alors les noix de Saint-Jacques et l'orange. Laisser frémir pendant 5 minutes.

■ Répartir cette nage dans des assiettes creuses et parsemer de brins de cerfeuil. Servir bien chaud.

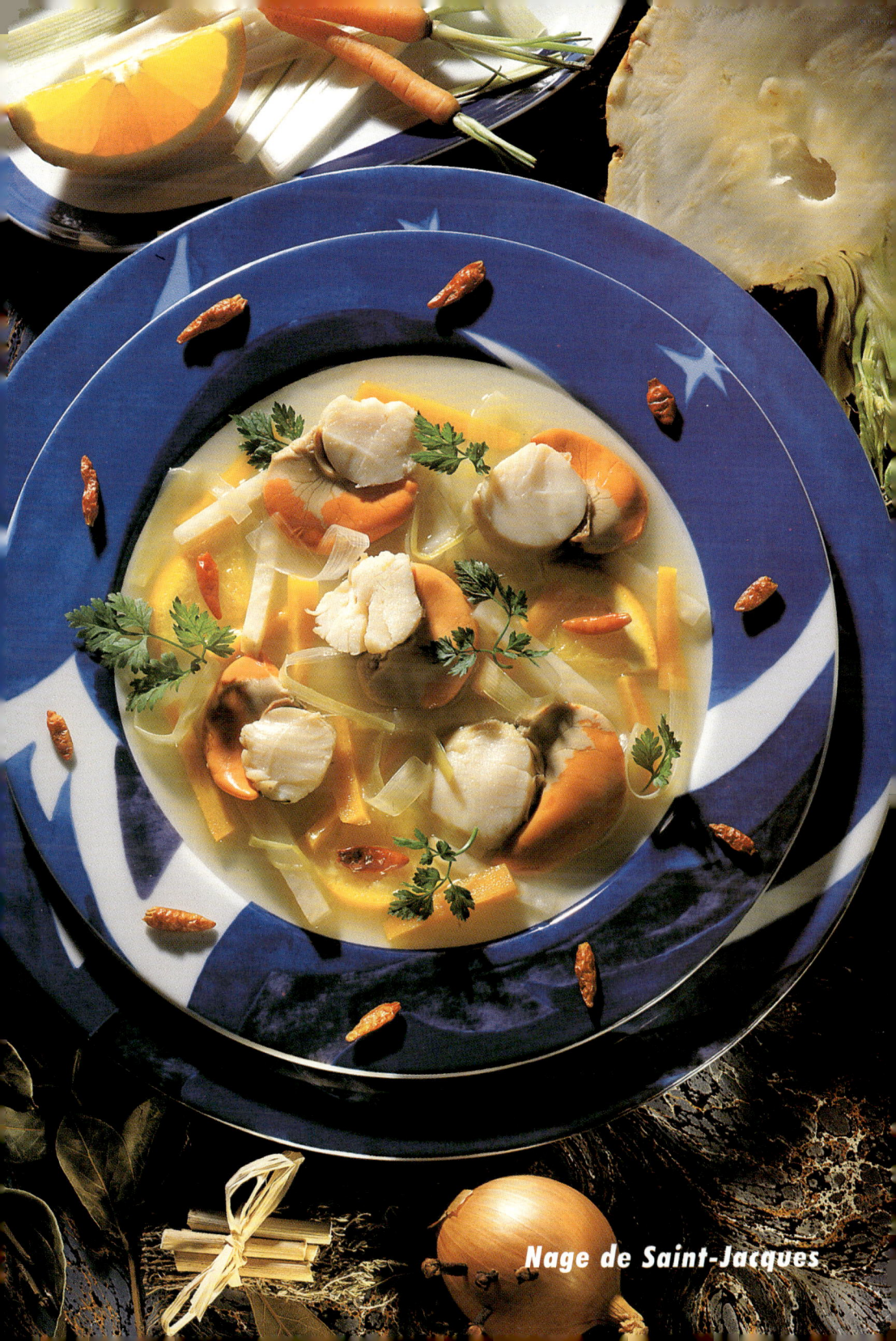

Nage de Saint-Jacques

	ENTRÉE	PLAT	DESSERT
LUNDI	Potage de légumes	*Sauté d'agneau au gingembre,* 100 g de riz basmati	1 orange
	●	4 ◯	●
MARDI	1 œuf coque, asperges	*Pile de crêpes*	10 litchis
	● 1 ◯	● 2 1/2 ◯	1 ◯
MERCREDI	Radis à la croque croque au sel	Hachis parmentier	Yaourt à 0 % à la vanille
	●	4 ◯	1/2 ◯
JEUDI	*Salade de crabe aux agrumes*	2 tranches de pain de mie, 1 tranche de jambon de dinde (50 g), tomates, 15 g de gruyère allégé	1 pamplemousse
	● 1 1/2 ◯ dont 1 MG	● 2 ◯	●
VENDREDI	Soupe à la tomate	120 g de filets de Saint-Pierre, *Tofu aux légumes*	100 g de gâteau de semoule
	●	● 2 1/2 ◯ dont 1/2 MG	1 ◯
SAMEDI	Crudités, sauce au yaourt à 0 %	*Escalope de saumon à l'indienne,* 100 g de riz basmati	1 pomme
	● 1/2 ◯	3 1/2 ◯ dont 1/2 MG 1 1/2 ● 1 ♥	●
DIMANCHE	Chou-fleur à la croque au sel	160 g de foie de veau persillé, *Orge aux petits légumes*	Banane flambée
	●	● 3 1/2 ◯ dont 1/2 MG	1 ◯

SAUTÉ D'AGNEAU
AU GINGEMBRE

Coût : ★★ Difficulté : ■
Préparation : 15 min
Cuisson : 10 min
POUR 4 PERSONNES

650 g de gigot d'agneau • 15 g de gingembre • 1 citron vert • 2 brins de menthe • sel, poivre

les portions pour 1 personne

3

■ Couper le gigot d'agneau en petits morceaux. Dans une poêle antiadhésive, faire revenir les morceaux d'agneau pendant 5 à 6 minutes sur feu vif en les retournant souvent. Saler et poivrer. Les réserver au chaud.

■ Râper le gingembre. Presser le citron vert. Déglacer le fond de cuisson de la poêle avec 10 cl d'eau. Ajouter le gingembre râpé. Porter à ébullition et faire réduire presque à sec. Remettre la viande dans la poêle. La retourner rapidement dans le fond de la poêle. Arroser du jus du citron. Parsemer de brins de menthe et servir aussitôt.

Accompagner d'un riz basmati (à comptabiliser).

PILE DE CRÊPES

■ Préparer la pâte à crêpes : mettre la farine dans un saladier et former un puits au centre. Ajouter les œufs et le sel, puis fouetter. Mélanger le lait et l'eau, puis incorporer peu à peu ce mélange à la pâte. Fouetter pour éviter les grumeaux et laisser reposer 1 heure. Au bout de ce temps, faire cuire les crêpes dans une poêle antiadhésive. Les réserver au chaud.

■ Préparer les sauces : presser le citron. Laver et hacher séparément la ciboulette, la menthe et le persil. Diviser le yaourt et le jus de citron en 3 en les répartissant dans 3 bols. Ajouter la ciboulette dans le premier bol, la menthe dans le deuxième et le persil dans le troisième. Saler, poivrer et mélanger chaque sauce.

■ Préparer la garniture : laver la laitue, l'essorer et couper les feuilles en grosses lanières. Laver et couper les radis en rondelles. Peler et émincer l'oignon. Retirer le bout terreux des pieds des champignons, les laver, puis les émincer. Éplucher et couper le demi-concombre en rondelles. Tailler la dinde et le saumon fumé en lanières.

■ Sur le plat de service, poser une crêpe, la recouvrir de salade, de sauce à la ciboulette, de radis et d'oignon. Poser ensuite une deuxième crêpe, la garnir de salade, de sauce à la menthe, de champignons et de dinde. Poser une troisième crêpe, la garnir de salade, de sauce au persil, de concombre et de saumon. Continuer jusqu'à épuisement des ingrédients. Terminer par une crêpe.

■ Servir en coupant très délicatement la pile de crêpes en 4 avec un couteau bien aiguisé comme s'il s'agissait d'un gâteau.

Coût : ★★ Difficulté : ■■
Préparation : 30 min
Repos de la pâte : 1 h
Cuisson : 15 min

POUR 4 PERSONNES

Pour la pâte à crêpes : 100 g de farine ● 2 œufs ● 1 pincée de sel ● 25 cl de lait écrémé ● 25 cl d'eau ● Pour les sauces : 1 citron ● 1 bouquet de ciboulette ● 1 bouquet de menthe ● 1 bouquet de persil ● 1 yaourt ● sel, poivre ● Pour la garniture : 1 cœur de laitue ● 100 g de radis ● 1 oignon blanc ● 100 g de champignons de Paris ● 1/2 concombre ● 2 tranches de blanc de dinde cuit (100 g) ● 1 belle tranche de saumon fumé (60 g)

les portions pour 1 personne

2 1/2

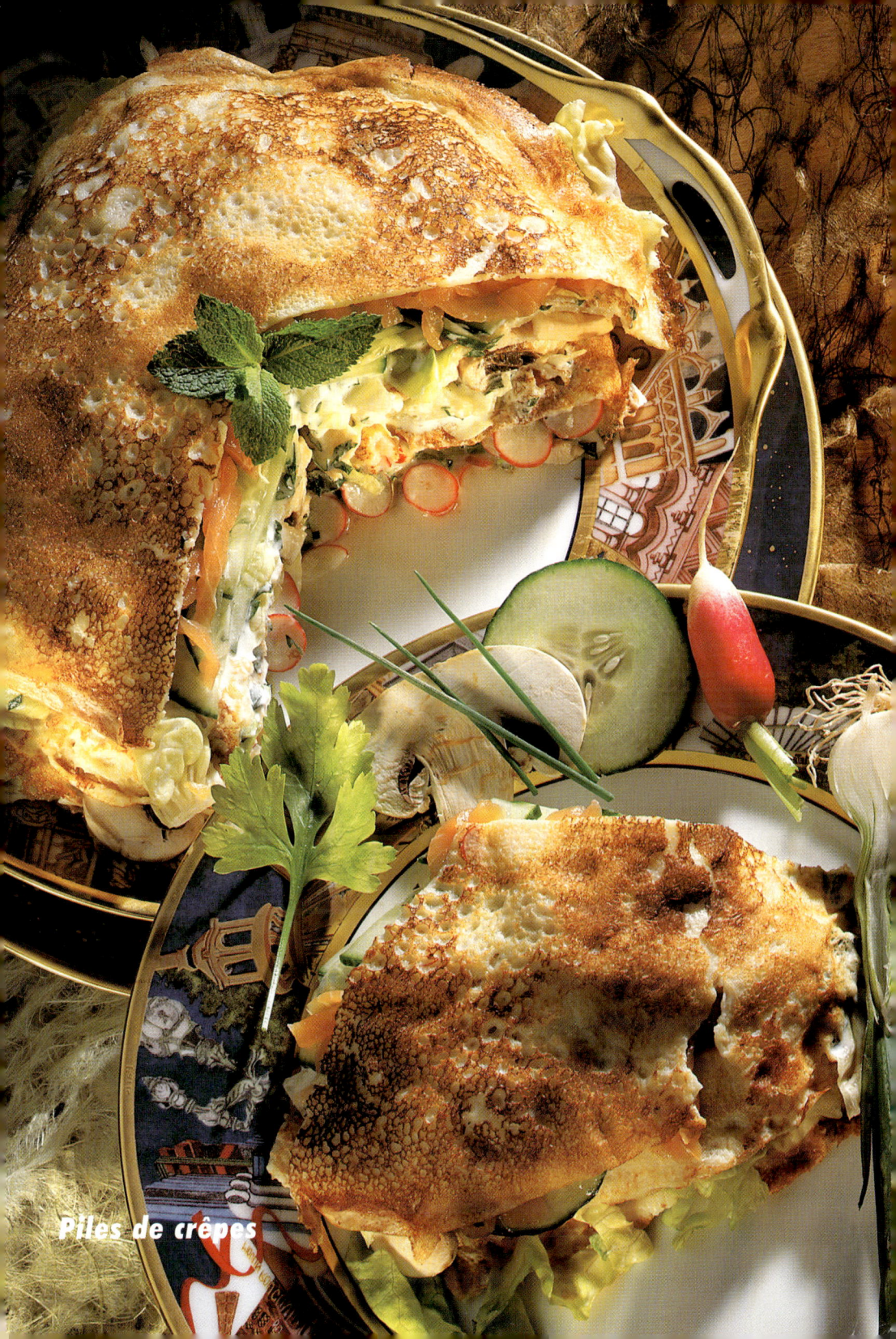

Piles de crêpes

SALADE DE CRABE AUX AGRUMES

Coût : ★ Difficulté : ■
Préparation : 20 min
Réfrigération : 30 min

POUR 4 PERSONNES

180 g de crabe au naturel en conserve • 1 pamplemousse rose • 1 pamplemousse jaune • 1 orange • 1 citron • 1/4 de céleri-rave • 4 cc de mayonnaise au citron • 1/2 cc de moutarde forte • Tabasco • sel, poivre

les portions pour 1 personne

1 1/2 ◯ dont 1 MG

■ Rincer et égoutter le crabe. Peler les pamplemousses et l'orange à vif, puis les couper en fines rondelles. Presser le citron.

■ Peler et râper le céleri-rave. Mélanger la mayonnaise, allongée avec 4 cuillères à café d'eau, avec la moutarde forte, le jus de citron et le Tabasco (doser selon son goût). Saler et poivrer. Assaisonner le céleri avec cette sauce.

■ Ajouter le crabe ainsi que les rondelles de pamplemousses et d'orange, puis mélanger. Mettre au frais au moins 30 minutes avant la dégustation.

TOFU AUX LÉGUMES

Coût : ★ Difficulté : ■
Préparation : 20 min
Cuisson : 30 min

POUR 4 PERSONNES

480 g de tofu • 1 petite boîte de tomates concassées (300 g) • 4 petites courgettes • 1 gousse d'ail • 1 oignon • 2 cc d'huile d'olive • 1 brindille de thym • 1/2 bouquet de persil • sel, poivre

les portions pour 1 personne

1 1/2 ◯ dont 1/2 MG

■ Laver et couper les courgettes non pelées en dés. Prélever 100 g de tofu, l'écraser finement à la fourchette et le réserver. Détailler le reste de tofu en petits cubes réguliers.

■ Peler et presser la gousse d'ail. Peler et hacher l'oignon. Le faire fondre pendant 2 à 3 minutes à la poêle dans l'huile d'olive. Ajouter les tomates avec leur jus, l'ail et le thym. Saler et poivrer. Laisser cuire pendant 25 minutes à feu doux. À mi-cuisson, ajouter les courgettes et le tofu en dés.

■ Retirer la brindille de thym. Rectifier l'assaisonnement et verser dans le plat de service. Au moment de servir, ajouter le tofu écrasé. Laver le persil, le ciseler et en parsemer le plat.

ESCALOPE DE SAUMON À L'INDIENNE

Coût : ★★ Difficulté : ■
Préparation : 20 min
Cuisson : 25 min

POUR 4 PERSONNES

4 escalopes de saumon (4 x 140 g) • 2 cc de fumet de poisson en poudre • 3 échalotes • 1 oignon • 2 cc de margarine • 12,5 cl de vin blanc sec • 1 cc de moutarde forte • 2 cc de curry • 20 cl de crème fraîche allégée • 1 bouquet garni • sel, poivre

les portions pour 1 personne

2 1/2 ◯ dont 1/2 MG

1 1/2 🔴

1 ♥

■ Diluer le fumet de poisson dans 10 cl d'eau.

■ Peler et hacher les échalotes et l'oignon. Les faire revenir dans la margarine à feu doux jusqu'à ce qu'ils deviennent translucides. Mouiller avec le vin blanc et le fumet de poisson. Ajouter la moutarde, le bouquet garni et le curry. Porter à ébullition, puis laisser réduire de moitié (10 minutes).

■ Ajouter la crème fraîche. Saler et poivrer. Poursuivre la cuisson encore 5 minutes à feu doux.

■ Pendant ce temps, faire cuire les escalopes de saumon dans une poêle antiadhésive pendant 3 à 4 minutes sur chaque face. Saler et poivrer.

■ Dresser les escalopes de saumon sur des assiettes chaudes. Les napper avec la sauce et servir.

Accompagner d'un riz basmati (à comptabiliser).

ORGE AUX PETITS LÉGUMES

Coût : ★ Difficulté : ■
Préparation : 35 min
Cuisson : 35 min

POUR 4 PERSONNES

160 g d'orge mondé précuit • 1 tablette de bouillon de légumes • 200 g de brocolis • 1 carotte • 1 petite courgette • 150 g de champignons de Paris • 1 blanc de poireau • 2 cc d'huile d'olive • persil plat • sel, poivre

les portions pour 1 personne

🟢

1 1/2 ◯ dont 1/2 MG

■ Porter à ébullition 1 litre d'eau, avec le bouillon de légumes. Verser l'orge et les bouquets de brocolis. Laisser mijoter à petit feu pendant 20 minutes (ou selon les indications du paquet d'orge), puis égoutter.

■ Éplucher la carotte et laver tous les autres légumes. Les couper en fine julienne.

■ Faire chauffer l'huile dans une grande sauteuse. Ajouter la julienne de légumes. Faire fondre à feu doux pendant 10 minutes, en remuant. Mouiller avec un demi-verre d'eau. Saler et poivrer. Laisser cuire 5 minutes.

■ Laver et hacher le persil. Verser l'orge et les brocolis dans la sauteuse. Faire réchauffer quelques instants et servir décoré de persil haché.

MARS

	ENTRÉE	PLAT	DESSERT
LUNDI	1 assiette de soupe de poisson, 25 g de pain grillé, 2 cc de crème fraîche allégée	1 cuisse de poulet (100 g), blettes, 15 g de gruyère allégé râpé	1 orange
	1 1/2 ● 1 ♥	● 1 1/2 ●	●
MARDI	Salade de fonds d'artichauts	*Tarte aux sardines et aux tomates*	1 pomme
	●	● 3 1/2 ●	●
MERCREDI		Salade composée : 90 g de crabe, betterave, concombre, pommes de terre, 3 cc de vinaigrette allégée	1 fromage blanc à 0 % nature, 2 dattes sèches
		● 3 ● dont 1 MG	1 ● 1/2 ●
JEUDI	Radis	1 pain hamburger avec : 90 g de steak haché à 5 %, salade, tomates, 4 cc de ketchup, 30 g de fromage fondu allégé	2 tranches d'ananas nature
	●	● 3 ● 2 ♥	●
VENDREDI	Concombre, 1,5 cc de vinaigrette allégée	100 g de jambon blanc dégraissé, ratatouille, 100 g de riz	1 yaourt à 0 % à la vanille, 1 pomme cuite
	● 1/2 ● MG	● 2 ●	● 1/2 ●
SAMEDI	Taboulé : 50 g de semoule, concombre, tomates, citron, menthe	*Turbot en gelée au citron vert*	2 CS de salade de fruits non sucrée
	● 1/2 ●	● 1 ●	1 ●
DIMANCHE	Asperges, 3 cc de vinaigrette allégée	100 g de poulet, 100 g de pâtes, tomates, champignons, échalotes	*Sorbet citron à la verveine*
	● 1 ● MG	● 2 ●	●

TARTE AUX SARDINES ET AUX TOMATES

Coût : ★ Difficulté : ■■
Préparation : 25 min
Cuisson : 45 min

POUR 4 PERSONNES

200 g de pâte à pain ● 8 petites tomates en grappes ● 4 grosses sardines fraîches (280 g étêtées et vidées) ● 2 œufs + 2 jaunes ● 120 g de brousse de brebis allégée ● 2 cc d'origan ● sel, poivre

les portions pour 1 personne

3 1/2

■ Faire lever les filets de sardine par le poissonnier.

■ Laver les tomates et les couper en 2. Saler la partie coupée. Les disposer à l'envers sur une grille recouverte de papier absorbant pour qu'elles s'égouttent.

■ Préchauffer le four à th. 5 (180 °C).

■ Tapisser un moule à tarte avec la pâte à pain.

■ Dans un bol, battre à la fourchette les œufs entiers et les jaunes. Ajouter la brousse, le sel, le poivre et la moitié de l'origan. Verser cette préparation sur le fond de tarte. Disposer les filets de sardines en étoile, avec le côté peau sur le dessus et, entre chacun, les moitiés de tomates égouttées. Poivrer et saupoudrer avec le restant d'origan. Enfourner 40 à 45 minutes. Servir chaud.

SORBET CITRON À LA VERVEINE

Coût : ★ Difficulté : ■
Préparation : 25 min
Congélation : 2 h

POUR 4 PERSONNES

500 g de citrons non traités ● 15 feuilles de verveine fraîche ● 10 CS d'édulcorant en poudre

les portions pour 1 personne

■ Laver 1 des citrons sous l'eau très chaude en le brossant. Prélever 4 rondelles pour la décoration et râper le zeste jusqu'à obtenir 1 cuillère à soupe de zeste. Presser les citrons (25 cl de jus environ). Laver les feuilles de verveine et en réserver 4.

■ Verser le jus de citron, le zeste et 25 cl d'eau dans une petite casserole. Porter à ébullition. Retirer du feu et ajouter la verveine. Couvrir et laisser infuser hors du feu pendant 15 minutes.

■ Filtrer la préparation et ajouter l'édulcorant. Vérifier si le mélange est assez sucré.

■ Verser le liquide dans une sorbetière, ou dans un bac à glaçons. Placer au congélateur pendant 2 heures environ. Au moment de servir, mixer le sorbet pour obtenir un granité.

■ Prendre 4 verres à cocktail. Mouiller les bords. Renverser chaque verre dans une assiette contenant du sucre. Répartir le sorbet dans les verres. Décorer d'une rondelle de citron posée à cheval sur le bord de chaque verre. Déposer une feuille de verveine sur le dessus du sorbet et servir.

TURBOT EN GELÉE
AU CITRON VERT

■ Faire tremper la gélatine dans de l'eau froide pour la ramollir.

■ Rincer les filets de turbot sous l'eau fraîche. Laver et couper 1 citron en dés. Délayer le sachet de court-bouillon dans 50 cl d'eau. Ajouter les dés de citron. Saler et poivrer. Porter le court-bouillon à ébullition et y faire pocher le poisson pendant 10 minutes. L'égoutter en conservant le jus de cuisson.

■ Filtrer le jus et le faire réduire de moitié à feu vif. Ajouter les feuilles de gélatine égouttées. Verser à peu près 1 cm de cette gelée dans un petit plat de la taille des filets de poisson. Laisser prendre au frais.

■ Pendant ce temps, préparer les légumes. Laver les tomates et les courgettes. Couper les courgettes en fines rondelles. Égoutter les pointes d'asperges. Laver et essorer les herbes. Couper le second citron en tranches fines.

■ Étaler les tranches de citron dans le plat et disposer les filets de poisson par-dessus. Recouvrir avec les légumes et les herbes. Verser délicatement le reste de la gelée. Laisser au frais pendant 2 heures. Démouler juste avant de servir en trempant le fond du plat quelques secondes dans de l'eau chaude.

Coût : ★★★ Difficulté : ■■
Préparation : 35 min
Cuisson : 10 min
Réfrigération : 2 h

POUR 4 PERSONNES

560 g de filets de turbot ● 8 feuilles de gélatine ● 2 citrons verts ● 1 sachet de court-bouillon au citron ● 100 g de mini-tomates ● 100 g de mini-courgettes ● 100 g de pointes d'asperges vertes en conserve ● 5 brins de ciboulette ● 2 brins de persil plat ● sel, poivre

les portions pour 1 personne

1

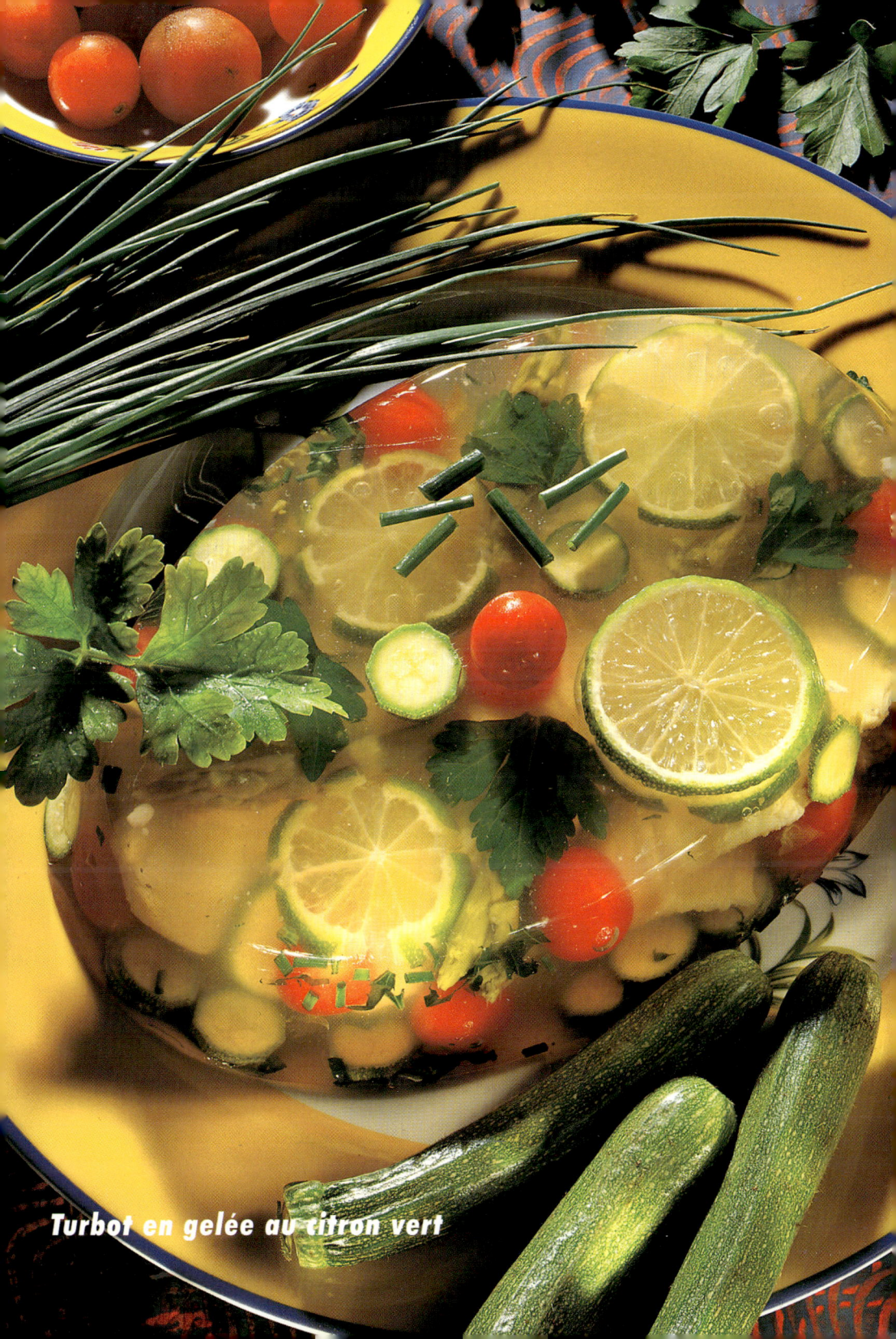

Turbot en gelée au citron vert

	ENTRÉE	PLAT	DESSERT
LUNDI	Radis	**Spaghettis aux asperges et à la menthe,** 1 steak haché à 5 % (90 g)	1 yaourt à 0 % aux fruits, 2 CS de compote de fruits non sucrée
	🟢	🟢 3🟠 dont 1/2 MG	1🟠 1/2🟠
MARDI	Fenouil, 1,5 cc de vinaigrette allégée	120 g de cabillaud, 100 g de macédoine	2 tranches de pain d'épice, 1 poire, 1 yaourt à 0 % nature
	🟢 1/2🟠	1 1/2🟠	🟢 2 1/2🟠
MERCREDI		Salade composée : 50 g de poulet, tomates, carottes râpées, concombre, 100 g de pois chiches, 3 cc de vinaigrette allégée	25 g de pain, 2 carrés frais, 1 orange
		🟢 2 1/2🟠 dont 1 MG	🟢 2🟠
JEUDI	MENU DU 1er AVRIL **Salade renouveau aux œufs de caille**	MENU DU 1er AVRIL **Koulibiac de saumon à l'oseille**	MENU DU 1er AVRIL **Poissons d'avril**
	🟢 1 1/2🟠 dont 1 MG	4 1/2🟠 2❤	1🟠 1/2🟠 2 1/2🔴
VENDREDI	Salade de germes de soja, champignons, sauce soja	60 g de sardines à l'huile, pommes de terre, 3 CS de béchamel maison	1 petit-suisse à 20 %, 2 cc de confiture diététique
	🟢	3🟠 4🔴	1🟠 2❤
SAMEDI	Potage minestrone	1/2 crottin de Chavignol chaud, 25 g de pain de mie grillé, salade verte, 3 cc de vinaigrette allégée	**Terrine de fruits rouges au fromage blanc**
	🟢 1🟠	🟢 3🟠 dont 1 MG	🟢 1/2🟠 🔴
DIMANCHE	Champignons, jus de citron, persil	120 g de chevreau, ail, persil, pommes de terre, haricots verts	1 pomme cuite
	🟢	🟢 4🟠	🟢

SALADE RENOUVEAU
AUX ŒUFS DE CAILLE

■ Faire cuire les œufs de caille 8 minutes dans de l'eau bouillante. Les faire refroidir dans de l'eau froide.

■ Nettoyer les salades, les essorer.

■ Laver le persil et couper les tiges. Laver la menthe et ciseler les feuilles. Nettoyer les radis et les couper en rondelles. Peler les oignons et les émincer ainsi que la ciboule.

■ Préparer la sauce en mélangeant dans un saladier l'huile, le jus de citron, le sel et le poivre. Ajouter la menthe, le persil, les salades, les radis, les oignons et la ciboule. Mélanger le tout et verser dans un grand plat creux.

■ Écaler les œufs et les déposer sur la salade. Décorer avec les petites fleurs sauvages.

À défaut de fleurs des champs, on peut utiliser quelques pétales d'œillets ou de roses.

Coût : ★★ Difficulté : ■
Préparation : 15 min
Cuisson : 8 min
POUR 4 PERSONNES

8 œufs de caille ● 100 g de jeunes feuilles de pissenlit ● 100 g de roquette ● 1 bouquet de persil plat ● 1 bouquet de menthe fraîche ● 1 botte de radis ● 2 oignons roses ● 1 ciboule avec une partie de son vert ● Pour la sauce : 4 cc d'huile d'olive ● 2 cc de jus de citron ● sel, poivre blanc ● Pour la décoration : 12 petites fleurs des champs printanières (violettes)

les portions pour 1 personne

1 1/2 ◯ dont 1 MG

POISSONS D'AVRIL

Coût : ★ Difficulté : ■
Préparation : 10 min
POUR 4 PERSONNES

4 poires au sirop léger ● 4 petits-beurre ● 240 g de crème anglaise ● 1 sachet de caramel liquide ● 8 pépites de chocolat

les portions pour 1 personne

1 1/2 ●
1/2 ◯
2 1/2 ●

■ Dans chaque assiette plate de service, disposer 2 demi-poires en quinconce l'une à côté de l'autre.

■ Placer, sur la partie charnue de chaque poire, 1 pépite de chocolat (pour faire l'œil). Couper les petits-beurre en 2 en diagonale. Placer un demi-petit-beurre au bout de chaque demi-poire (pour faire la queue).

■ Sous les poissons, créer la mer en répartissant 1/4 de la crème anglaise dans chaque assiette. Dessiner des vagues avec le caramel liquide à l'aide d'une fourchette. Servir sans tarder.

83

KOULIBIAC DE SAUMON À L'OSEILLE

Coût : ★★ Difficulté : ■ ■ ■
Préparation : 40 min
Cuisson : 40 min

POUR 4 PERSONNES

1 rouleau de pâte feuilletée rectangulaire de 240 g • 420 g de filets de saumon • 1 sachet de court-bouillon • 160 g d'oseille surgelée • 1 bouquet de ciboulette • 10 cl de crème fraîche allégée • 1 jaune d'œuf • sel, poivre

les portions pour 1 personne

4 1/2 ◯

2 ♥

■ Diluer le sachet de court-bouillon dans 1 litre d'eau chaude. Laisser refroidir. Mettre les filets de saumon dans le court-bouillon refroidi. Porter à ébullition et laisser pocher doucement pendant 6 minutes. Égoutter et couper les filets de poisson en lanières.

■ Faire fondre doucement l'oseille dans une poêle antiadhésive. Saler, poivrer et mixer.

■ Laver la ciboulette et la ciseler. Dans un bol, mélanger la crème fraîche avec la ciboulette. Saler, poivrer et incorporer à la purée d'oseille.

■ Préchauffer le four à th. 5 (180 °C).

■ Dérouler la pâte, la plier en 2 sans enlever le papier de cuisson. Découper les 2 couches de pâte en forme de poisson en s'aidant éventuellement d'un gabarit en carton. Avec les chutes, fabriquer une queue de forme triangulaire.

■ Placer l'un des poissons en pâte sur la plaque du four avec son papier de cuisson. Étaler le saumon, puis la purée d'oseille, en laissant 1/2 cm sur les bords. Mouiller d'eau l'espace resté libre à l'aide d'un pinceau. Recouvrir avec l'autre morceau de pâte.

■ Souder les bords du bout des doigts et intégrer la queue. Dessiner des écailles avec la pointe d'un couteau. Percer la pâte à l'endroit de l'œil et incorporer une petite cheminée en papier aluminium (afin de laisser échapper la vapeur pendant la cuisson). Battre le jaune d'œuf et badigeonner le poisson avec l'œuf battu (pour que le poisson dore à la cuisson). Enfourner pendant 30 minutes.

■ Au sortir du four, enlever la cheminée d'aluminium (attention à la vapeur). Servir bien chaud.

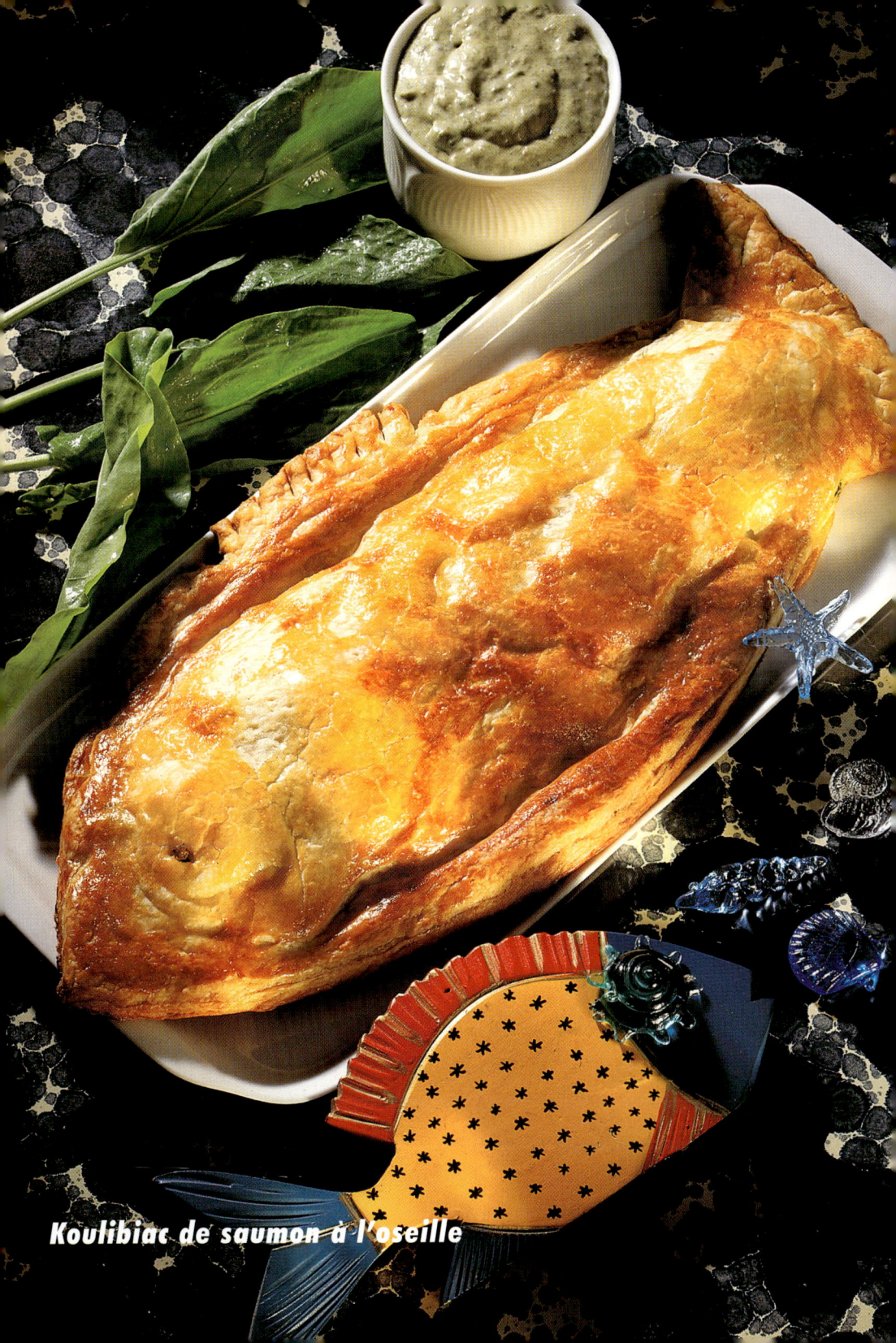

Koulibiac de saumon à l'oseille

SPAGHETTIS AUX ASPERGES ET À LA MENTHE

Coût : ★★ Difficulté : ■
Préparation : 15 min
Cuisson : 30 min

POUR 4 PERSONNES

400 g d'asperges vertes • 150 g de spaghettis • 1 citron • 10 feuilles de menthe • 2 cc d'huile d'olive • 2 CS de parmesan râpé • sel, poivre

les portions pour 1 personne

2 dont 1/2 MG

■ Porter à ébullition une grande quantité d'eau dans un autocuiseur. Laver et éplucher les asperges. Les déposer dans le panier de l'autocuiseur et les faire cuire pendant 20 minutes environ. Les couper en tronçons de 2 cm et les réserver au chaud.

■ Porter à ébullition 2 litres d'eau salée. Faire cuire les spaghettis pendant 8 à 10 minutes pour une cuisson « al dente », puis les égoutter.

■ Presser le citron et verser le jus dans une petite casserole. Ciseler les feuilles de menthe et les ajouter dans la casserole ainsi que l'huile. Saler et poivrer. Faire tiédir à feu doux.

■ Verser les spaghettis dans un plat de service chaud. Ajouter les asperges, la sauce au citron et à la menthe, puis le parmesan. Mélanger et servir rapidement.

TERRINE DE FRUITS ROUGES AU FROMAGE BLANC

■ Laver et équeuter les fraises, puis les couper en 2. Équeuter les fruits rouges (s'ils sont frais). Mettre tous ces fruits dans un saladier avec le vin et l'édulcorant. Laisser macérer 30 minutes au frais. Faire ramollir la gélatine dans de l'eau froide.

■ Après macération, égoutter les fruits, récupérer le jus et le verser dans une casserole. Faire frémir pendant 2 minutes, puis filtrer. Égoutter la gélatine et la délayer dans le jus filtré. Mélanger.

■ Verser 1/3 du jus dans un moule à cake et faire prendre au réfrigérateur pendant 30 minutes. Au bout de ce temps, sortir le moule, étaler les fruits dedans et verser le reste de jus. Réserver au réfrigérateur pendant environ 7 heures.

■ Au moment de servir, démouler la terrine en trempant le fond du moule dans de l'eau chaude. La couper en tranches.

Coût : ★★ Difficulté : ■ ■
Préparation : 20 min
(à préparer la veille)
Réfrigération : 8 h

POUR 4 PERSONNES

200 g de fraises ● 200 g de fruits rouges mélangés (cassis, myrtilles, groseilles, framboises) frais ou surgelés ● 1/2 bouteille de vin rosé (37,5 cl) ● 4 cc d'édulcorant ● 4 feuilles de gélatine ● 4 faisselles de fromage blanc à 0 % (4 x 100 g)

les portions pour 1 personne

1/2

3

■ Dans chaque coupelle de service, verser une faisselle de fromage blanc égouttée. L'aplatir légèrement et déposer une belle tranche de terrine de fruits rouges par-dessus.

Si les fruits rouges sont surgelés, il n'est pas nécessaire de les faire décongeler.

87

	ENTRÉE	PLAT	DESSERT
LUNDI	Radis	100 g d'escalope de dinde au citron, 2 cc de crème fraîche allégée, 100 g de riz, carottes vapeur	1 pomme
	●	● 2○ 1♥	●
MARDI	Poireaux, 1,5 cc de vinaigrette allégée	*Osso buco de lapin,* pommes de terre vapeur	Cocktail de fruits rouges sucré à l'édulcorant
	● 1/2○ MG	● 3 1/2○ dont 1/2 MG	●
MERCREDI		Salade composée : concombre, cœurs de palmiers, 120 g de maïs, 3 cc de vinaigrette allégée, 120 g de colin	1 fromage blanc à 0 %, fraises
		● 3○ dont 1 MG	● 1/2○
JEUDI	Salade de tomates avec 50 g d'Ébly	*Crevettes aux pointes d'asperges au wok,* 100 g de riz	Semoule au lait : 20 g de semoule crue, 10 cl de lait demi-écrémé, 20 g de raisins secs
	● 1/2○	● 2○	1● 1○
VENDREDI	1 pamplemousse	1 brochette de 90 g de filet de porc, 120 g de maïs, épinards, persil	15 g de crackers de table, 2 petits Saint-Morêt légers, 1 pomme
	●	● 2 1/2○	● 1○
SAMEDI	Soupe de légumes	1 œuf en omelette, pommes de terre sautées, 1 cc d'huile, champignons	1 yaourt à 0 % nature
	●	● 3○ dont 1 MG	1/2○
DIMANCHE	MENU DE PÂQUES *Œufs en gelée aux crevettes,* salade roquette	MENU DE PÂQUES *Noisettes d'agneau au citron vert,* 100 g de riz	MENU DE PÂQUES *Fraises au sabayon*
	● 1○ 2●	3○	● 1○ 4●

OSSO BUCO DE LAPIN

Coût : ★ Difficulté : ■
Préparation : 25 min
Cuisson : 1 h 10

POUR 4 PERSONNES

4 belles cuisses de lapin (960 g) • 300 g de tomates concassées en dés (conserve) • 2 carottes • 2 oignons • 1 cœur de céleri-branche • 1 citron • 2 gousses d'ail • 2 cc d'huile d'olive • 15 cl de vin blanc sec • 1 tablette de bouillon de volaille dégraissé • 1 branche de romarin • 1 petit bouquet de thym • 4 feuilles de sauge • 4 feuilles de basilic • sel, poivre

les portions pour 1 personne

2 1/2 ◯ dont 1/2 MG

■ Peler les carottes et les couper en rondelles. Émincer les oignons. Ôter les fils du céleri-branche et le couper en tronçons. Laver le citron et le couper en quartiers en gardant la peau. Peler les gousses d'ail.

■ Couper les cuisses de lapin en 2. Les assaisonner de sel et de poivre.

■ Dans une cocotte, faire dorer le lapin dans l'huile d'olive. Ajouter les oignons, le céleri et les carottes. Poursuivre la cuisson pendant 5 minutes, puis verser le vin blanc. Porter à ébullition, puis laisser cuire à petit feu pendant environ 15 minutes pour faire réduire la sauce (il ne doit rester que 2 cuillères à soupe de liquide).

■ Ajouter les dés de tomates, la tablette de bouillon, les gousses d'ail, les morceaux de citron, le romarin, le thym et la sauge. Bien mélanger. Dès l'ébullition, couvrir et laisser cuire doucement pendant 45 minutes.

■ Ciseler le basilic, le parsemer et servir chaud.

Accompagner de pommes de terre vapeur (à comptabiliser).

Coût : ★★ Difficulté : ■
Préparation : 45 min
Marinade : 30 min
Cuisson : 10 min

POUR 4 PERSONNES

720 g de grosses crevettes (360 g décortiquées) • 1 botte d'asperges vertes • 200 g de pousses de soja • 2 gousses d'ail • 1 oignon • 1 cc d'huile de tournesol • 1/2 bouquet de coriandre • Pour la marinade : 1 citron vert • 1 cc d'édulcorant • 4 cc d'alcool de riz • 2 CS de sauce soja

les portions pour 1 personne

1 ◯

CREVETTES AUX POINTES D'ASPERGES AU WOK

■ Préparer la marinade : presser le citron et mélanger le jus avec l'édulcorant, l'alcool de riz et la sauce soja dans un plat creux. Décortiquer les crevettes et les faire mariner 30 minutes.

■ Éplucher et laver les asperges. Prélever les pointes et les faire blanchir quelques minutes dans de l'eau bouillante. Les passer sous l'eau froide. Laver les pousses de soja. Éplucher l'ail et l'oignon, puis les émincer.

■ Passer sur les parois du wok un papier absorbant imbibé d'huile. Le faire chauffer. Faire revenir l'ail et l'oignon, puis les crevettes, les pointes d'asperges et les pousses de soja. Mélanger bien l'ensemble et poursuivre la cuisson à feu vif 4 à 5 minutes en veillant à ce que les aliments n'attachent pas. Verser, si besoin, un peu de marinade (les aliments doivent rester croquants).

■ Ciseler la coriandre, la saupoudrer et servir chaud.

*Le wok est le récipient de cuisson préféré des Chinois,
l'équivalent de notre « faitout ». De forme conique, de préférence en fonte,
il permet de saisir les aliments en les cuisant rapidement, donc en leur gardant
toutes leurs vertus nutritionnelles. On peut aussi y pratiquer la cuisson
à la vapeur, en versant de l'eau au fond et en disposant des paniers en bambou
sur une grille circulaire qui s'accroche à mi-hauteur. C'est l'un des meilleurs
alliés pour une cuisine diététique et savoureuse.*

ŒUFS EN GELÉE AUX CREVETTES

Coût : ★★ Difficulté : ■■
Préparation : 50 min
(à préparer la veille)
Cuisson : 25 min
Réfrigération : 12 h
POUR 4 PERSONNES

*4 œufs • 2 CS de vinaigre
20 crevettes roses (environ 180 g)
• 1 sachet de gelée au madère •
1 bouquet de cerfeuil*

les portions pour 1 personne

1 ●
2 ●

■ Casser chaque œuf dans une tasse, sans briser le jaune. Dans une casserole, porter 50 cl d'eau à ébullition et verser le vinaigre. Baisser le feu et faire pocher les œufs, l'un après l'autre, dans l'eau frémissante pendant 3 à 4 minutes. Les sortir avec une écumoire et les égoutter sur du papier absorbant. Les ébarber, c'est-à-dire couper les bords pour leur donner une forme régulière.

■ Décortiquer les crevettes.

■ Préparer la gelée comme indiqué sur l'emballage : verser le sachet de gelée dans 50 cl d'eau froide et porter à ébullition. Laisser tiédir.

■ Répartir un peu de gelée tiède dans 4 ramequins sur une hauteur de 1 cm. Mettre au réfrigérateur pendant 5 minutes pour que la gelée prenne.

■ Au fond de chaque ramequin, disposer 5 crevettes en rosace. Verser un peu de gelée par-dessus. Laver le cerfeuil, réserver quelques pluches pour la décoration et ajouter les autres dans les ramequins. Déposer délicatement 1 œuf poché par ramequin. Finir de remplir avec la gelée restante. Mettre au réfrigérateur toute la nuit.

■ Au moment de servir, démouler chaque ramequin en le trempant dans de l'eau chaude. Servir frais, décoré de pluches du cerfeuil mis de côté.

Accompagner d'une salade roquette.

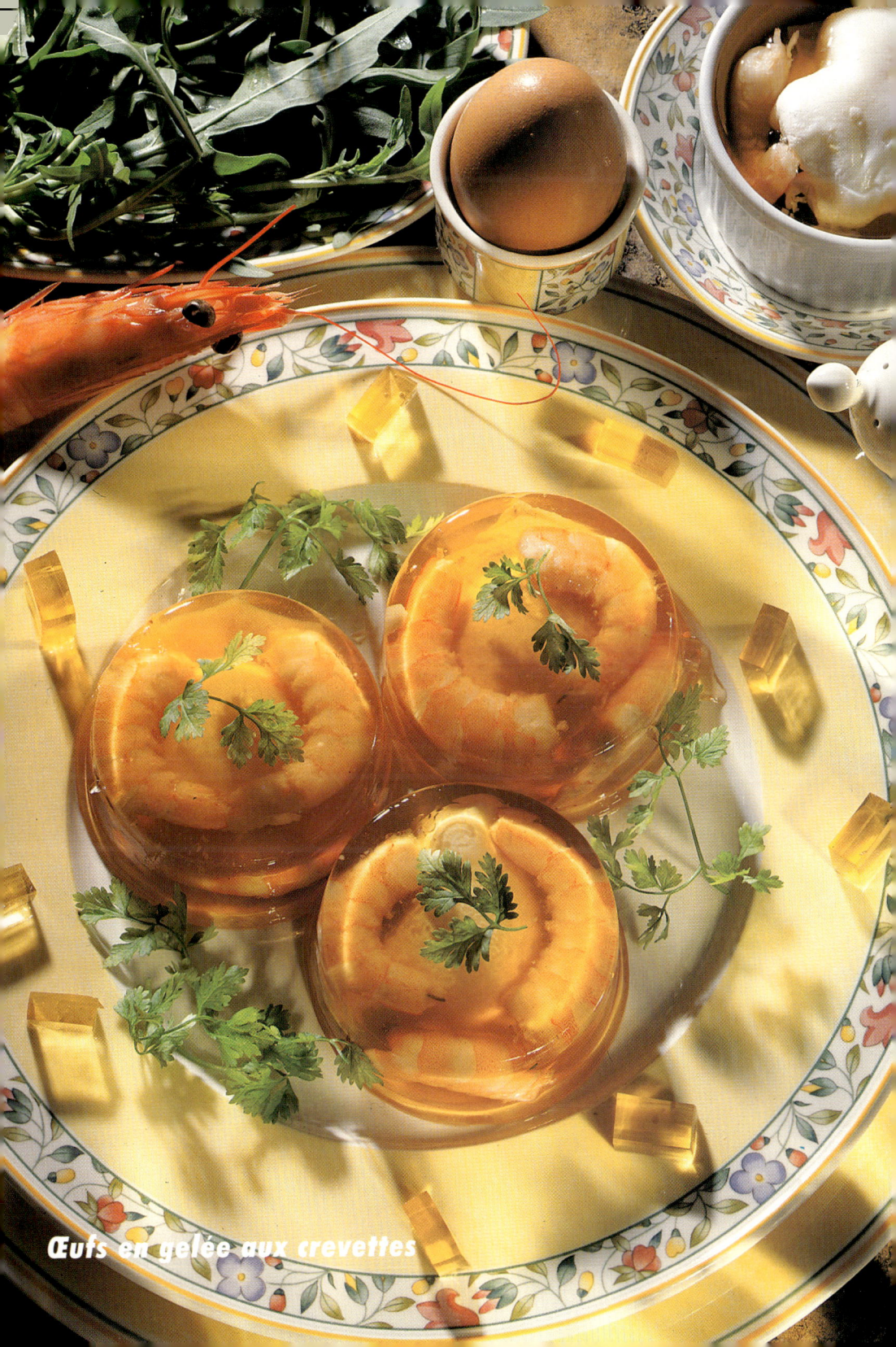

Œufs en gelée aux crevettes

NOISETTES D'AGNEAU
AU CITRON VERT

■ Brosser soigneusement les citrons sous l'eau froide et les essuyer. Les presser et prélever les zestes, puis les hacher finement. Réserver.

■ Faire chauffer une poêle antiadhésive. Y faire revenir les noisettes d'agneau pendant 2 à 3 minutes sur chaque face (selon l'épaisseur), en les parsemant de romarin émietté. Saler et poivrer en fin de cuisson. Les retirer de la poêle, les déposer dans un plat creux et les couvrir de papier d'aluminium pour les garder au chaud.

■ Vider la poêle de l'excès de graisse et déglacer le fond de cuisson avec un peu d'eau. Ajouter le jus et les zestes des citrons. Laisser cuire à feu doux jusqu'à l'obtention d'une sauce onctueuse.

■ Napper les noisettes d'agneau de cette sauce et servir.

Accompagner d'un riz blanc (à comptabiliser).

Coût : ★★ Difficulté : ■
Préparation : 10 min
Cuisson : 15 min
POUR 4 PERSONNES

8 noisettes d'agneau de 40 g chacune ● 2 citrons verts non traités ● 1 cc de romarin émietté ● sel, poivre

les portions pour 1 personne

2 ◯

FRAISES AU SABAYON

■ Laver et équeuter les fraises. Réserver les 4 plus belles pour la présentation. Couper les autres en 2. Les répartir dans 4 assiettes en les disposant comme des pétales de fleur. Terminer en plaçant au centre de chaque assiette une fraise entière (mise de côté) pour figurer le cœur de la fleur.

■ Dans un grand bol, fouetter les jaunes d'œufs et le sucre jusqu'à l'obtention d'un mélange mousseux.

■ Faire tiédir le banyuls dans une petite casserole.

■ Dans une autre casserole à fond épais (ou au bain-marie), verser la préparation à base d'œufs. Ajouter le banyuls en filet sans cesser de battre au fouet. Faire épaissir 5 minutes à feux doux, sans laisser bouillir : le sabayon est prêt quand il devient mousseux et nappe la cuillère.

■ Verser le sabayon sur les fraises. Servir aussitôt décoré des feuilles de menthe.

Coût : ★★ Difficulté : ■■
Préparation : 30 min
Cuisson : 15 min

POUR 4 PERSONNES

500 g de fraises ● *4 jaunes d'œufs* ● *12 cc de sucre en poudre* ● *8 cc de banyuls* ● *8 feuilles de menthe*

les portions pour 1 personne

1
4

93

	E N T R É E	P L A T	D E S S E R T
LUNDI		1 sole de 120 g, tomates et fenouil à la provençale, 1 cc d'huile d'olive, 100 g de riz	1 yaourt à 0 % nature, 1 pomme
		🟢 3🟡 dont 1 MG	🟢 1/2🟡
MARDI		Salade composée : concombre, tomates, champignons, poivrons, 120 g de maïs, 3 cc de vinaigrette allégée, herbes, 60 g de saumon	2 biscuits à la cuillère, 2 CS de salade de fruits non sucrée
		🟢 3🟡 dont 1 MG	1🟢 1🟡
MERCREDI	1 assiette de potage de légumes, 30 g de pâtes à potage crues	1 tranche de rôti de dindonneau de 100 g, *Haricots verts aux artichauts*	30 g de camembert allégé, 25 g de pain, fraises
	🟢 1🟡	🟢 2🟡 dont 1 MG 1❤	🟢 1 1/2🟡
JEUDI	Tomates, cœurs de palmiers, haricots verts, 3 cc de vinaigrette allégée	120 g de filet de cabillaud, ratatouille	1 yaourt à 0 % nature, 25 g de madeleines
	🟢 1🟡 MG	🟢 1🟡	1 1/2🟡
VENDREDI	*Salade de tomates au tofu*	90 g de tournedos, 100 g de purée de pommes de terre	1 pomme
	🟢 1🟡 dont 1/2 MG 1🔴 1❤	2 1/2🟡	🟢
SAMEDI	*Cocktail Matin vert,* Taboulé : 50 g de semoule, concombre, tomates, citron, menthe	1 filet de dorade (120 g), 2 cc de crème fraîche allégée, échalotes, persil, brocolis	1 banane
	🟢 1/2🟡 1❤	🟢 1🟡 1❤	1🟡
DIMANCHE	Concombre, 2 cc de crème fraîche allégée, moutarde, estragon	*Papillotes de lapin aux légumes nouveaux,* pommes de terre en robe des champs	1 boule de sorbet, 1 biscuit à la cuillère
	🟢 1❤	🟢 3🟡 1 1/2🔴	1/2🟡 4🔴

HARICOTS VERTS
AUX ARTICHAUTS

▪ Faire cuire les haricots verts à l'eau bouillante salée pendant 10 minutes (ou 12 minutes à la vapeur), puis les égoutter.

▪ Laver les artichauts. Retirer la partie supérieure des feuilles, puis couper chaque artichaut en 8 quartiers. Les faire cuire à l'eau bouillante salée pendant 10 minutes (ou 12 minutes à la vapeur). Bien les égoutter.

▪ Éplucher l'ail, laver le persil et l'essorer. Dans un mortier, piler l'ail, le persil, les olives et les câpres (ou utiliser un mixeur). Poivrer.

Coût : ★★ Difficulté : ■
Préparation : 25 min
Cuisson : 25 min
POUR 4 PERSONNES

400 g de haricots verts extra-fins surgelés ● 4 artichauts poivrade ● 2 gousses d'ail ● 10 brins de persil frisé ● 8 olives noires dénoyautées ● 1 CS de câpres ● 4 cc d'huile d'olive ● poivre

les portions pour 1 personne

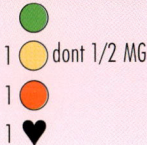

1 ◯ MG
1 ♥

▪ Faire chauffer l'huile dans une sauteuse. Ajouter les haricots verts et les artichauts. Faire revenir quelques instants, puis ajouter le mélange aromatique aux olives. Bien mélanger et servir, en accompagnement d'une viande blanche rôtie ou d'un poisson.

Pour gagner du temps, utiliser des fonds d'artichauts en conserve ou surgelés.

SALADE DE TOMATES AU TOFU

Coût : ★ Difficulté : ■
Préparation : 15 min
POUR 4 PERSONNES

1 barquette de tomates cerises (250 g) ● 120 g de tofu ● 1 branche de céleri bien ferme ● 6 anchois à l'huile (30 g) ● 1/2 bouquet de basilic ● 2 cc de tapenade ● 2 cc d'huile d'olive ● poivre

les portions pour 1 personne

1 ◯ dont 1/2 MG
1 ◯
1 ♥

▪ Laver et égoutter les tomates. Les couper en 2. Émincer le tofu en cubes. Laver le céleri, ôter les fils et couper la branche en fines lamelles. Couper les anchois en 2. Mélanger tous ces ingrédients.

▪ Émulsionner la tapenade et l'huile d'olive, poivrer et verser cette sauce sur la préparation. Mélanger. Ciseler le basilic et l'ajouter. Servir bien frais.

COCKTAIL MATIN VERT

■ Éplucher le concombre. Couper et réserver 2 rondelles pour la décoration. Émincer le reste. Ciseler 2 feuilles de menthe. Presser le demi-citron. Mettre les morceaux de concombre, la menthe ciselée et le jus de citron dans une centrifugeuse. Saler, poivrer et faire tourner.

■ Mettre 2 cuillères à soupe de glace pilée dans 2 grands verres à pied et verser la préparation par-dessus.

> Coût : ★ Difficulté : ■
> Préparation : 10 min
> **POUR 2 PERSONNES**
>
> *1 concombre de 300 g ● 6 feuilles de menthe ● 1/2 citron ● 4 CS de glace pilée ● 4 olives vertes dénoyautées ● sel, poivre*
>
> **les portions pour 1 personne**
>
> 1 ♥

■ Avec 2 pics en bois, préparer 2 brochettes en intercalant sur chacune d'elles : 1 rondelle de concombre, 2 olives vertes et 2 feuilles de menthe. Poser les brochettes transversalement sur les verres en guise de décoration.

PAPILLOTES DE LAPIN AUX LÉGUMES NOUVEAUX

> Coût : ★★ Difficulté : ■
> Préparation : 15 min
> Cuisson : 20 min
> (12 min au micro-ondes)
> **POUR 4 PERSONNES**
>
> *4 cuisses de lapin de 240 g chacune ● 1 carotte nouvelle (100 g) ● 100 g de pois mange-tout ● 4 petits oignons nouveaux ● 1 jeune courgette ● 100 g de germes de soja frais ● 4 radis ● 4 cc de moutarde ● 10 cl de crème fraîche épaisse ● sel, poivre*
>
> **les portions pour 1 personne**
>
> 2
> 1 1/2

■ Frotter la carotte, la rincer et la couper en lamelles avec un couteau économe. Équeuter et laver les pois mange-tout. Peler et émincer les oignons. Laver et couper la courgette non pelée en rondelles. Équeuter, laver et émincer les radis en rondelles. Rincer les germes de soja.

■ Badigeonner les cuisses de lapin avec la moutarde. Déplier 4 grandes feuilles de papier sulfurisé. Déposer sur chacune d'elles 1 cuisse de lapin. Répartir le soja, les légumes et la crème fraîche tout autour. Saler et poivrer. Refermer les papillotes.

■ Les déposer dans un plat allant au four à micro-ondes et faire cuire 10 minutes à puissance maximum (ou 20 minutes au four traditionnel, à th. 7, 220 °C). Baisser la puissance de moitié et laisser cuire encore 2 minutes.

■ Laisser reposer les papillotes 5 minutes dans le four avant de les servir entrouvertes.

On peut accompagner chaque papillote de 2 pommes de terre en robe des champs (à comptabiliser).

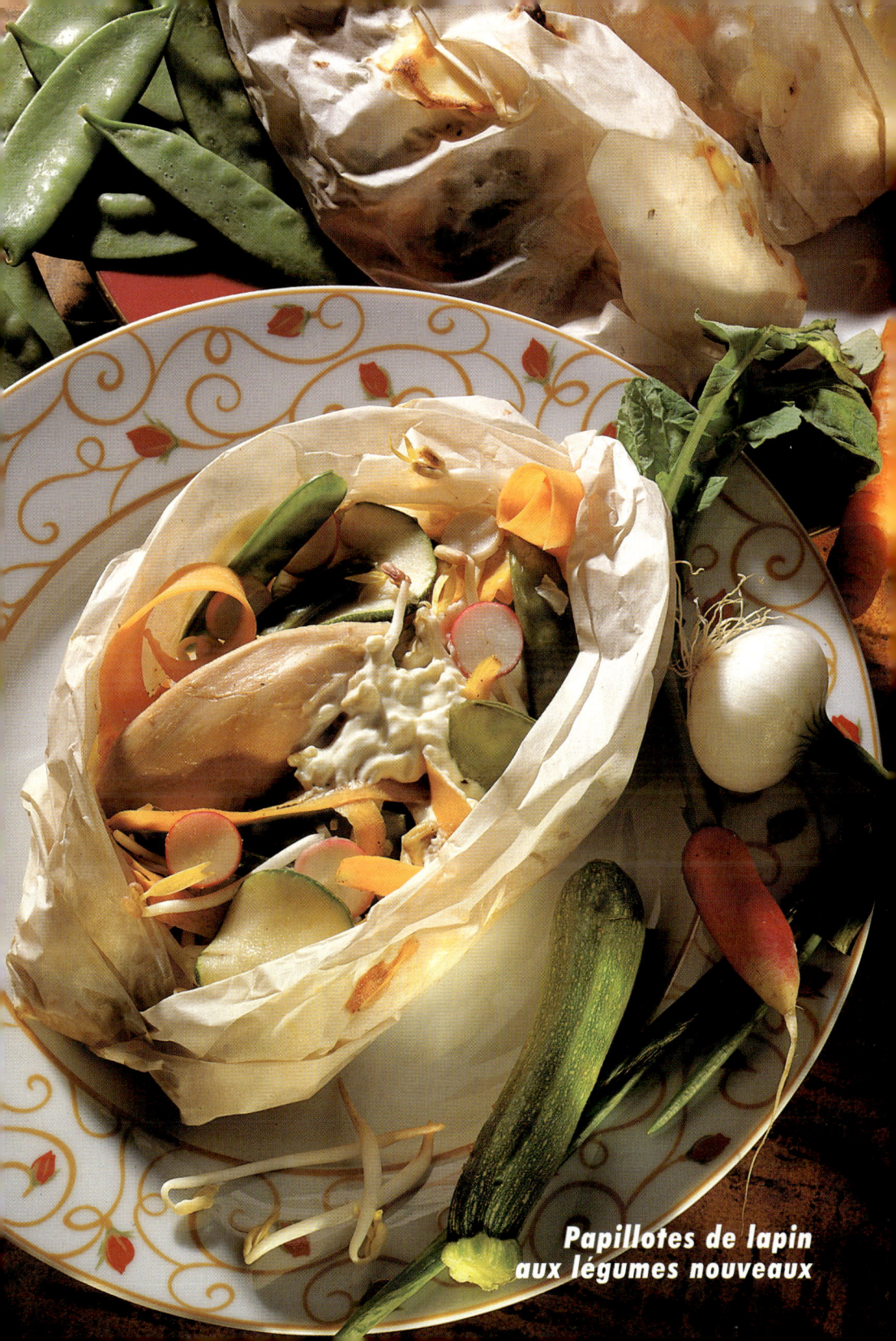

**Papillotes de lapin
aux légumes nouveaux**

AVRIL

	ENTRÉE	PLAT	DESSERT
LUNDI	Crudités, sauce citron, fines herbes	**Dorade aux citrons confits,** 100 g de riz	20 g de semoule, 12,5 cl de lait écrémé, 2 cc de miel
	●	3● dont 1 MG 1●	● 1● 2●
MARDI	Chou blanc, carottes râpées, 2 cc de raisins secs, 1/2 cc d'huile de noisettes	1 caille (130 g) aux champignons, 100 g de pâtes fraîches	1 yaourt à 0 % nature ou aux fruits
	1● 1/2● MG	● 1 1/2●	1/2●
MERCREDI	Céleri, sauce : 1 yaourt à 0 %, moutarde, vinaigre	1 petite truite (120 g), courgettes, 100 g de semoule	Compote de pommes maison
	● 1/2●	● 2●	1●
JEUDI	Salade de tomates, 20 g de mozzarella, 1,5 cc de vinaigrette allégée	90 g de steak haché à 5 % grillé, 100 g de pâtes	Salade de fruits rouges
	● 1 1/2● dont 1/2 MG	2●	1●
VENDREDI	**Soupe froide au melon**	Coquelet en cocotte, céleri à la grenobloise : blanchi et pané (1 jaune d'œuf + 2 cc de chapelure)	100 g de gâteau de riz
	● 1♥	● 3● 2♥	1●
SAMEDI	Tsatsiki (concombre + 1 yaourt à 0 % + de la menthe)	1 tranche de gigot d'agneau (80 g), 50 g de flageolets, salade verte, 3 cc de vinaigrette allégée	1 pomme
	● 1/2●	● 3 1/2● dont 1 MG	●
DIMANCHE	**Salade aux fraises à l'italienne**	120 g de filets de merlan, tomates à la provençale	Crème caramel
	● 2 1/2● dont 1/2 MG	● 1●	1●

DORADE
AUX CITRONS CONFITS

Coût : ★★ Difficulté : ■
Préparation : 25 min
Cuisson : 40 min
POUR 4 PERSONNES

*1 belle dorade grise de 1,2 kg ●
2 citrons confits ● 6 gousses d'ail
● 1 bouquet de persil plat ●
1 bouquet de coriandre ● 1/2 cc
de gingembre en poudre ● 4 cc
d'huile d'olive ● sel, poivre*

les portions pour 1 personne

2 ◯ dont 1 MG

1 🔴

■ Demander au poissonnier d'écailler et de vider la dorade. Préchauffer le four à th. 8 (240 °C).

■ Éplucher les gousses d'ail. Laver le persil et la coriandre. Dans un mortier, piler les herbes avec l'ail, le gingembre et l'huile d'olive. Saler et poivrer. Couper les citrons en fines tranches.

■ Glisser le hachis d'herbes et la moitié des tranches de citron dans la dorade. Inciser la peau du poisson en plusieurs endroits pour y glisser quelques tranches de citrons. Placer le poisson dans un plat allant au four.

■ Enfourner pendant 10 minutes, puis baisser le four à th. 5 (180 °C) et laisser cuire pendant 30 minutes. Servir chaud décoré des tranches de citrons restantes.

Accompagner d'un mélange de riz sauvage et de riz blanc (à comptabiliser).

SOUPE FROIDE AU MELON

Coût : ★★ Difficulté : ■
Préparation : 15 min
POUR 4 PERSONNES

4 petits melons « Cantaloup » bien mûrs ● 1 citron ● eau minérale glacée ● 2 nectarines ● 8 cc de crème fraîche épaisse allégée ● 1 cc de basilic ciselé

les portions pour 1 personne

🟢

1 ♥

■ Décalotter les melons. Retirer les graines et extraire la pulpe en prenant soin de ne pas abîmer les enveloppes (à réserver pour le service). Prélever en tout 24 lamelles de chair et 24 billes (avec une cuillère à pomme parisienne, petite cuillère très ronde). Les réserver pour la décoration. Réduire le reste de la chair en purée.

■ Presser le citron. Ajouter le jus à la purée de melon. L'allonger avec un peu d'eau minérale glacée afin d'obtenir une soupe (doser la quantité d'eau selon la consistance souhaitée). Répartir cette soupe dans les enveloppes de melon.

■ Éplucher les nectarines et les couper en petits dés. Placer dans chaque demi-melon 3 billes de melon, des dés de nectarines et 1 cuillère à café de crème fraîche.

■ Décorer avec les 3 lamelles de melon réservées et un peu de basilic ciselé. Servir très frais dans des assiettes creuses remplies de glaçons.

*On peut parfumer avec 1 cuillère à café de porto (+ 1/2 🔴),
ou encore allonger la soupe avec 12,5 cl de cidre (+ 2 🔴)
ou 12,5 cl de champagne (+ 4 🔴) en remplacement de l'eau minérale.*

SALADE AUX FRAISES À L'ITALIENNE

Coût : ★★ Difficulté : ■
Préparation : 15 min

POUR 4 PERSONNES

200 g de cresson ● 200 g de grosses fraises ● 1 citron vert ● 120 g de mozzarella ● 2 cc d'huile ● 1 cc de vinaigre de framboise ● 4 fines tranches de jambon de Parme découennées (4 x 20 g) ● quelques brins de marjolaine (ou de basilic) ● sel, poivre du moulin

les portions pour 1 personne

2 1/2 ◯ dont 1/2 MG

■ Laver le cresson à grande eau, puis l'essorer. Presser le citron vert.

■ Nettoyer les fraises, les couper en tranches et les citronner. Détailler la mozzarella en petites lamelles de la grosseur des fraises.

■ Préparer une vinaigrette avec l'huile, le vinaigre et le sel.

■ Sur chaque assiette de service, disposer le cresson, puis verser la sauce. Placer 1 tranche de jambon de Parme en chiffonnade ainsi que les lamelles de mozzarella et de fraises en les intercalant.

■ Saupoudrer de marjolaine ou de basilic et donner un tour de moulin à poivre.

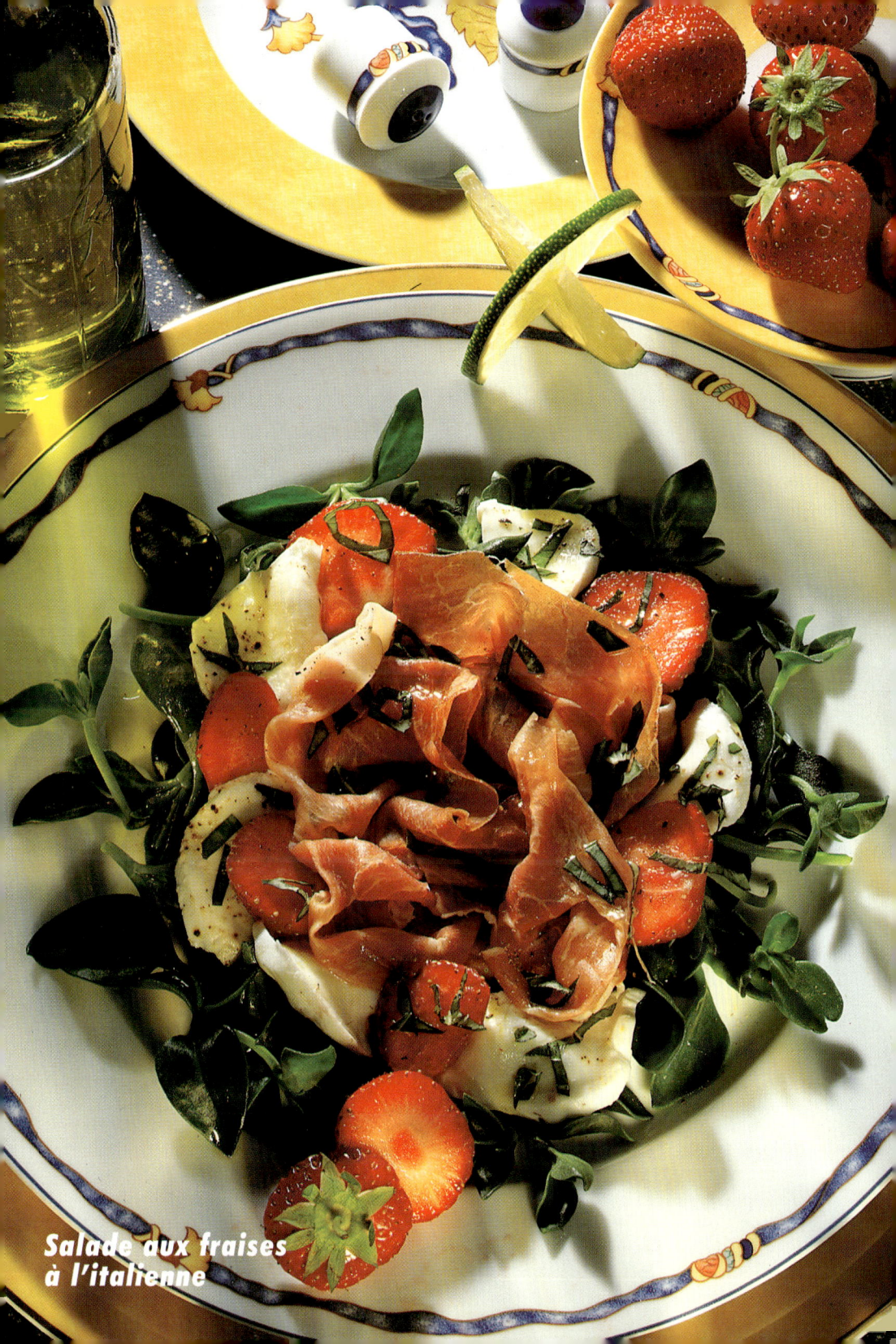

*Salade aux fraises
à l'italienne*

	ENTRÉE	PLAT	DESSERT
LUNDI		Salade de pommes de terre, 60 g de hareng, 200 g de tomates, 3 cc de vinaigrette allégée	1 pomme
		● 3 1/2 ○ dont 1 MG	●
MARDI	Crudités, 3 cc de vinaigrette allégée	*Dorade farcie à la provençale*	1 orange
	● 1 ○ MG	● 2 ○ dont 1/2 MG	●
MERCREDI	50 g de galantine de volaille	*Jambalaya*	100 g de fromage blanc à 20 %
	1 ○	● 2 ○	1 ○
JEUDI	200 g de haricots verts, 3 cc de vinaigrette allégée	100 g d'escalope de veau au citron, pommes de terre	1 brochette de fruits
	● 1 ○ MG	2 ○	●
VENDREDI	150 g de chou rouge, 3 cc de vinaigrette allégée	120 g de raie, 100 g de riz	1 yaourt à 0 % nature, 1 CS de noix de coco
	● 1 ○ MG	2 ○	1/2 ○ 4 ●
SAMEDI	200 g de tomates cerises à la croque au sel	Brochette : 80 g de foie, oignons, tomates, poivrons, 1 CS de sauce barbecue, pommes de terre en papillotes	1 boule de glace à la vanille
	●	● 2 ○ 1 ●	6 ●
DIMANCHE	25 g de pain de seigle, 45 g de crevettes décortiquées, 1 cc de pâte à tartiner salée	120 g de brochet, 200 g de champignons, 4 cc de crème fraîche allégée	*Tarte aux fraises et à la rhubarbe*
	1 1/2 ○	● 1 ○ 2 ♥	● 2 ○

JAMBALAYA

■ Couper le jambon en dés. Peler et émincer les oignons. Peler et hacher l'ail. Couper les poivrons en 2, les épépiner, puis les détailler en dés.

■ Dans une cocotte, faire fondre les oignons à feu moyen. Ajouter 1 cuillère à soupe d'eau et laisser dorer. Incorporer les tomates, les dés de poivrons, l'ail, le riz, la demi-tablette de bouillon, le thym, le laurier, le piment et le poivre.

■ Porter à ébullition, puis couvrir et faire cuire à feu doux pendant 20 minutes.

■ Rectifier l'assaisonnement et ajouter les dés de jambon. Réserver au chaud.

■ Égoutter les dés d'ananas. Les mettre dans une poêle à feu moyen jusqu'à coloration. Les ajouter à la préparation à base de riz ainsi que les crevettes.

■ Hacher la coriandre et la saupoudrer sur le plat. Servir aussitôt.

Coût : ★★ Difficulté : ■■
Préparation : 30 min
Cuisson : 20 min

POUR 4 PERSONNES

2 tranches de jambon blanc dégraissé (100 g) ● 2 oignons roses ● 1 gousse d'ail ● 100 g de poivron vert ● 100 g de poivron rouge ● 1 petite boîte de tomates concassées (320 g) ● 150 g de riz ● 1/2 tablette de bouillon de volaille dégraissé ● 100 g de dés d'ananas au jus (en conserve) ● 180 g de crevettes cuites décortiquées ● 1 branche de thym ● 1 feuille de laurier ● 1/4 de cc de piment en poudre ● 1 bouquet de coriandre ● sel, poivre

les portions pour 1 personne

2

TARTE AUX FRAISES ET À LA RHUBARBE

Coût : ★★ Difficulté : ■
Préparation : 30 min
Cuisson : 35 min

POUR 4 PERSONNES

160 g de pâte sablée ● 400 g de tiges de rhubarbe ● 1 gousse de vanille ● 300 g de fraises de petit calibre ● 8 cc d'édulcorant

les portions pour 1 personne

2

■ Préchauffer le four à th. 5 (180 °C). Étaler la pâte sablée dans un moule à tarte. En piquer le fond avec une fourchette. La faire cuire à blanc pendant environ 25 minutes (ou le temps indiqué sur l'emballage).

■ Pendant ce temps, éplucher les tiges de rhubarbe et les couper en bâtonnets. Faire cuire la rhubarbe pendant 6 minutes à l'autocuiseur ou 3 minutes dans un faitout rempli d'eau bouillante.

■ L'égoutter et la mettre dans une petite casserole. Ajouter la gousse de vanille fendue dans la longueur et laisser cuire à feu doux jusqu'à l'obtention d'une compote fondante. Ôter la vanille, laisser refroidir la rhubarbe dans un saladier et ajouter l'édulcorant.

■ Laver, égoutter et équeuter les fraises. Garnir le fond de tarte cuit avec la compote de rhubarbe. Dresser les fraises par-dessus, pointe en haut. Servir aussitôt.

103

DORADE FARCIE
À LA PROVENÇALE

Coût : ★★ Difficulté : ■
Préparation : 30 min
Cuisson : 25 min

POUR 4 PERSONNES

1 dorade de 600 g • 4 tomates (400 g) • 1 poivron vert • 1 poivron rouge • 2 fonds d'artichauts • 400 g de pommes de terre • 1 oignon rose • 2 gousses d'ail • 1 bouquet de persil • 1 jaune d'œuf • 1 cc d'huile d'olive • 1 branche de thym • sel, poivre

les portions pour 1 personne

2 dont 1/2 MG

Écailler, vider et nettoyer la dorade, puis enlever l'arête centrale (ou la faire préparer par le poissonnier).

Laver les tomates. Les couper en morceaux. Laver les poivrons, les couper en 2 et les épépiner. Émincer chacun d'eux séparément. Couper les fonds d'artichauts en petits morceaux. Éplucher les pommes de terre, puis les couper en dés. Peler et émincer l'oignon. Peler et écraser les gousses d'ail. Laver, essorer et hacher le persil.

Préchauffer le four à th. 5 (180 °C).

Dans un saladier, mettre la moitié des tomates, les fonds d'artichauts et le poivron rouge. Ajouter le jaune d'œuf, l'ail et le persil. Saler, poivrer et mélanger. Farcir la dorade de cette préparation et la coudre avec de la ficelle de cuisine.

Huiler un plat allant au four. Disposer la dorade dedans et ajouter les tomates restantes, le poivron vert, l'oignon, les dés de pommes de terre et la branche de thym.

Saler, poivrer et mettre au four pendant 25 minutes. Arroser de jus en cours de cuisson. Servir bien chaud.

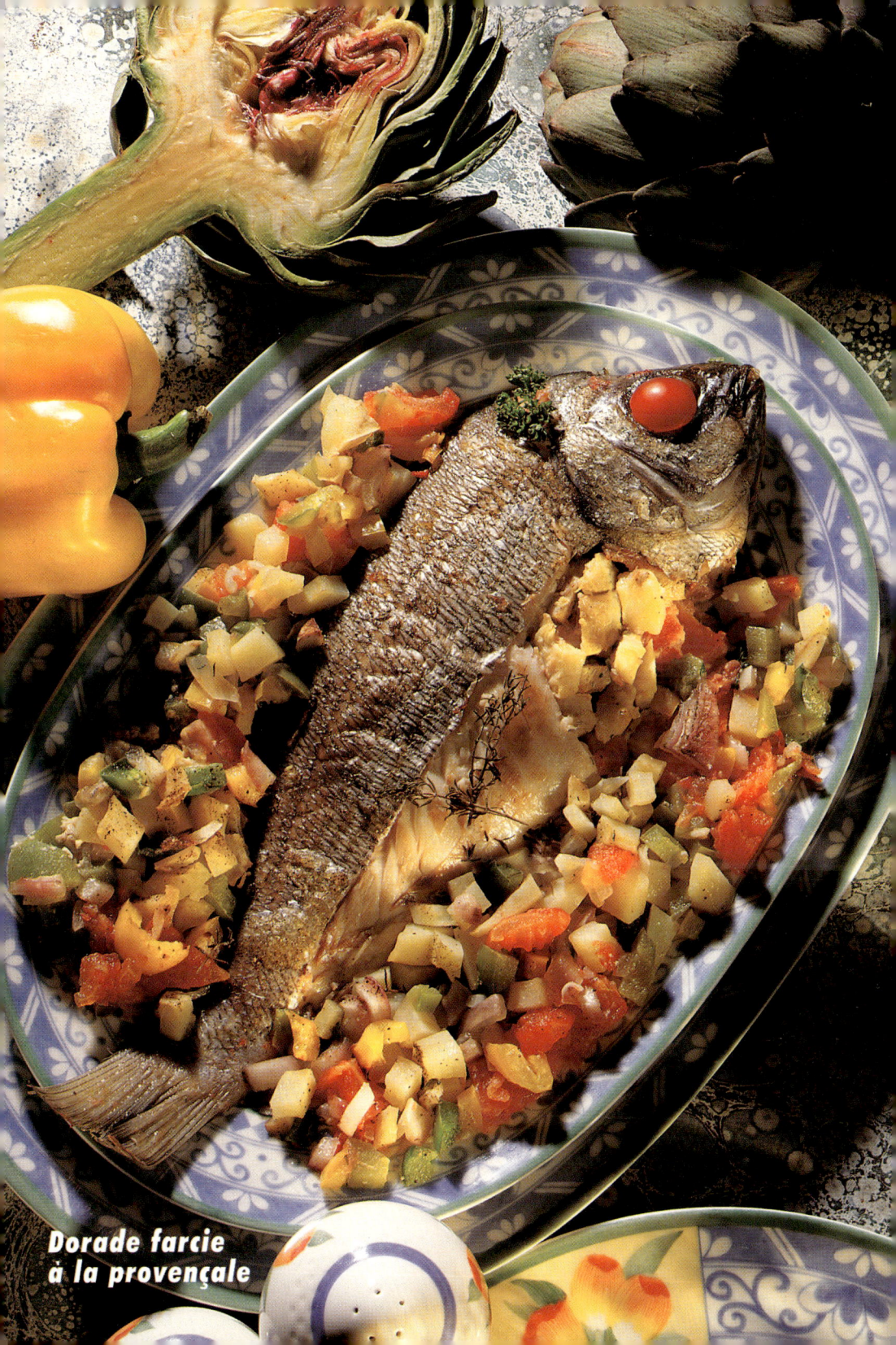

Dorade farcie
à la provençale

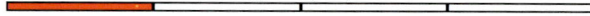

	ENTRÉE	PLAT	DESSERT
LUNDI	Salade frisée, 3 cc de vinaigrette allégée	120 g de truite, **Pil-pil aux brocolis**	3 petits-suisses à 0 %, ail et herbes
	● 1○ MG	● 2○ 1♥	1○
MARDI	50 g de pickles	1 caille (130 g), 300 g de purée de céleri, 60 g de châtaignes	2 CS de compote de pommes
	4●	● 1 1/2○	1○
MERCREDI	200 g de carottes, 3 cc de vinaigrette allégée	**Saumon fumé aux tagliatelles de légumes**	Fraises
	● 1○ MG	● 3○ dont 1/2 MG	●
JEUDI	Soupe de légumes	100 g de cuisse de poulet rôti, 120 g de purée de pommes de terre	200 g de fromage blanc à 0 % aux fruits
	●	2○	1○
VENDREDI	**Salade de légumes au citron confit**	2 œufs en omelette aux herbes, 40 g de jambon de pays	100 g de compote de rhubarbe
	● 1○ MG 1/2●	3○	1○
SAMEDI	Radis, 2 cc de pâte à tartiner	100 g de canette, 4 olives, 50 g de fèves, 300 g de fenouil	1 yaourt à 0 % aux fruits
	● 1○	● 2 1/2○	1/2○
DIMANCHE	MENU DE BAPTÊME **Céleri rémoulade au homard**	MENU DE BAPTÊME **Roulades de veau,** poêlée forestière	MENU DE BAPTÊME **Fruits en papillotes**
	● 1○ dont 1/2 MG	● 3○ dont 1/2 MG	1/2● 1●

PIL-PIL AUX BROCOLIS

■ Faire cuire le pil-pil dans 1 litre d'eau salée pendant 15 minutes environ, puis bien l'égoutter.

■ Laver les brocolis et les séparer en petits bouquets. Les faire cuire pendant 10 minutes à l'eau bouillante salée ou à la vapeur (10 à 15 minutes). Les égoutter.

■ Peler les gousses d'ail. Laver et essuyer la ciboulette. Mettre l'ail, la ciboulette, la crème fraîche et le paprika dans le bol du mixeur. Mixer le tout.

■ Juste avant de servir, mélanger le pil-pil avec les brocolis et les faire réchauffer au four à micro-ondes ou à feu doux dans une casserole. Napper de sauce aux aromates et servir.

Coût : ★ Difficulté : ■
Préparation : 15 min
Cuisson : 30 min
POUR 4 PERSONNES

160 g de pil-pil ● 500 g de brocolis ● 2 gousses d'ail ● 10 brins de ciboulette ● 8 cc de crème fraîche allégée ● 1 pincée de paprika

les portions pour 1 personne

1
1 ♥

SAUMON FUMÉ
AUX TAGLIATELLES DE LÉGUMES

Coût : ★★ Difficulté : ■
Préparation : 20 min
Cuisson : 5-6 min
POUR 4 PERSONNES

300 g de saumon fumé ● 4 carottes ● 4 courgettes ● 1 bouquet d'aneth ● 1 citron ● 2 cc d'huile d'olive ● quelques baies roses ● fleur de sel

les portions pour 1 personne

3 ◯ dont 1/2 MG

■ Laver et peler les carottes. Laver les courgettes sans les peler. Couper les légumes en tagliatelles (lamelles fines et étroites dans le sens de la longueur) à l'aide d'un couteau économe. Laver et égoutter l'aneth.

■ Faire cuire les « tagliatelles » de légumes pendant 5 à 6 minutes à l'autocuiseur. Les égoutter.

■ Presser le citron. Couper le saumon fumé en lanières. Le mettre dans un plat de service avec les « tagliatelles » de légumes. Arroser de jus de citron et d'huile d'olive. Parsemer de fleur de sel, de baies roses et d'aneth, puis servir.

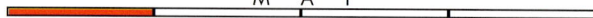

SALADE DE LÉGUMES
AU CITRON CONFIT

■ Plonger les tomates quelques secondes dans de l'eau bouillante, puis les peler. Les épépiner et les couper en dés. Faire de même avec le poivron. Laver le céleri, peler les côtes pour enlever les fils et le couper en dés. Couper le citron confit en rondelles. Peler les oignons et les émincer finement.

■ Mélanger tous les ingrédients émincés dans un grand saladier. Ajouter les câpres.

■ Préparer la sauce en mélangeant l'huile d'olive, le jus de citron, le sel et le poivre. Laver et ciseler la coriandre.

■ Assaisonner la salade et parsemer de coriandre ciselée.

Coût : ★ Difficulté : ■
Préparation : 15 min
POUR 4 PERSONNES

4 tomates ● 1 poivron jaune ● 1 cœur de céleri-branche ● 1 citron confit ● 4 petits oignons blancs ● 3 cc de câpres ● 4 cc d'huile d'olive ● 1 cc de jus de citron ● 1 bouquet de coriandre ● sel, poivre

les portions pour 1 personne

●
1 ○ MG
1/2 ●

CÉLERI RÉMOULADE AU HOMARD

■ Peler le céleri-rave et le couper en gros morceaux. Laver les citrons, retirer les extrémités et les couper en grosses rondelles. Ôter les fils des branches de céleri et les laver, puis les émincer. Râper les morceaux de céleri et de citrons au robot (grille moyenne).

■ Préparer une mayonnaise en mélangeant la moutarde et le jaune d'œuf, puis en incorporant, très progressivement, l'huile tout en remuant. Ajouter 1 cuillère à soupe de vinaigre pour la délayer un peu. Saler et poivrer. Mélanger la purée de céleri et la mayonnaise.

Coût : ★★★ Difficulté : ■
Préparation : 20 min
POUR 8 PERSONNES

1 petit céleri-rave ● 1 homard de 600 g déjà cuit ● 2 branches de céleri ● 2 citrons non traités ● 1 dosette de safran ● Pour la mayonnaise : 1 CS de moutarde aux condiments (type Savora) ● 1 jaune d'œuf ● 4 cc d'huile d'olive ● 1 CS de vinaigre de xérès ● sel, poivre

les portions pour 1 personne

1 ◯ dont 1/2 MG

■ Décortiquer le homard, couper le corps en fins tronçons et les pinces en morceaux. Disposer le céleri rémoulade au fond de chaque assiette. Poser le homard par-dessus. Parsemer de safran et servir.

Pour réduire le coût de ce plat, on peut utiliser 360 g de surimi au lieu du homard.

ROULADES DE VEAU

Coût : ★★ Difficulté : ■
Préparation : 20 min
Cuisson :12 min
POUR 4 PERSONNES

4 escalopes de veau (4 x 130 g) ● 120 g de bacon ● quelques feuilles de sauge fraîche ● 1 bouquet de basilic ● 75 g de parmesan ● 2 cc d'huile d'olive ● sel, poivre

les portions pour 1 personne

3 ◯ dont 1/2 MG

■ Demander au boucher d'aplatir les escalopes de façon à ce qu'elles soient les plus minces possible. Couper chaque escalope en 3 bandes étroites dans le sens de la longueur. Couper le bacon de la même façon. Laver et essorer la sauge et le basilic. Couper le parmesan en fines lamelles.

■ Saler et poivrer les tranches de veau sur 1 face. Les tapisser de bacon et déposer sur toute la longueur le basilic, la sauge et le parmesan. Rouler chaque tranche en la tassant bien et maintenir la roulade fermée à l'aide d'une pique en bois.

■ Faire chauffer l'huile d'olive dans une grande poêle et y mettre les roulades à cuire pendant 12 minutes environ. Les faire dorer de tous les côtés en les roulant. Saler et poivrer. Servir bien chaud.

Accompagner d'une poêlée forestière (matière grasse à comptabiliser).

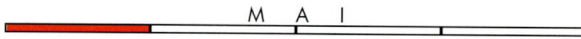

FRUITS EN PAPILLOTES

■ Peler l'ananas, puis le couper en cubes d'environ 3 cm. Peler les oranges à vif et les couper en quartiers. Retirer la peau des bananes, puis les couper en rondelles. Préchauffer le four à th. 5 (180 °C).

■ Préparer 4 grands carrés de papier d'aluminium. Disposer les fruits au centre de chacun d'eux et déposer 1 cuillère à café de miel. Fermer les papillotes bien hermétiquement et les enfourner. Faire cuire pendant 20 minutes. Servir tiède.

Coût : ★★ Difficulté : ■
Préparation : 20 min
Cuisson : 20 min

POUR 4 PERSONNES

1 petit ananas frais ● 2 oranges ● 2 bananes ● 4 cc de miel liquide

les portions pour 1 personne

1/2 ●
1 ●

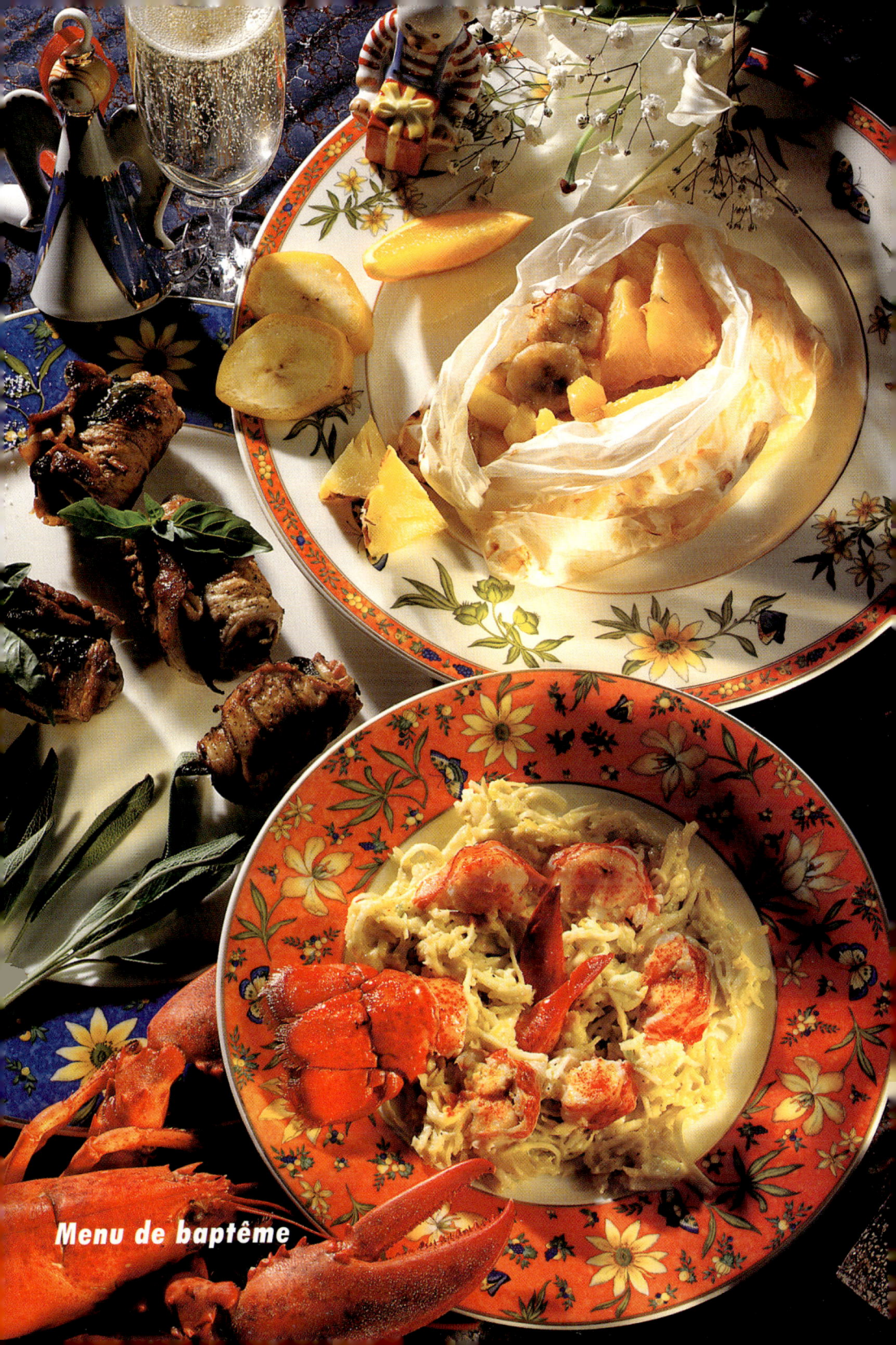

Menu de baptême

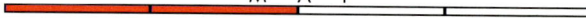

	ENTRÉE	PLAT	DESSERT
LUNDI		2 tranches de rôti de veau (2 x 60 g), légumes printaniers : 150 g de petits pois, carottes, pommes de terre nouvelles	1 pomme
		● 4○	●
MARDI	Salade de tomates, 20 g de feta, 1 cc de vinaigre, basilic	1 omelette (2 œufs) aux champignons, courgettes	30 g de pain d'épice, 1 compote de rhubarbe
	● 1○	● 2○	1● 1○
MERCREDI	Salade de pois chiches (50 g), tomates en dés, 3 cc de vinaigrette allégée	*Morue aux poivrons et à la tomate,* 100 g de riz	Fraises
	● 1 1/2○ dont 1 MG	● 2 1/2○ dont 1/2 MG	●
JEUDI	Ratatouille froide	100 g de poulet grillé, 100 g de pâtes fraîches	1 entremet soja au chocolat
	●	2○	1○
VENDREDI	*Tartare de lisettes*	Salade de 50 g de riz, 60 g de surimi, concombre, cœurs de palmiers, sauce yaourt à 0 %	100 g de fromage blanc à 0 %, framboises
	2 1/2○ dont 1 MG	● 1 1/2○	● 1/2○
SAMEDI	Salade de fonds d'artichauts, 3 cc de vinaigrette allégée	2 côtes d'agneau (2 x 30 g) au gril, 100 g de flageolets, haricots verts	1 poire, 20 g de chocolat, 2 cc de crème fraîche allégée
	● 1○ MG	● 3○	1● 4○ 1♥
DIMANCHE	*Timbale de coquillettes au basilic*	Cuisses de grenouilles (120 g), 150 g de pousses de bambou	Fruits rouges nappés de 6 cc de crème fraîche allégée
	3○ dont 1 MG 1♥	● 1○	● 3♥

MORUE AUX POIVRONS ET À LA TOMATE

■ Faire dessaler la morue pendant 12 heures dans de l'eau froide en renouvelant l'eau 2 ou 3 fois. L'égoutter au bout de ce temps.

■ Préchauffer le four à th. 5 (180 °C).

■ Peler et émincer les échalotes, l'ail et l'oignon. Les faire revenir à feu doux pendant 10 minutes dans 1 cuillère à café d'huile d'olive.

■ Nettoyer et épépiner les poivrons, puis les couper en lanières. Les mélanger avec les tomates (et leur jus), le thym, les échalotes, l'ail et l'oignon. Poivrer.

Coût : ★ Difficulté : ■■
Préparation : 30 min
Dessalage : 12 h
Cuisson : 1 h

POUR 4 PERSONNES

560 g de morue salée • 4 écha-lotes • 2 gousses d'ail • 1 gros oignon blanc • 2 cc d'huile d'oli-ve • 250 g de poivrons rouges • 250 g de tomates pelées au jus en conserve • 4 branches de thym frais • poivre

les portions pour 1 personne

1 1/2 ⬤ dont 1/2 MG

■ Effeuiller la morue. Étaler la moitié de la préparation aux tomates au fond d'un plat allant au four. Mettre la morue par-dessus. Ajouter l'huile restante. Recouvrir du reste de mélange aux tomates. Enfourner pendant 1 heure. Servir bien chaud.

Accompagner de riz (à comptabiliser).

TARTARE DE LISETTES

Coût : ★ Difficulté : ■■
Préparation : 30 min
Réfrigération : 1 h

POUR 4 PERSONNES

560 g de lisettes (petits maque-reaux) crues • 2 citrons jaunes • 1 citron vert • 1 orange non traitée • 1 bouquet de persil plat • 4 cc d'huile d'olive • 1 cc de baies roses • 1 cc d'origan • 1/2 cc de Tabasco • sel

les portions pour 1 personne

2 1/2 ⬤ dont 1 MG

■ Demander au poissonnier de lever les filets de lisettes. Couper les filets en petits dés, les mettre dans un récipient et les réserver.

■ Presser 1 citron jaune et le citron vert. Laver l'oran-ge, prélever le zeste et le râper. Laver, essorer et cise-ler le persil plat.

■ Arroser les dés de lisettes avec le jus de citron et verser l'huile d'olive. Ajouter le zeste d'orange, le persil ciselé, les baies roses, l'origan et le Tabasco. Saler. Mélanger le tout et placer au réfrigérateur pendant 1 heure.

■ Au moment de servir, couper le dernier citron jaune en quartiers. Disposer sur chaque assiette les dés de lisettes et décorer avec les quartiers de citron. Rectifier si nécessaire l'assaisonnement en jus de citron et Tabasco.

TIMBALE DE COQUILLETTES AU BASILIC

Coût : ★ Difficulté : ■
Préparation : 20 min
Cuisson : 20 min
Réfrigération : 2 h
POUR 4 PERSONNES

150 g de coquillettes • 1 grosse tomate • 1 gousse d'ail • 8 olives noires dénoyautées • 4 cc d'huile d'olive • 15 feuilles de basilic • 60 g de mozzarella • sel, poivre

les portions pour 1 personne

3 ◯ dont 1 MG

1 ♥

■ Laver la tomate et la couper en très petits dés. Peler et émincer la gousse d'ail. Couper les olives en petits morceaux. Mettre tous ces ingrédients dans une sauteuse avec l'huile d'olive. Porter à ébullition, puis laisser cuire pendant 5 minutes à feu vif.

■ Faire cuire les coquillettes pendant 10 minutes environ dans une grande quantité d'eau bouillante salée. Les égoutter soigneusement. Les verser dans la sauteuse. Les faire revenir pendant 5 minutes en remuant. Ôter du feu et laisser tiédir.

■ Laver le basilic et réserver 4 feuilles pour la décoration. Ciseler le reste finement. Couper la mozzarella en petits dés. Ajouter le basilic et la mozzarella aux pâtes. Mélanger. Saler et poivrer.

■ Répartir la préparation aux pâtes dans 4 ramequins. Tasser avec le plat de la main et mettre au frais pendant 2 heures. Démouler, décorer avec les feuilles de basilic et servir bien frais.

Présenter cette timbale de coquillettes décorée d'une tomate cerise et dressée sur une chiffonnade de salade.

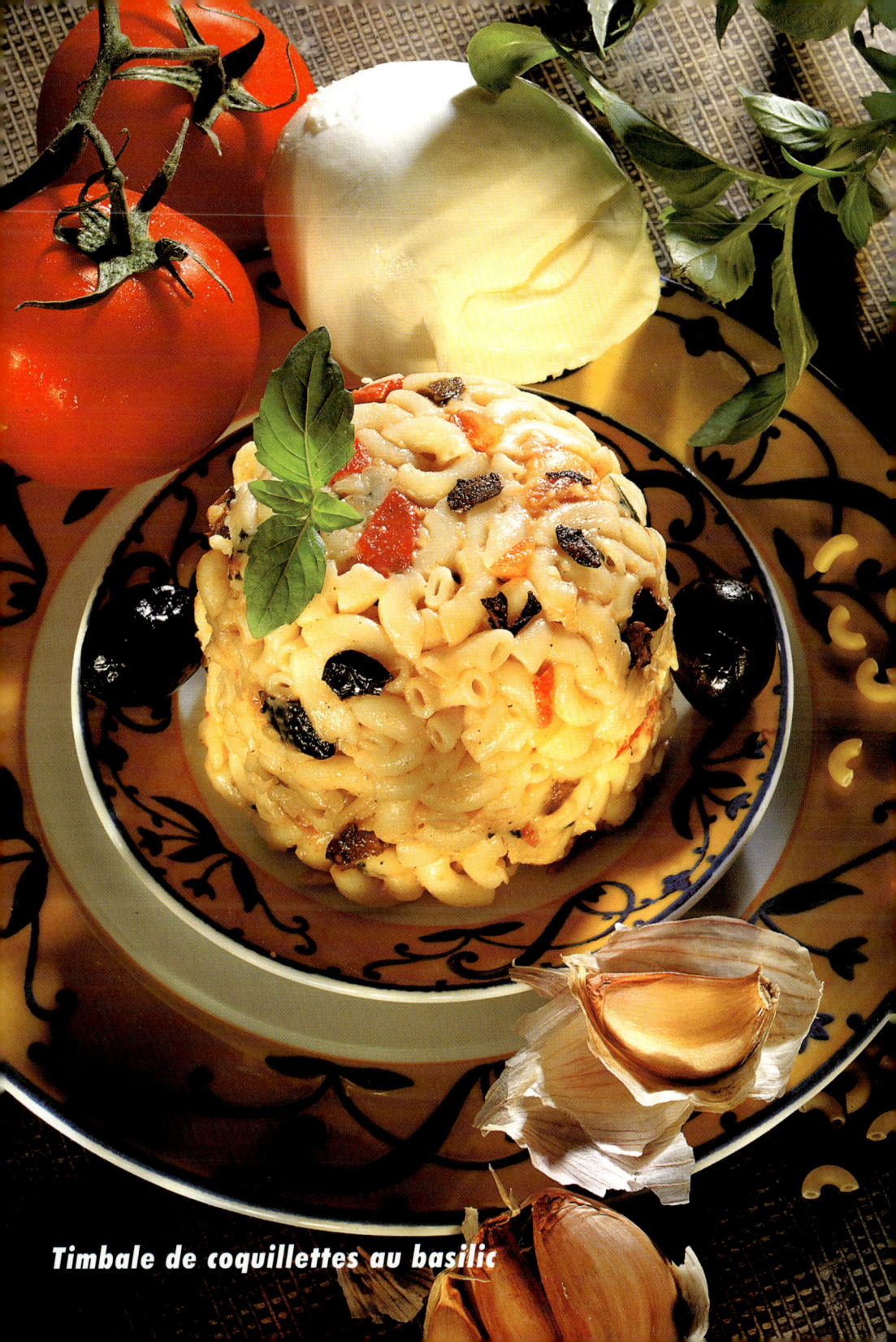

Timbale de coquillettes au basilic

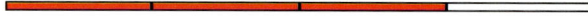

ENTRÉE	PLAT	DESSERT
LUNDI		
1 part de melon	Gratin de 60 g de saumon frais aux courgettes, 15 g de gruyère allégé, 50 g d'Ébly	Entremet soja au chocolat
🟢	🟢 2🟡	1🟡
MARDI		
Gaspacho	1 tranche de rôti de porc filet (90 g), *Purée de flageolets aux oignons nouveaux*	1 pomme
🟢	3🟡 dont 1/2 MG 1❤	🟢
MERCREDI		
Salade de pommes de terre, sauce yaourt à 0 %	100 g d'escalope de dinde, carottes, 50 g de haricots rouges	25 g de pain, 2 Saint-Môret légers, fraises
1🟡	🟢 1 1/2🟡	🟢 1🟡
JEUDI		
30 g de truite fumée, salade verte, 3 cc de vinaigrette allégée	120 g de flétan, julienne de légumes, 50 g de pil-pil	Crème caramel
🟢 2🟡 dont 1 MG	🟢 1 1/2🟡	1🟡
VENDREDI		
Salade de tomates, 1,5 cc de vinaigrette allégée	120 g de sabre, fenouil, pommes de terre vapeur	*Granité au champagne*
🟢 1/2🟡 MG	🟢 2🟡	5🔴
SAMEDI		
Carottes râpées, 3 cc de vinaigrette allégée	Gratin de courgettes (+ 3 CS de béchamel, 1 œuf dur, 20 g de parmesan)	Riz au lait
🟢 1🟡 MG	🟢 2🟡 4🔴	1🟡
DIMANCHE		
	Nids d'oiseaux aux pâtes rouges, salade verte	1 part de pastèque
	🟢 3 1/2🟡 dont 1/2 MG 1❤	🟢

PURÉE DE FLAGEOLETS AUX OIGNONS NOUVEAUX

Coût : ★ Difficulté : ■
Préparation : 25 min
Cuisson : 45 min
POUR 4 PERSONNES

!60 g de flageolets secs • 1 belle pomme de terre • 1 carotte • 2 gousses d'ail • 1 brin de thym • 1 feuille de laurier • 250 g d'oignons nouveaux • 2 cc de margarine • 1 tablette de bouillon de légumes • 8 cc de crème fraîche allégée • poivre

les portions pour 1 personne

1 1/2 ⬤ dont 1/2 MG

1 ♥

■ Verser les flageolets dans une casserole pleine d'eau et porter à ébullition. Éplucher la pomme de terre, la carotte et l'ail. Les ajouter dans la casserole, ainsi que le thym, le laurier et du poivre. Laisser mijoter à petit feu pendant environ 25 minutes.

■ Pendant ce temps, éplucher les oignons et les émincer. Faire fondre la margarine dans une poêle antiadhésive. Ajouter les oignons. Laisser dorer à feu très doux pendant 10 minutes en remuant. Mouiller avec un demi-verre d'eau. Ajouter la tablette de bouillon, poivrer et laisser cuire encore 10 minutes.

■ Lorsque les flageolets, la pomme de terre et la carotte sont tendres, les égoutter parfaitement. Les passer au mixeur, ainsi que les oignons.

■ Travailler le mélange à l'aide d'une cuillère en bois, rectifier l'assaisonnement et ajouter la crème fraîche. Servir très chaud.

Accompagne un rôti de porc ou une pintade au four (à comptabiliser).

GRANITÉ AU CHAMPAGNE

Coût : ★★★ Difficulté : ■
Préparation : 15 min
Congélation : 6 h
POUR 4 PERSONNES

40 cl de champagne brut • 1/2 citron • 1 orange • 20 cl de crème fraîche allégée • 2 CS d'édulcorant en poudre • 4 brins de menthe

les portions pour 1 personne

5 ⬤

■ Presser le demi-citron et l'orange. Mélanger leur jus au champagne. Verser dans un bac à glaçons plat et long (moins il y a d'épaisseur, plus rapidement le liquide va prendre en glace). Placer au congélateur.

■ Au bout de 2 heures de congélation, décoller, à l'aide d'une fourchette, les bords qui se solidifient. Mélanger la crème fraîche avec l'édulcorant et les incorporer. Réserver encore 4 heures au congélateur, en continuant à remuer régulièrement à la fourchette jusqu'à cristallisation complète en paillettes de glace.

■ Pour servir, répartir le granité dans des verres. Décorer de petits brins de menthe.

NIDS D'OISEAUX AUX PÂTES ROUGES

Coût : ★★ Difficulté : ■ ■
Préparation : 30 min
Cuisson : 55 min

POUR 4 PERSONNES

4 escalopes de veau assez fines (4 x 130 g) ● 4 tranches fines de jambon blanc dégraissé (4 x 25 g) ● 4 œufs ● 1 échalote ● 1 cc de margarine ● 4 cc de fond de volaille dégraissé ● 4 cc de cognac ● 120 g de torsades aux tomates ● sel, poivre

les portions pour 1 personne

3 1/2 ◯ dont 1/2 MG

1 ♥

■ Faire cuire les œufs dans une casserole d'eau bouillante jusqu'à ce qu'ils soient durs. Les passer sous l'eau froide, puis les écaler.

■ Superposer une tranche de jambon et une escalope de veau, puis en envelopper un œuf de façon à former une paupiette. Recommencer l'opération pour faire les 3 autres paupiettes. Saler, poivrer et ficeler.

■ Diluer le fond de volaille dans 1/2 litre d'eau en suivant les indications de l'emballage. Peler et émincer l'échalote. Dans une cocotte, faire dorer les paupiettes sur toutes les faces dans la margarine. Ajouter l'échalote et faire blondir. Mouiller avec le fond de volaille et faire cuire à feu doux pendant 30 minutes.

■ Mettre le cognac dans une petite louche, le flamber et le verser dans la cocotte. Poursuivre la cuisson encore 15 minutes.

■ Au dernier moment, faire cuire les pâtes pendant 8 minutes dans une grande quantité d'eau bouillante salée. Les égoutter.

■ Dans le plat de service, verser les pâtes, les arroser avec la sauce de la cocotte, déposer les nids d'oiseaux par-dessus et servir.

On peut remplacer les pâtes aux tomates, selon son goût, par des pâtes aux trompettes noires, aux épinards ou aux carottes.

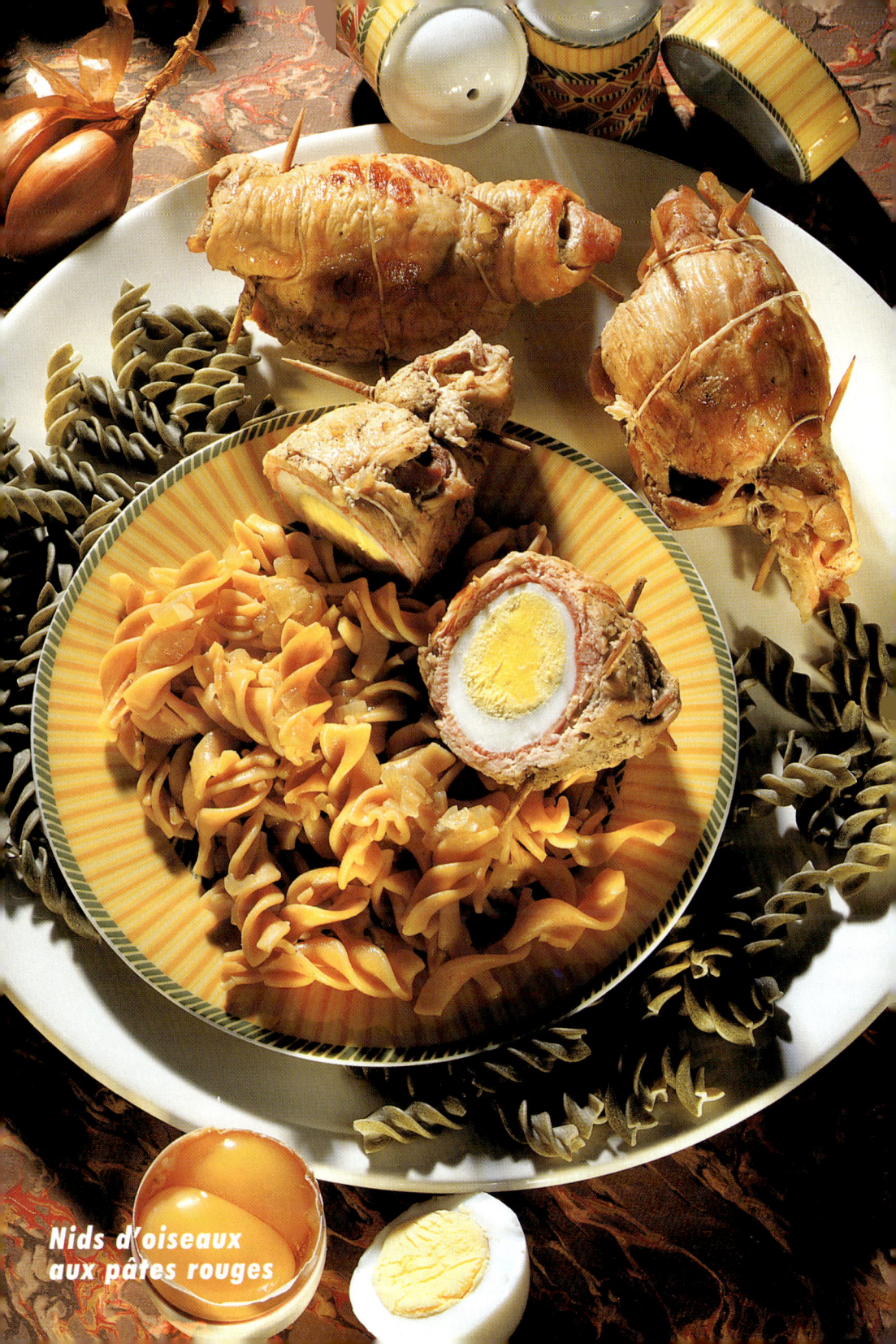

Nids d'oiseaux aux pâtes rouges

ENTRÉE	PLAT	DESSERT
LUNDI Tomates farcies avec 50 g de macédoine, 2 bâtons de surimi, 1 cc de mayonnaise allégée	100 g d'escalope de veau aux champignons, 100 g de gratin de pâtes, 20 g de mimolette râpée	100 g de compote de pommes
● 1 1/2 ◯ dont 1 MG	● 3 ◯	1 ◯
MARDI Crudités, 2 olives	1 cuisse de canard (100 g), tomates provençales, 100 g d'Ébly	1 mousse de yaourt aux fruits rouges
● 1 ♥	● 3 ◯	1 ◯
MERCREDI *Panaché printanier*	60 g de saumon à l'oseille	25 g de pain de seigle, 15 g de tomme maigre, salade de fruits, 4 cerneaux de noix pilés
● 1 1/2 ◯ dont 1 MG	● 1 ◯	1 ◯ 1 1/2 ◯
JEUDI Bouquets de chou-fleur, 45 g de crevettes cocktail, sauce au yaourt + 10 g de roquefort	*Galettes de pommes de terre aux courgettes,* salade verte	1 part de melon
● 1 ◯ 2 ●	● 2 ◯ dont 1 MG	●
VENDREDI Potage de légumes	60 g de maquereaux au vin blanc, blettes, tomates, basilic	Gâteau de riz
●	● 1 1/2 ◯	1 ◯
SAMEDI 15 g de crackers de table, 15 g de saumon fumé, aneth	*Papillotes de flétan au fenouil,* 100 g de riz	100 g de fromage blanc à 0 %, 1 pomme au four, 1 cc de raisins secs gonflés dans 1 cc de rhum
1 ◯	● 2 ◯	1 ◯ 2 ●
DIMANCHE MENU DE FÊTE DES MÈRES *Salade de haricots verts aux pleurotes*	MENU DE FÊTE DES MÈRES *Aiguillettes de canard aux pêches,* 100 g de riz	MENU DE FÊTE DES MÈRES *Soupe de fruits*
● 1 ◯ MG	● 2 1/2 ◯ dont 1/2 MG	●

PANACHÉ PRINTANIER

Laver tous les légumes. Détailler le chou-fleur et les brocolis en petits bouquets. Couper les carottes et les courgettes en rondelles. Équeuter les pois gourmands.

Faire cuire les courgettes pendant 5 minutes à la vapeur ; le chou-fleur, les brocolis et les carottes pendant 15 minutes.

Faire cuire les pois gourmands pendant 5 minutes dans de l'eau bouillante salée. Les rafraîchir aussitôt sous l'eau froide et les égoutter. Faire cuire les pommes de terre pendant 20 minutes à l'eau bouillante. Les égoutter, les peler et les couper en rondelles.

Peler et émincer finement les oignons. Laver et ciseler la ciboulette. Presser le citron.

Dans un bol, mélanger le jus de citron, l'huile et la sauce soja. Saler très légèrement, poivrer et ajouter la ciboulette.

Disposer tous les légumes dans un grand saladier. Ajouter les oignons. Arroser de la sauce à la ciboulette. Servir ce panaché tiède.

Coût : ★ Difficulté : ■
Préparation : 30 min
Cuisson : 40 min
POUR 4 PERSONNES

200 g de bouquets de chou fleur • 200 g de têtes de brocolis • 100 g de carottes • 100 g de courgettes • 100 g de pois gourmands • 100 g de pommes de terre nouvelles • 2 oignons blancs • Pour la sauce : 8 brins de ciboulette • 1 citron • 4 cc d'huile d'olive • 1 CS de sauce soja • sel, poivre

les portions pour 1 personne

1 1/2 ◯ dont 1 MG

GALETTES DE POMMES DE TERRE AUX COURGETTES

Coût : ★ Difficulté : ■
Préparation : 25 min
Cuisson : 40 min
POUR 4 PERSONNES

600 g de pommes de terre (Bintje) • 1 oignon • 400 g de courgettes • 1 pincée de noix de muscade • 4 cc d'huile de tournesol • sel, poivre

les portions pour 1 personne

2 ◯ dont 1 MG

Éplucher les pommes de terre et l'oignon. Les laver, ainsi que les courgettes.

Râper les légumes à l'aide d'une râpe à gros trous, en terminant par les pommes de terre (parce qu'elles s'oxydent rapidement).

Bien mélanger les légumes, saler et poivrer, assaisonner de noix de muscade.

Faire chauffer 1 cuillère à café d'huile dans une poêle à blinis. Verser 1/4 de la préparation aux légumes. Bien les aplatir pour en faire une galette régulière. Faire cuire pendant 5 minutes à feu moyen (en surveillant). Faire glisser la galette sur une assiette et la retourner d'un coup sec dans la poêle. Faire cuire l'autre face pendant 5 minutes à feu doux. Vérifier la cuisson et réserver au chaud.

■ Procéder de la même façon pour les 3 autres galettes. Servir chaud.

Accompagner d'une salade verte ou d'une viande (à comptabiliser).

PAPILLOTES DE FLÉTAN AU FENOUIL

Coût : ★★ Difficulté : ■
Préparation : 25 min
Cuisson : 40 min

POUR 4 PERSONNES

4 bulbes de fenouil • 4 filets de flétan (560 g) • 2 petites tomates • 8 feuilles de basilic • 2 gousses d'ail • 2 brins de thym • sel, poivre

les portions pour 1 personne

1

■ Porter à ébullition une grande quantité d'eau dans le cuit-vapeur. Laver les fenouils et ôter les feuilles extérieures si elles sont trop dures. Les émincer ensuite finement dans le sens de la hauteur. Les faire cuire pendant 15 minutes à la vapeur, puis bien les égoutter.

■ Passer les filets de flétan sous l'eau fraîche, puis les essuyer. Laver les tomates et les couper en 4. Laver le basilic, peler l'ail.

■ Préchauffer le four à th. 8 (240 °C). Découper 4 grandes feuilles d'aluminium. Mettre 1/4 du fenouil émincé et 1 filet de poisson sur chacune des feuilles. Répartir les quartiers de tomates, l'ail, le basilic et le thym. Saler et poivrer. Fermer les papillotes en repliant l'aluminium sur lui-même.

■ Déposer les papillotes sur la plaque du four. Faire cuire pendant 25 minutes et servir très chaud.

SALADE DE HARICOTS VERTS AUX PLEUROTES

■ Équeuter, laver et égoutter les haricots. Nettoyer les champignons et les émincer finement.

■ Cuire les haricots verts dans 1 litre d'eau bouillante salée pendant 10 minutes. Les égoutter, puis les plonger dans de l'eau glacée (pour stopper la cuisson et fixer la couleur). Les réserver dans un saladier.

■ Peler et émincer l'échalote. Effeuiller le cerfeuil. Battre dans un bol la moutarde avec une pincée de sel, le vinaigre, l'huile et un tour de moulin à poivre.

■ Verser l'assaisonnement sur les haricots. Ajouter l'échalote et les pleurotes par-dessus. Mélanger délicatement, parsemer de cerfeuil et servir.

Coût : ★★ Difficulté : ■
Préparation : 15 min
Cuisson : 10 min

POUR 4 PERSONNES

400 g de haricots verts ● 250 g de pleurotes ● 1 échalote ● 1 bouquet de cerfeuil ● Pour la vinaigrette : 1 cc de moutarde aux condiments (type Savora) ● 1 CS de vinaigre de xérès ● 4 cc d'huile de pépins de raisin ● sel, poivre du moulin

les portions pour 1 personne

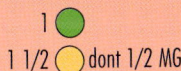

1 ◯ MG

AIGUILLETTES DE CANARD AUX PÊCHES

■ Égoutter les pêches et réserver le jus. Peler et émincer les échalotes. Mélanger le jus de pêches, la sauce soja et l'huile d'olive. Saler et poivrer. Ajouter les échalotes et mélanger. Disposer les aiguillettes dans un plat creux, les arroser de la préparation. Laisser mariner pendant 2 heures.

■ Couper les pêches en fines lamelles.

■ Retirer les aiguillettes de la marinade. Faire chauffer une grande poêle antiadhésive et y faire revenir les aiguillettes à feu vif pendant 2 minutes de chaque côté. Servir immédiatement avec les pêches.

Coût : ★ Difficulté : ■
Préparation : 15 min
Marinade : 2 h
Cuisson : 4 min

POUR 4 PERSONNES

260 g d'aiguillettes de canard ● 4 oreillons de pêches au sirop léger ● 2 échalotes ● 1 CS de sauce soja ● 2 cc d'huile d'olive ● sel, poivre

les portions pour 1 personne

1 ◯
1 1/2 ◯ dont 1/2 MG

123

SOUPE DE FRUITS

Coût : ★★ Difficulté : ■
Préparation : 30 min
Réfrigération : 2 h

POUR 4 PERSONNES

400 g de fraises ● 200 g de cerises dénoyautées ● 50 g de groseilles ● 12 feuilles de menthe ● 1 petite mangue (100 g de chair) ● 2 kiwis ● 1 gousse de vanille ● 1 citron ● 12,5 cl de jus d'orange ● 1 anis étoilé ● 1 bâton de cannelle

les portions pour 1 personne

1 ●

■ Laver les fraises, les cerises, les groseilles et les feuilles de menthe. Les égoutter. Peler la mangue et les kiwis. Couper tous les fruits en petits dés. Les mettre dans un grand saladier.

■ Presser le citron. Fendre la gousse de vanille en 2 dans le sens de la longueur et gratter l'intérieur avec une lame de couteau pour récupérer les graines. Les mélanger aux jus de citron et d'orange, puis verser sur les fruits. Ajouter l'anis étoilé et la cannelle. Laisser mariner au frais pendant 2 heures.

■ Ciseler la menthe et en parsemer la soupe de fruits au moment de servir.

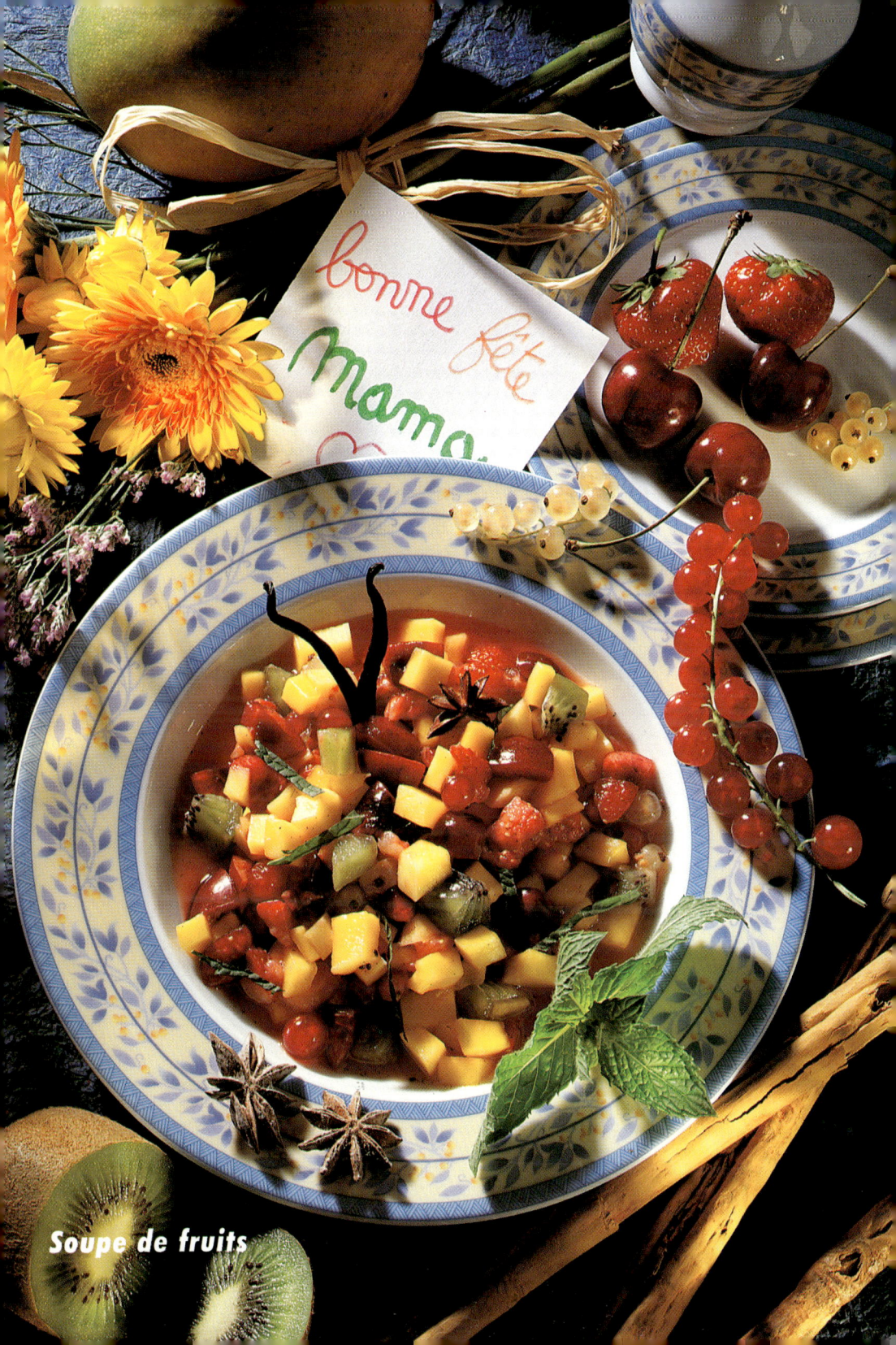

bonne fête
Mama

Soupe de fruits

	ENTRÉE	PLAT	DESSERT
LUNDI	200 g de betteraves, citron, fines herbes ●	100 g de blanc de poulet, 200 g de tagliatelles, 100 g de champignons + 1 cc de fond de volaille ● 3○ 1♥	100 g de fromage blanc à 0 % aux fruits des bois 1/2○
MARDI	Salade de mesclun, 25 g d'avocat, 1,5 cc de vinaigrette allégée ● 1 1/2○ dont 1/2 MG	120 g de surimi, fonds d'artichauts, pommes de terre ● 2○	1 part de melon ●
MERCREDI		*Noisettes d'agneau au riz et à la vapeur de basilic,* brocolis ● 3 1/2○ dont 1/2 MG	Salade de fruits 1○
JEUDI	Céleri-branche, radis rouges, radis noirs, 50 g de cottage cheese, fines herbes ●	120 g de haddock, 100 g de pâtes fraîches 2○	1 boule de glace au yaourt 4●
VENDREDI	*Omelette aux pointes d'asperges* ● 2○ dont 1/2 MG 1♥	100 g de riz, 200 g de champignons ● 1○	2 petits-suisses à 0 %, 2 cc de miel 1○ 2●
SAMEDI	200 g de poireaux, 3 cc de vinaigrette allégée ● 1○ MG	90 g de crevettes décortiquées sautées au curry, pousses de bambou, 100 g d'Ébly ● 2○	1 poire, 20 g de chocolat ● 4●
DIMANCHE	200 g d'asperges, 1 œuf coque ● 1○	*Brochettes d'espadon,* 1 épi de maïs moyen en papillote ● 2○	1 tranche napolitaine 5●

NOISETTES D'AGNEAU AU RIZ ET À LA VAPEUR DE BASILIC

Mettre le riz, l'eau, une pincée de sel, du poivre et 2 feuilles de basilic dans le bol à riz d'un appareil à cuisson vapeur. Déposer le bol à riz dans le bol vapeur et faire cuire pendant 10 minutes. Ajouter les noisettes d'agneau et poursuivre la cuisson pendant 10 minutes.

Laver, épépiner et hacher finement le poivron. Ciseler très finement 4 feuilles de basilic, les malaxer avec 3 cuillères à café de pâte à tartiner et réserver.

Égrener le riz avec la pâte à tartiner restante, puis incorporer le poivron haché.

Verser le riz aux poivrons dans un plat de service avec les noisettes d'agneau. Déposer une noix de pâte à tartiner au basilic réservée sur chaque noisette d'agneau. Décorer avec les 2 feuilles de basilic restantes et servir.

Coût : ★★ Difficulté : ■
Préparation : 10 min
Cuisson : 20 min
POUR 4 PERSONNES

8 noisettes d'agneau dégraissées (8 x 40 g) • 120 g de riz • 25 cl d'eau • 8 feuilles de basilic • 1/2 poivron rouge • 4 cc de pâte à tartiner salée • sel, poivre

les portions pour 1 personne
3 1/2 ⬤ dont 1/2 MG

OMELETTE AUX POINTES D'ASPERGES

Coût : ★★ Difficulté : ■
Préparation : 15 min
Cuisson : 15 min
POUR 4 PERSONNES

6 œufs • 1 botte d'asperges vertes • 2 cœurs d'artichauts cuits • 8 cc de crème fraîche allégée • 2 cc d'huile d'olive • sel, poivre

les portions pour 1 personne
⬤
2 ⬤ dont 1/2 MG
1 ❤

Laver et éplucher les asperges. Ne garder que les pointes. Les faire cuire 8 minutes dans un grand volume d'eau bouillante salée. Les égoutter et les couper en dés. Couper les cœurs d'artichauts en dés.

Casser les œufs dans un saladier et les battre vigoureusement à la fourchette avec la crème fraîche. Assaisonner de sel et de poivre.

Dans une grande poêle antiadhésive, faire revenir les dés d'asperges et de cœurs d'artichauts dans l'huile d'olive. Ajouter les œufs battus. Faire cuire pendant 5 à 8 minutes (selon la consistance voulue) à feu vif en ramenant les bords de l'omelette vers le centre à l'aide d'une spatule (cette omelette est excellente baveuse). Servir aussitôt.

BROCHETTES D'ESPADON

Coût : ★★ Difficulté : ■
Préparation : 30 min
Cuisson : 15 min
POUR 4 PERSONNES

420 g d'espadon ● 60 g de bacon ● 8 tomates cerises ● 1 poivron vert ● 4 oignons blancs ● 1 citron ● sel, poivre

les portions pour 1 personne

1

■ Préchauffer le four position gril ou préparer le barbecue.

■ Couper le poisson en cubes de 2 cm de côté. Couper le bacon en petits carrés. Laver les tomates, le poivron et les oignons. Épépiner le poivron. Couper les tomates en 2, le poivron en carrés et les oignons en 4. Presser le citron.

■ Confectionner les brochettes en alternant poisson, bacon, poivron, oignon et tomates. Commencer et terminer par un oignon. Saler et poivrer.

■ Faire griller les brochettes pendant 10 à 15 minutes, en les retournant souvent. Arroser de jus de citron et servir chaud.

Pour que le poisson reste moelleux au barbecue, le laisser mariner 1/4 d'heure dans le jus de citron avant de le faire cuire.

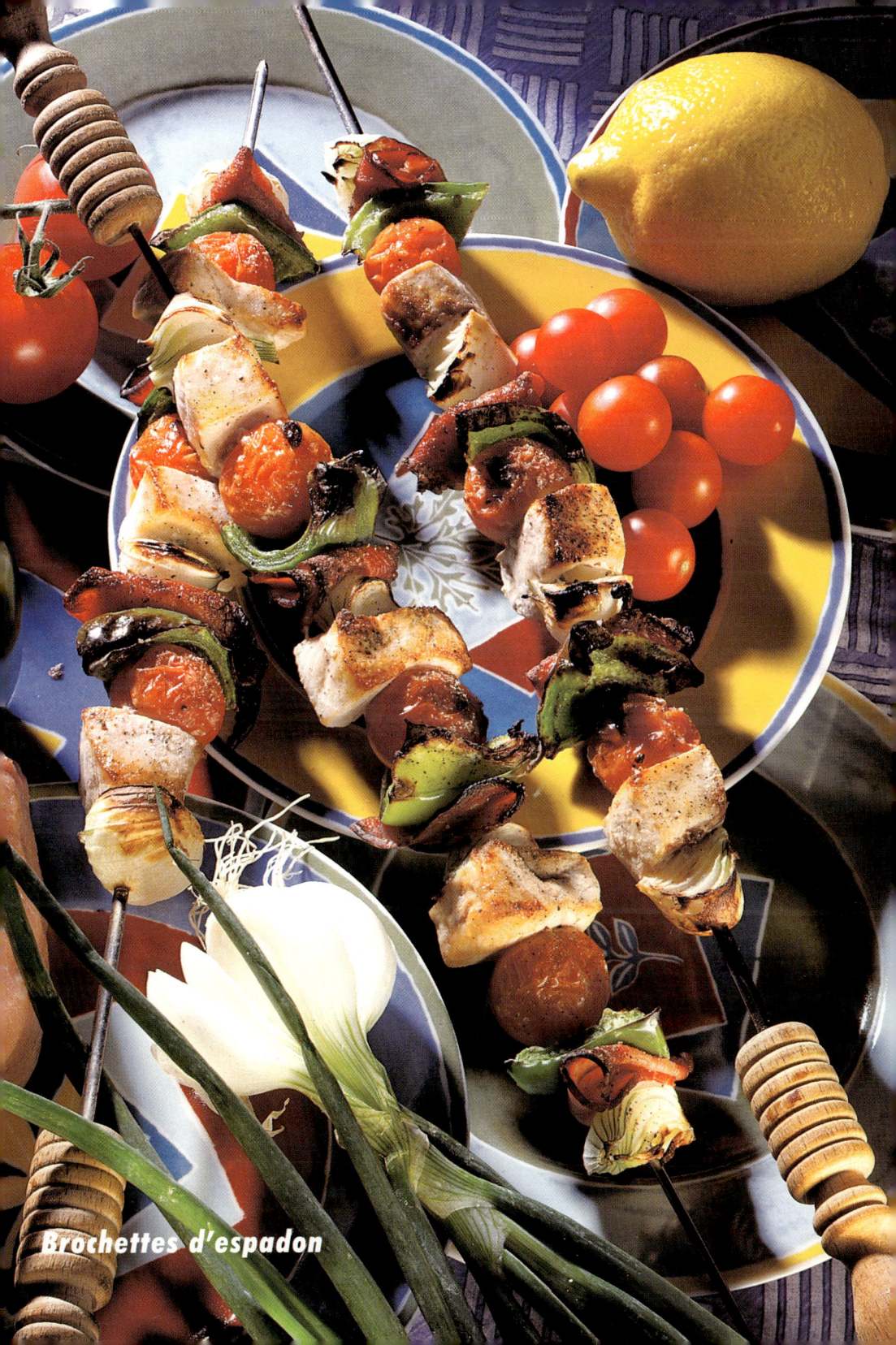

Brochettes d'espadon

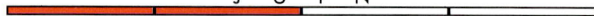

	ENTRÉE	PLAT	DESSERT
LUNDI	*Bricks de chèvre sur lit de salade* 🟢 2 1/2 🟡 dont 1/2 MG	3 sardines grillées, 200 g de tomates provençales, 50 g de riz 🟢 2 🟡	15 cerises 🟡 1
MARDI		60 g de jarret de veau, 150 g de petits pois frais et de carottes 🟢 2 🟡	100 g de fromage blanc à 0 %, 200 g de framboises 🟢 1/2 🟡
MERCREDI		Salade composée : 90 g de miettes de crabe, 2 tomates, 1/2 concombre, salade verte, cornichons, 120 g de maïs, 3 cc de vinaigrette allégée 🟢 3 🟡 dont 1 MG	1 pêche 🟢
JEUDI		120 g de raie, ratatouille, 100 g de riz 🟢 2 🟡	1 yaourt à 0 % aux fruits, 1 nectarine 🟢 1/2 🟡
VENDREDI	Champignons, sauce yaourt à 0 %, moutarde, vinaigre, estragon 🟢 1/2 🟡	1 brochette avec : 90 g de bœuf à 5 %, tomates, poivrons, oignons, pommes de terre sous la braise 🟢 2 🟡	*Cheesecake aux fraises* 🟢 1 🟡 3 🔴
SAMEDI	1/2 melon avec 3 cl de porto 🟢 2 🔴	120 g de roussette poêlée, épinards en branche, 1 cc d'huile 🟢 2 🟡 dont 1 MG	1 boule sorbet fraise, fraises, 4 cc de crème fraîche allégée 🟢 4 🔴 2 ♥
DIMANCHE	*Cocktail Vie en rose,* Salade verte, 3 cc de vinaigrette allégée 🟢 2 🟡 dont 1 MG 4 🔴	60 g de côte de bœuf, pommes de terre à l'eau, haricots verts 🟢 2 🟡	Crème caramel 🟡 1

CHEESECAKE AUX FRAISES

Coût : ★★ Difficulté : ■■
Préparation : 30 min
Cuisson : 30 min
Réfrigération : 4 h
POUR 4 PERSONNES

300 g de fraises ● 1 petit citron ● 90 g de ricotta ● 200 g de faisselle à 0 % ● 6 cc d'édulcorant ● 2 blancs d'œufs ● 2 meringues de 45 g chacune ● 1 bouquet de menthe

les portions pour 1 personne

1
3

■ Presser le citron, prélever un zeste, le hacher et le réserver. Laver et équcuter les fraises. En réserver 1/3 pour la décoration. Mixer les autres avec le jus de citron et 4 cuillères à café d'édulcorant. Filtrer ce coulis.

■ Dans un saladier, écraser la ricotta à la fourchette. Ajouter la faisselle bien égouttée et le coulis de fraises. Mélanger.

■ Fouetter les blancs d'œufs en neige en ajoutant peu à peu l'édulcorant restant. Les incorporer délicatement dans la préparation aux fraises avec un peu du zeste de citron haché.

■ Émietter les meringues. Préchauffer le four à th. 3 (140 °C).

■ Répartir les meringues émiettées dans un moule à tarte antiadhésif ou à fond amovible. Verser la préparation aux fraises.

■ Mettre au four pendant 30 minutes. Vérifier la cuisson, puis laisser refroidir le cheesecake. Placer au réfrigérateur pendant 4 heures.

■ Au moment de servir, faire glisser le cheesecake sur un plat de service. Parsemer de feuilles de menthe ciselées. Décorer avec les fraises réservées à cet effet et découpées en lamelles.

COCKTAIL VIE EN ROSE

Coût : ★ Difficulté : ■
Préparation : 10 min
POUR 2 PERSONNES

40 cl de lait demi-écrémé ● 2 boules de sorbet à la fraise ● 100 g de fraises des bois ou de framboises (fraîches ou surgelées) ● 2 fraises

les portions pour 1 personne

1
4

■ Mixer le lait avec le sorbet à la fraise.

■ Verser la préparation dans 2 grands verres. Décorer en plantant une fraise incisée sur le rebord de chaque verre. Ajouter les fruits rouges (qui feront office de glaçons s'ils sont surgelés).

■ Servir avec une paille et une cuillère à cocktail.

BRICKS DE CHÈVRE SUR LIT DE SALADE

Coût : ★★ Difficulté : ■■
Préparation : 20 min
Cuisson : 5 min

POUR 4 PERSONNES

4 feuilles de brick de 15 cm de diamètre • 120 g de chèvre frais • 2 cc de basilic ciselé (frais ou surgelé) • 2 cc d'huile d'olive • 1 citron • 2 cc de ciboulette ciselée (fraîche ou surgelée) • 1 sachet de jeunes pousses de salade mélangées (200 g) • 12 gros radis • sel, poivre

les portions pour 1 personne

2 1/2 ◯ dont 1/2 MG

■ Préchauffer le four à th. 5 (180 °C).

■ Humidifier les feuilles de brick. Les couper en 2. Découper le chèvre en 8 rondelles.

■ Disposer une rondelle de chèvre au centre de chaque demi-feuille de brick. Saupoudrer le basilic ciselé par-dessus et donner un tour de moulin à poivre. Replier de façon à doubler la feuille (ou suivant le modèle figurant sur l'emballage).

■ Badigeonner chaque « paquet » de brick avec une partie de l'huile d'olive à l'aide d'un pinceau. Déposer sur une plaque de four antiadhésive. Enfourner et laisser environ 5 minutes en surveillant la coloration.

■ Presser le citron. Faire une vinaigrette en émulsionnant le jus de citron, le sel, le poivre, la ciboulette ciselée et le reste d'huile. Mélanger la salade avec la vinaigrette. La répartir dans les assiettes de service.

■ Au moment de servir, déposer 2 bricks dans chaque assiette sur la salade et décorer avec 3 radis taillés en fleur avec un emporte-pièce.

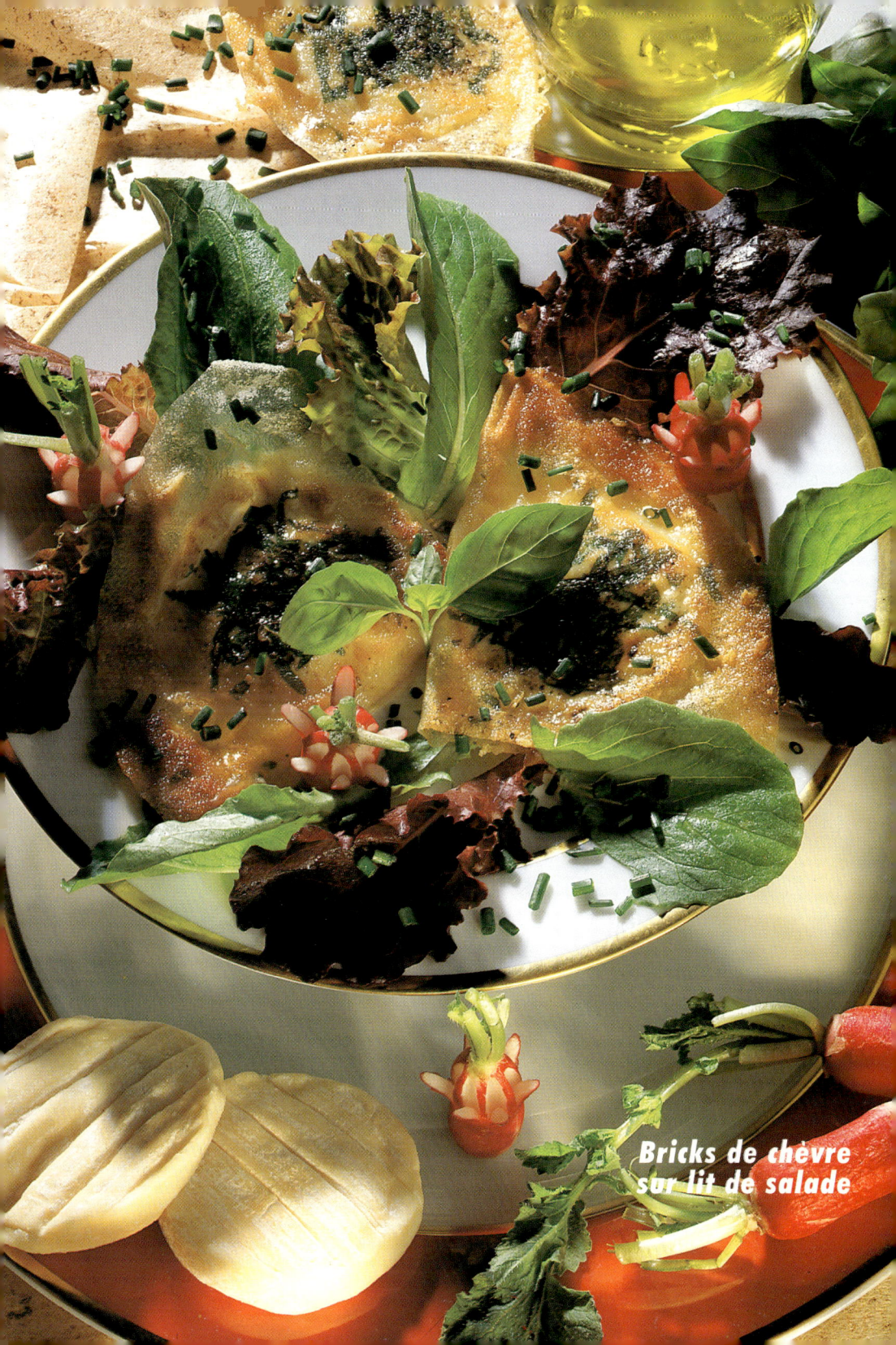

Bricks de chèvre sur lit de salade

JUIN

	ENTRÉE	PLAT	DESSERT
LUNDI	1/4 d'avocat, 45 g de crevettes, 2 cc de mayonnaise allégée	Escalope de veau de 100 g, 200 g de macédoine	1 pêche
	2 1/2 ⬤ dont 1 MG	2 ⬤	🟢
MARDI	Asperges, 1,5 cc de béarnaise	120 g de haddock, sauce yaourt à 0 % nature, moutarde, aneth, pommes de terre, salade verte	1 tranche de melon
	🟢 1 ⬤ MG	🟢 2 1/2 ⬤	🟢
MERCREDI	1 artichaut	*Cuisses de poulet aux courgettes et citron,* 100 g de pâtes	1 crème dessert vanille allégée
	🟢	3 ⬤ dont 1 MG	1 ⬤
JEUDI		2 tomates farcies avec : 60 g de thon, 100 g de riz, câpres, 1 yaourt à 0 %, moutarde, 2 cc de vinaigre, estragon	200 g de fraises, 2 cc de crème fraîche allégée
		🟢 2 1/2 ⬤	🟢 1 ♥
VENDREDI	Tomates, 20 g de mozzarella, basilic, citron	1 côte de porc filet de 90 g, 2 cc de concentré de tomates, haricots verts	*Bavarois de melon au coulis d'abricots*
	🟢 1 ⬤	🟢 1 1/2 ⬤ 2 ♥	🟢 1/2 ⬤
SAMEDI	Carottes râpées, jus d'orange, 1 cc de raisins secs	*Marmite de bœuf aux légumes,* 100 g de haricots blancs	1 brugnon
	🟢 1 🔴	🟢 3 1/2 ⬤ dont 1/2 MG	1 ⬤
DIMANCHE	MENU DE FÊTE DES PÈRES *Petits ballons de pamplemousse*	MENU DE FÊTE DES PÈRES *Coquelets à la bière*	MENU DE FÊTE DES PÈRES *Surprise aux fruits rouges*
	🟢 3 ⬤ dont 1 MG	2 1/2 ⬤ dont 1/2 MG	🟢 1/2 ⬤ 7 1/2 🔴

CUISSES DE POULET AUX COURGETTES ET CITRON

■ Retirer la peau des cuisses de poulet. Effeuiller le thym, en frotter les cuisses de poulet, puis assaisonner de sel et de poivre. Peler les gousses d'ail. Laver un citron, l'essuyer et le couper en tranches fines. Presser l'autre citron et réserver le jus.

■ Dans une cocotte, faire revenir les cuisses de poulet dans l'huile avec l'ail, en veillant à ce qu'elles n'accrochent pas.

■ Retirer les cuisses et l'ail dès qu'ils sont dorés. Jeter le gras de cuisson. Déglacer le fond de cuisson de la cocotte avec un verre d'eau, puis ajouter les tranches de citron et le poulet. Couvrir et laisser cuire à feu doux pendant 30 minutes environ, en arrosant les cuisses de poulet avec la sauce.

■ Laver, sécher et émincer les courgettes en fines rondelles. Dans une poêle antiadhésive, les faire revenir dans la margarine (elles doivent rester fermes). Assaisonner en fin de cuisson.

■ Cinq minutes avant la fin de cuisson de la viande, ajouter les courgettes dans la cocotte. Arroser avec le jus de citron, puis mélanger. Servir chaud.

BAVAROIS DE MELON AU COULIS D'ABRICOTS

■ Faire ramollir les feuilles de gélatine dans un peu d'eau froide.

■ Épépiner le melon, prélever la chair et la mixer. Réserver 1 cuillère à soupe pour diluer la gélatine. Ajouter l'édulcorant et le fromage blanc au reste de chair et mixer de nouveau pour homogénéiser.

■ Faire chauffer la cuillère à soupe de pulpe de melon mise en réserve avec 2 cuillères à soupe d'eau. Hors du feu, y dissoudre les feuilles de gélatine égouttées. Battre les blancs d'œufs en neige ferme.

■ Incorporer la gélatine dissoute à la purée de melon, puis ajouter les blancs en neige. Remuer délicatement.

■ Verser la préparation dans un moule à bavarois et mettre au réfrigérateur pendant 10 heures.

■ Au dernier moment, préparer le coulis d'abricots : laver et dénoyauter les fruits. Presser le demi-citron. Mettre le jus dans un mixeur avec les abricots. Mixer le tout, ajouter l'édulcorant, puis mélanger.

■ Démouler le bavarois en trempant le fond du moule dans l'eau chaude. Le napper de coulis. Décorer en parsemant quelques zestes de citron hachés.

MARMITE DE BŒUF
AUX LÉGUMES

■ Laver et couper le brocoli en petits bouquets. Faire chauffer l'huile dans un wok et y faire revenir les bouquets de brocoli pendant 5 minutes à feu vif. Les retirer du wok et réserver au chaud.

■ Nettoyer et émincer les champignons. Laver et couper le céleri et les carottes en julienne. Les faire revenir dans le wok pendant 5 minutes à feu vif. Les retirer.

■ Peler et râper le gingembre. Hacher les oignons et l'ail. Les faire revenir pendant 2 minutes à feu vif, puis remettre tous les autres légumes. Saler, poivrer et faire cuire 10 minutes à feu moyen en remuant régulièrement. Les retirer. Réserver au chaud.

■ Ciseler la coriandre. Couper le filet de bœuf en tranches très fines (type carpaccio). Le faire dorer au wok. Saler très légèrement et poivrer. Arroser de sauce soja, ajouter tous les légumes et mélanger. Réchauffer à feu vif en remuant et servir immédiatement parsemé de coriandre ciselée.

Coût : ★★ Difficulté : ■
Préparation : 20 min
Cuisson : 30 min

POUR 4 PERSONNES

650 g de filet de bœuf ● 1 brocoli ● 2 cc d'huile de sésame ● 4 gros champignons de Paris ● 1 branche de céleri ● 3 carottes avec leurs fanes ● 10 g de gingembre frais ● 4 oignons nouveaux ● 1 gousse d'ail ● 1/2 bouquet de coriandre ● 1 CS de sauce soja ● sel, poivre

les portions pour 1 personne

2 1/2 ● dont 1/2 MG

Pour faciliter la découpe du bœuf, le laisser 5 minutes au congélateur, puis trancher avec un couteau électrique.

COQUELETS À LA BIÈRE

Coût : ★★ Difficulté : ■■
Préparation : 15 min
Cuisson : 55 min

POUR 4 PERSONNES

2 coquelets (prêts à cuire) de 250 g chacun ● 8 petites pommes de terre ● 1 oignon ● 1 carotte ● 1 gousse d'ail ● 2 cc de margarine ● 1/2 tablette de bouillon de volaille dégraissé ● 25 cl de bière brune sans alcool ● 1/2 cc de paprika ● 1/2 feuille de laurier ● 2 cc de persil haché ● sel, poivre

les portions pour 1 personne

2 1/2 ⬤ dont 1/2 MG

■ Préchauffer le four à th. 5 (180 °C).

■ Éplucher les pommes de terre, puis les rincer.

■ Diluer la demi-tablette de bouillon dans 25 cl d'eau. Éplucher l'oignon, la carotte et l'ail. Les couper en petits dés. Les faire revenir dans une casserole antiadhésive avec la margarine. Au bout de 2 minutes, verser le bouillon de volaille et la bière. Ajouter le paprika et le laurier, puis laisser cuire à feu doux 10 minutes.

■ Saler et poivrer les coquelets. Les placer dans un plat allant au four. Entourer des pommes de terre, verser la préparation à la bière et enfourner pendant 40 minutes. Arroser avec la sauce en cours de cuisson.

■ Mettre les coquelets dans un plat de service, les napper de sauce et les entourer de pommes de terre. Parsemer de persil haché. Servir un demi-coquelet par personne.

SURPRISE AUX FRUITS ROUGES

Coût : ★★ Difficulté : ■■
Préparation : 15 min
Congélation : 10 min
Cuisson : 2 min

POUR 4 PERSONNES

8 biscuits à la cuillère ● 4 cc de rhum ● 8 cc d'eau ● 4 boules de glace à la vanille ● 200 g de fruits rouges mélangés surgelés ● 4 blancs d'œufs ● 2 cc de sucre glace ● 1 pincée de sel

les portions pour 1 personne

⬤
1/2 ⬤
7 1/2 ⬤

■ Mélanger dans un plat creux le rhum et l'eau. Y faire tremper les biscuits à la cuillère.

■ Répartir les biscuits dans 4 coupes allant au four. Ajouter une boule de glace à la vanille par coupe. Entourer de fruits rouges à peine dégelés.

■ Battre les blancs d'œufs en neige bien ferme avec une pincée de sel. Avec une spatule, déposer les blancs d'œufs sur les coupes en faisant un petit dôme. Strier avec les dents d'une fourchette. Placer au congélateur pendant 10 minutes.

■ Préchauffer le four position gril.

■ Saupoudrer très légèrement les surprises de sucre glace et passer sous le gril du four pendant 2 minutes afin de colorer la meringue. Servir immédiatement.

PETITS BALLONS DE PAMPLEMOUSSE

■ Couper les pamplemousses en 2. Les évider en prenant soin de ne pas abîmer les coques.

■ Couper la chair de pamplemousse en morceaux et enlever les membranes blanches. Peler et couper l'avocat en dés. Égoutter la macédoine et le crabe. Mettre la pulpe de pamplemousse dans un saladier. Ajouter le crabe, la macédoine de légumes, les petites crevettes, les dés d'avocat et la mayonnaise. Saler, poivrer et mélanger.

■ Farcir les coques de pamplemousses avec la préparation. Décorer chaque coque avec une grosse crevette et un brin de persil. Servir très frais.

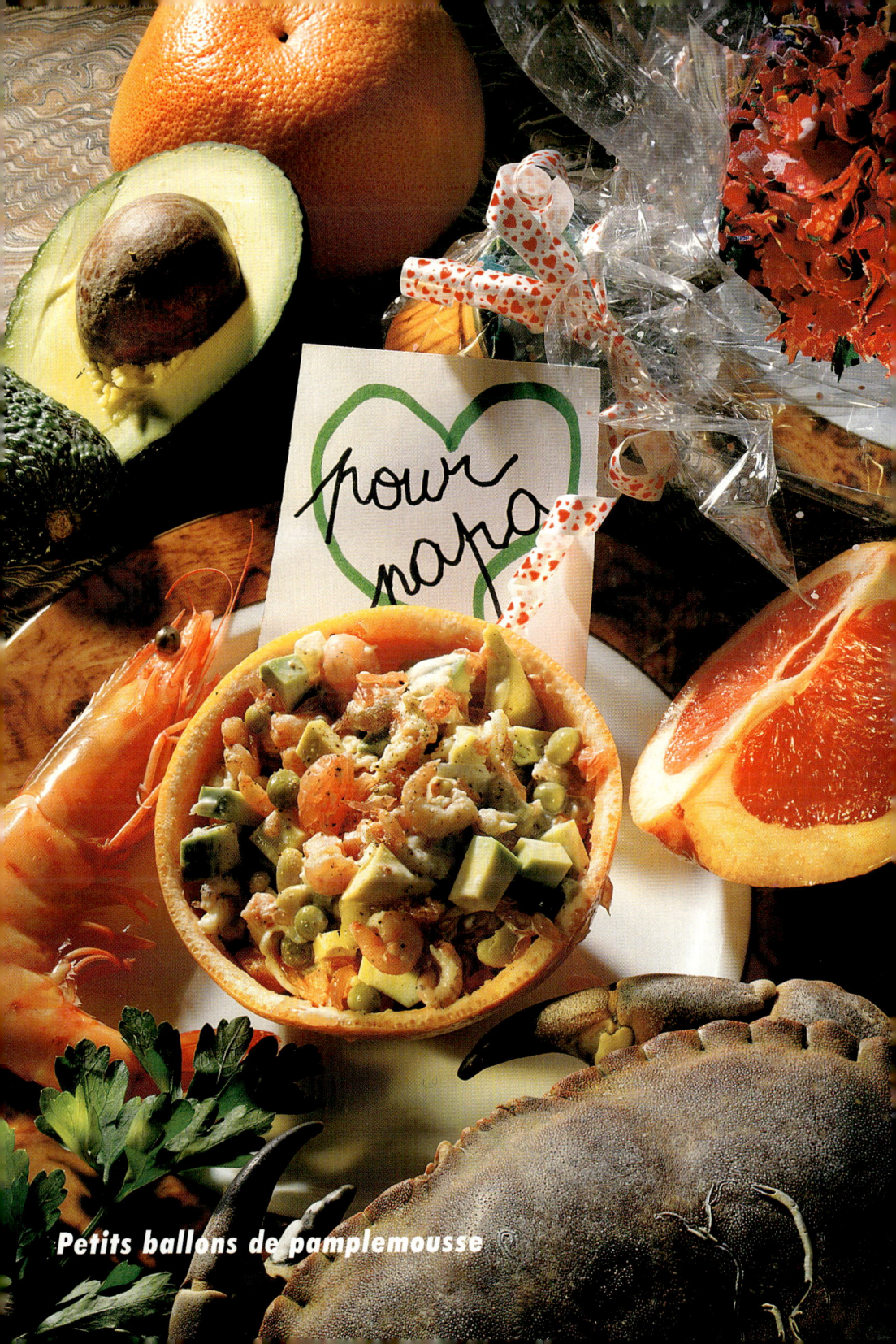

pour papa

Petits ballons de pamplemousse

JUIN

	ENTRÉE	PLAT	DESSERT
LUNDI	Salade de tomates, poivrons cuits, 1/2 cc d'huile de sésame, vinaigre	120 g de dorade en papillote, 100 g de pilaf de riz complet	Clafoutis avec : 15 cerises, 1 œuf, 10 cl de lait demi-écrémé, 20 g de farine, 1 cc de fructose
	● 1/2 ○ MG	2 ○	1 ○ 2 ○ 1 ♥
MARDI	Pissenlits, 1 œuf mollet, 15 g de croûtons aillés	120 g d'escalope de sandre, poêlée aux champignons	20 g de semoule, 10 cl de lait demi-écrémé, 1 pêche
	● 1 1/2 ○	● 1 ○	● 1 ○
MERCREDI		*Grenadins de veau à la compotée de cerises,* 100 g de tagliatelles	100 g de fromage blanc à 0 % aux fruits
		1 ○ 3 1/2 ○ dont 1/2 MG	1/2 ○
JEUDI	Melon aux épices	Brochette de la mer (60 g de saumon, 60 g de lotte, courgettes, fenouil, 45 g de crevettes tropicales), salade verte	Flan de poire : 1 poire, 10 cl de lait demi-écrémé, 2 cc de farine, 1 œuf, extrait de vanille
	●	● 2 ○	● 1 1/2 ○ 2 ♥
VENDREDI	Salade de pommes de terre, 20 g de Saint-Paulin, sauce yaourt à 0 %	100 g d'escalope de dinde, fondue de poireaux au curry	Salade d'oranges à la cannelle
	2 1/2 ○	● 1 ○	●
SAMEDI	Crudités variées à la croque au sel (carottes, concombre, tomates)	*Croquettes de merlan aux pommes de terre,* salade verte	Crème dessert allégée saveur chocolat
	●	● 3 ○ dont 1 MG	1 ○
DIMANCHE	*Salade marine de pois gourmands*	100 g de suprême de poulet à la crème de légumes (pommes de terre, tomates, oignons, courgettes)	Abricots
	● 1 1/2 ○ dont 1 MG	● 2 ○	●

GRENADINS DE VEAU
À LA COMPOTÉE DE CERISES

■ Laver, équeuter et dénoyauter les cerises. Les faire cuire dans une poêle antiadhésive à feu doux tout en remuant pendant 10 minutes, jusqu'à ce qu'elles aient rendu leur jus. Réserver cette compotée de cerises.

■ Dans la même poêle, déposer les grenadins avec la margarine et les faire cuire pendant 10 minutes en les retournant à mi-cuisson. Saler et poivrer.

■ Rajouter la compotée de cerises autour de la viande. Donner un bouillon pour la réchauffer.

■ Au moment de servir, disposer les grenadins sur un plat de service en les entourant de la compotée de cerises.

Accompagner de tagliatelles ou de riz blanc (à comptabiliser).

Coût : ★★ Difficulté : ■
Préparation : 30 min
Cuisson : 20 min
POUR 4 PERSONNES

400 g de cerises ● 4 grenadins de veau d'environ 2 cm d'épaisseur (160 g chacun) ● 2 cc de margarine ● sel, poivre

les portions pour 1 personne

1
2 1/2 dont 1/2 MG

CROQUETTES DE MERLAN
AUX POMMES DE TERRE

Coût : ★ Difficulté : ■
Préparation : 25 min
Cuisson : 30 min
POUR 4 PERSONNES

500 g de pommes de terre (Bintje) ● 560 g de filets de merlan ● 1 oignon ● 1 gousse d'ail ● 10 brins de persil ● 1 pincée de muscade ● 4 cc d'huile d'arachide ● sel, poivre

les portions pour 1 personne

3 dont 1 MG

■ Éplucher les pommes de terre et les laver. Les faire cuire pendant 20 minutes à l'eau bouillante salée. Les écraser au presse-purée.

■ Rincer et essuyer les filets de merlan. Peler l'oignon et l'ail. Laver le persil. Mettre dans le bol du mixeur le poisson, l'oignon, l'ail et le persil. Réduire l'ensemble en purée.

■ Mélanger intimement la purée de pommes de terre et la purée de poisson. Saler, poivrer et ajouter la muscade. Former 8 boules de la taille d'un œuf, puis les aplatir.

■ Faire chauffer l'huile dans une grande poêle antiadhésive. Y faire cuire les croquettes pendant 10 minutes, en les retournant à mi-cuisson. Servir chaud.

Servir accompagné d'une salade verte.

SALADE MARINE DE POIS GOURMANDS

Coût : ★★ Difficulté : ■
Préparation : 30 min
Marinade : 30 min
Cuisson : 10 min

POUR 4 PERSONNES

400 g de pois gourmands ● 540 g de crevettes roses (soit 270 g décortiquées) ● 3 cc d'huile de tournesol ● 1 cc de vinaigre de cidre ● 4 oignons blancs ● 2 CS de ciboulette ciselée ● sel, poivre ● Pour la sauce piquante : 2 gousses d'ail ● 1 citron vert ● 1/2 cc de Tabasco ● 2 CS de sauce soja ● sel, poivre

les portions pour 1 personne

1 1/2 ◯ dont 1 MG

■ Préparer la sauce piquante : peler l'ail, ôter le germe et piler les gousses dans un mortier. Assaisonner de sel, de poivre et de Tabasco. Presser le citron vert et ajouter le jus ainsi que la sauce soja. Bien mélanger la sauce.

■ Décortiquer les crevettes. Les ranger dans un plat creux et les recouvrir avec la sauce piquante. Laisser reposer pendant 30 minutes environ en remuant plusieurs fois.

■ Pendant ce temps, laver et effiler les pois gourmands. Les faire cuire à peine 10 minutes dans un grand volume d'eau salée (ils doivent rester légèrement croquants). Les passer sous l'eau froide pour stopper la cuisson, les égoutter et les couper en tronçons.

■ Préparer la vinaigrette en mélangeant le vinaigre et l'huile. Saler légèrement et poivrer.

■ Peler et émincer les oignons blancs. Dans un grand saladier, placer les pois gourmands, les oignons blancs, les crevettes et leur sauce piquante. Arroser de vinaigrette et parsemer de ciboulette. Bien mélanger et servir frais.

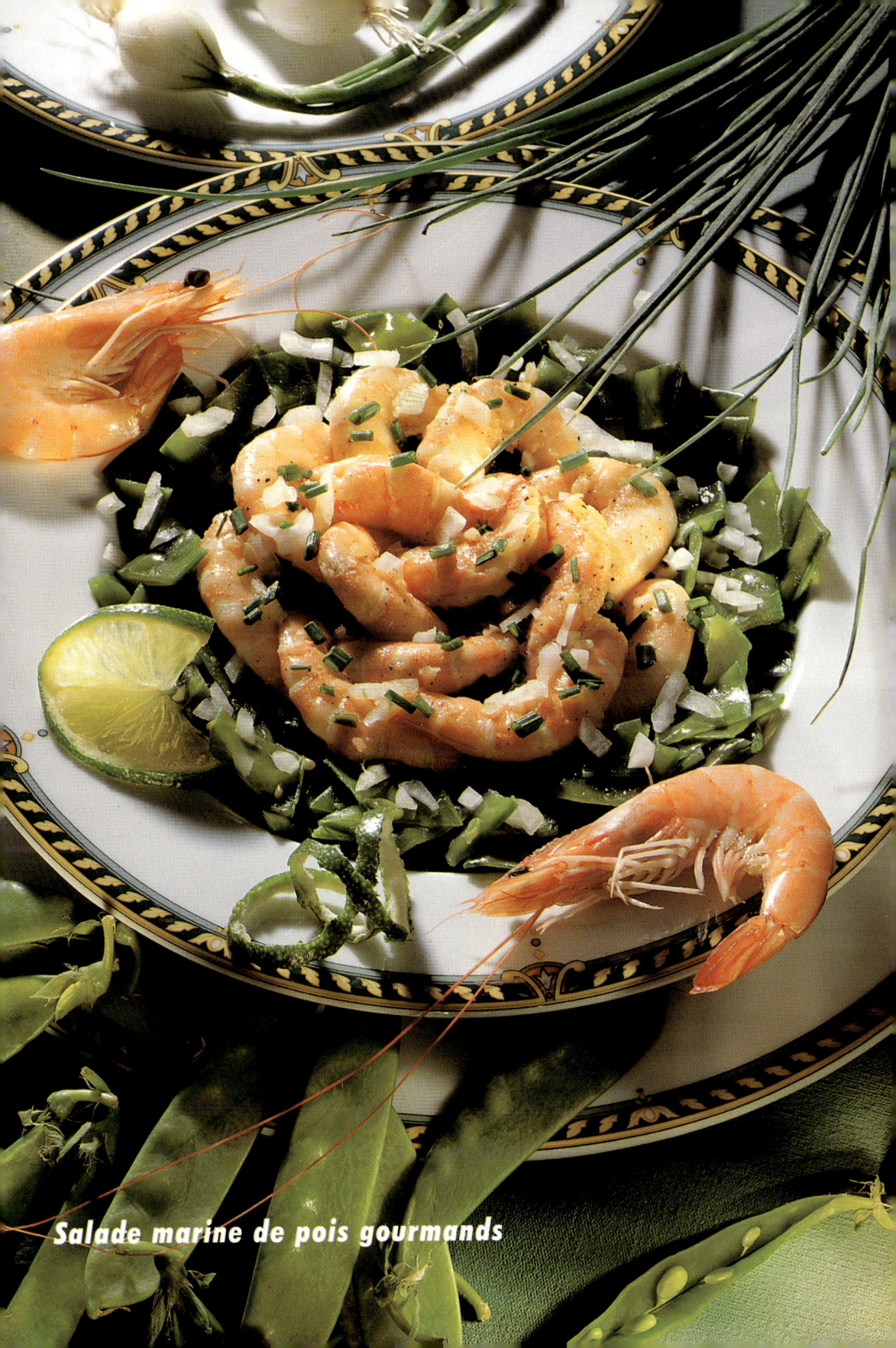

Salade marine de pois gourmands

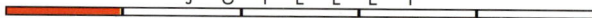

	ENTRÉE	PLAT	DESSERT
LUNDI	Tomates cerises à la croque au sel	1 sandwich : 100 g de pain de mie aux céréales, 50 g de jambon maigre, 2 Saint-Môret légers, salade, tomates, cornichons	1 yaourt à 0 % nature, 1 pêche
	🟢	🟢 3🟡	🟢 1/2🟡
MARDI	Concombre, 1,5 cc de vinaigrette allégée	*Moussaka*	100 g de fraises
	🟢 1/2🟡 MG	🟢 3 1/2🟡 dont 1 MG	🟢
MERCREDI		1 omelette de 2 œufs, ciboulette, pommes de terre, 1 cc d'huile, champignons, 4 cc de crème fraîche allégée, citron	1 brugnon
		🟢 4🟡 dont 1 MG 2❤	🟢
JEUDI	Salade de lentilles, (100 g), 3 cc de vinaigrette allégée	60 g de lisette en papillote, herbes de Provence, julienne de légumes, 1 cc de vin blanc	1 petit-suisse à 30 %, 2 cc de confiture allégée
	2🟡 dont 1 MG	🟢 1🟡	🟡 2❤
VENDREDI	Salade composée : 50 g de riz, tomates, concombre, poivrons, 60 g de maïs, 3 cc de vinaigrette allégée	50 g de magret de canard flambé au calvados, pommes fruits	1 pomme
	🟢 2🟡 dont 1 MG	🟢 1 1/2🟡	🟢
SAMEDI	*Tartelettes aux aubergines et citron confit*	1 brochette de bœuf à 5 % (90 g), chou-fleur, curry, 4 cc de crème fraîche allégée	30 g de pain, 1 petit carré frais, 1 part de melon
	🟢 1 1/2🟡 dont 1/2 MG 1❤	🟢 1🟡 2❤	🟢 1🟡
DIMANCHE	Radis	1/2 darne de saumon grillé (60 g), 1,5 cc de sauce béarnaise, 100 g d'Ébly, tomates à la poêle	*Blanc-manger aux fruits du soleil*
	🟢	🟢 3🟡 dont 1 MG	🟢 1🟡 3🔴

MOUSSAKA

■ Préchauffer le four à th. 7 (220 °C).

■ Laver les aubergines et les couper en grosses tranches. Les faire blanchir pendant 2 minutes dans de l'eau bouillante. Les égoutter. Peler les gousses d'ail.

■ Faire chauffer 2 cuillères à café d'huile dans une poêle antiadhésive. Faire dorer les tranches d'aubergines de chaque côté avec l'ail. Retirer l'ail, puis verser la moitié des aubergines dans un plat à gratin. Réserver l'autre moitié.

Coût : ★ Difficulté : ■
Préparation : 30 min
Cuisson : 1 h

POUR 4 PERSONNES

1 épaule d'agneau désossée de 530 g ● 4 grosses aubergines ● 2 gousses d'ail ● 1 cc de cumin en poudre ● 4 cc d'huile d'olive ● 1 citron ● 1 yaourt nature à 0 % ● sel, poivre

les portions pour 1 personne

3 1/2 ◯ dont 1 MG

■ Presser le citron. Mettre l'épaule d'agneau dans le bol du mixeur. Ajouter le cumin, le jus de citron, l'huile restante, le yaourt, le sel et le poivre. Hacher le tout finement.

■ Étaler le hachis à base de viande dans le plat à gratin, sur les aubergines. Recouvrir avec la seconde moitié des aubergines. Enfourner pendant 45 minutes. Servir chaud.

BLANC-MANGER
AUX FRUITS DU SOLEIL

Coût : ★★ Difficulté : ■
Préparation : 20 min
Réfrigération : 5 h

POUR 4 PERSONNES

4 feuilles de gélatine ● 8 cc de sucre en poudre ● 400 g de fromage blanc à 20 % ● 4 gouttes d'extrait d'amandes amères ● 2 pêches ● 2 abricots ● 8 cc de crème fleurette ● 200 g de framboises ● 200 g de fraises des bois ● 4 feuilles de menthe

les portions pour 1 personne

1 ◯
3 ●

■ Faire ramollir les feuilles de gélatine dans un bol d'eau froide. Préparer un sirop avec 3 cl d'eau et le sucre. Dissoudre la gélatine, feuille par feuille, dans le sirop à feu doux en remuant souvent.

■ Verser doucement la gélatine dans le fromage blanc en remuant constamment. Parfumer avec l'extrait d'amandes amères.

■ Plonger une pêche quelques secondes dans l'eau bouillante et la peler. La couper en petits dés, ainsi qu'un abricot. Ajouter ces dés de fruits au blanc-manger.

■ Battre la crème fleurette en chantilly. L'incorporer délicatement au blanc-manger.

■ Verser la préparation dans un moule rond et la faire prendre pendant 5 heures au réfrigérateur.

■ Peler la seconde pêche. La découper en lamelles ainsi que l'abricot restant.

■ Démouler le blanc-manger, au besoin en trempant le moule dans de l'eau chaude. Décorer le dessus en alternant lamelles de pêche, fraises des bois et tranches d'abricot. Ajouter les feuilles de menthe. Disposer les framboises tout autour et servir.

Une astuce : pour faciliter le démoulage, tapisser le moule avec un film plastique débordant sur les côtés, avant de verser la préparation. Renverser le moule sur le plat de présentation, enlever le moule et détacher délicatement le film plastique.

TARTELETTES AUX AUBERGINES ET CITRON CONFIT

■ Préchauffer le four à th. 7 (220 °C).

■ Étaler la pâte à pain. En tapisser 4 moules à tartelettes de 8 cm de diamètre. Recouvrir chaque fond d'un carré de papier sulfurisé. Éparpiller par-dessus une petite poignée de légumes secs. Faire cuire à blanc pendant 15 minutes au four. À mi-cuisson, retirer le papier sulfurisé et les légumes secs.

■ Pendant ce temps, laver et couper en dés les aubergines non pelées. Les faire revenir 7 à 8 minutes à l'huile d'olive dans une poêle antiadhésive. Saler et poivrer. Couper le demi-citron confit en petits dés et les ajouter aux aubergines. Laver, ciseler le basilic et le saupoudrer.

■ Tartiner le fond de chaque tartelette de tapenade. Garnir de la préparation aux aubergines. Servir tiède ou froid.

Coût : ★ Difficulté : ■
Préparation : 20 min
Cuisson : 25 min
POUR 4 PERSONNES

200 g de pâte à pain ● 2 aubergines ● 2 cc d'huile d'olive ● 1/2 citron confit au sel ● 4 cc de tapenade ● 1/2 bouquet de basilic ● sel, poivre

les portions pour 1 personne

1 1/2 ⬤ dont 1/2 MG

1 ♥

Les citrons confits au sel sont disponibles dans les épiceries orientales et au rayon des épices des grandes surfaces.

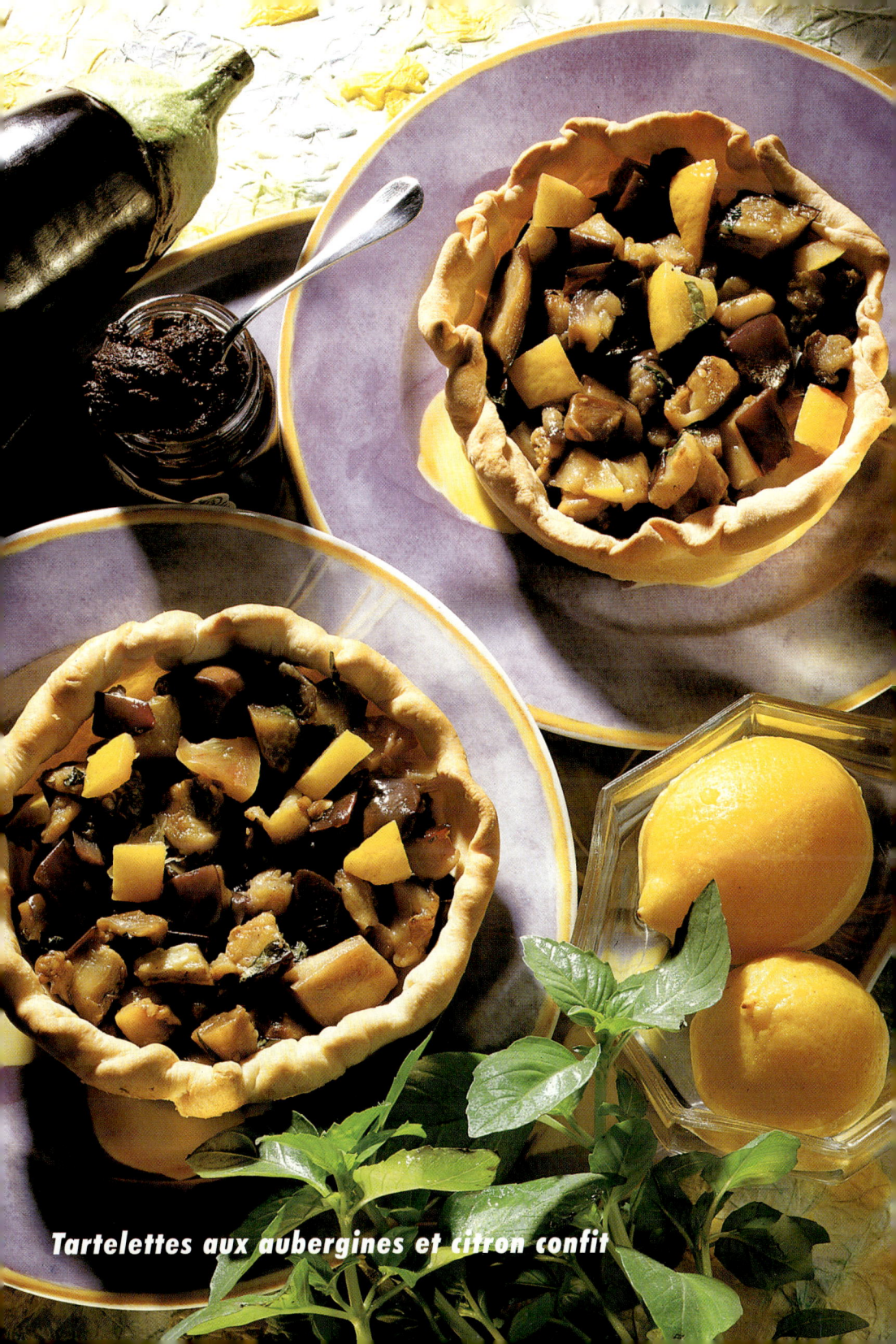

Tartelettes aux aubergines et citron confit

J U I L L E T

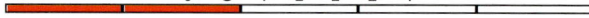

	ENTRÉE	PLAT	DESSERT
LUNDI		60 g de filet mignon de porc, 100 g de pâtes fraîches, champignons noirs, soja	Pastèque fourrée avec du melon jaune et du melon vert
		🟢 2🟠	🟢
MARDI	Salade de tomates au basilic, 100 g d'Ébly	100 g de blanc de poulet au citron, carottes Vichy	Fruits rouges au yaourt à 0 %
	🟢 1🟠	🟢 1🟠	🟢 1/2🟠
MERCREDI	Bouillon de poule avec 30 g de vermicelles chinois	***Terrine de lapin à la menthe,*** salade mesclun	1 boule de glace à la vanille
	1🟠	🟢 2🟠 dont 1/2 MG	6🔴
JEUDI	1 œuf poché, salade verte, 3 cc de vinaigrette allégée	100 g de rôti de dindonneau, haricots verts, 120 g de purée de pommes de terre	Nectarine
	🟢 2🟠 dont 1 MG	🟢 2🟠	🟢
VENDREDI	Salade verte, sauce au yaourt à 0 %	***Gratin de poisson à la provençale,*** 50 g de riz	1 part d'ananas
	🟢 1/2🟠	🟢 3 1/2🟠 dont 1 MG	🟢
SAMEDI	Gaspacho	240 g de cuisses de grenouilles poêlées, fenouil, citron	25 g de pain complet, 15 g de tomme maigre, abricots
	🟢	🟢 2🟠	🟢 1🟠
DIMANCHE	***Amuse-bouche fromager***	80 g de foies de volaille, 100 g de pâtes fraîches, champignons, 2 cc de crème fraîche allégée	Yaourt aux fruits à 0 %, 1 pomme
	🟢 1 1/2🟠	🟢 2🟠 1♥	🟢 1/2🟠

GRATIN DE POISSON
À LA PROVENÇALE

Laver les tomates et les couper en 2. Saler la partie coupée.

Préchauffer le four à th. 7 (220 °C). Rincer les filets de poisson, puis les essuyer. Les ranger dans un plat allant au four.

Faire chauffer l'huile dans une large poêle. Ajouter les tomates et les faire revenir à feu vif pendant 5 minutes sur chaque face. Les disposer ensuite sur les filets de poissons. Saler et poivrer.

Peler les gousses d'ail. Mixer les biscottes, l'ail et le parmesan. Répartir ce mélange sur les tomates et faire cuire au four pendant 20 minutes. Servir chaud.

Accompagner de riz créole ou de pommes vapeur (à comptabiliser).

Coût : ★ Difficulté : ■
Préparation : 25 min
Cuisson : 30 min
POUR 4 PERSONNES

1 kg de tomates bien mûres • 560 g de poisson (merlan, lieu, etc.) • 4 cc d'huile d'olive • 3 gousses d'ail • 3 biscottes • 60 g de parmesan • sel, poivre

les portions pour 1 personne

3 ⬤ dont 1 MG

AMUSE-BOUCHE FROMAGER

Coût : ★ Difficulté : ■
Préparation : 10 min
POUR 4 PERSONNES

24 tomates cerises • 16 œufs de caille • 1 bouquet de basilic • 8 petits Saint-Môret légers • sel • 2 cc de poivre mignonnette

les portions pour 1 personne

1 1/2 ⬤

Faire cuire les œufs de caille dans une casserole d'eau bouillante jusqu'à ce qu'ils soient durs (environ 6 minutes). Les écaler sous l'eau froide et les couper en 2 dans le sens de la longueur.

Laver les tomates, les essuyer, leur découper un petit chapeau et les évider. Saler et poivrer l'intérieur.

Laver et hacher finement le basilic. Le mélanger aux petits Saint-Môret. Poivrer.

Remplir les tomates de ce mélange et poser les petits chapeaux par-dessus.

Dans le plat de service, alterner les tomates farcies et les demi-œufs de caille en formant un cercle. Servir frais en apéritif.

149

TERRINE DE LAPIN
À LA MENTHE

Coût : ★★ Difficulté : ■■
Préparation : 20 min
Cuisson : 40 min
Réfrigération : 2 h

POUR 4 PERSONNES

4 morceaux de râble de lapin (540 g) ● 1 carotte ● 1 gros oignon ● 2 cc de margarine ● 1 CS de cognac ● 1/2 cc de poivre en grains ● 1 clou de girofle ● 1 l d'eau ● 8 feuilles de gélatine ● 1 petit bouquet de menthe ● sel

les portions pour 1 personne
2 ◯ dont 1/2 MG

■ Désosser les râbles et les couper en dés. Peler et émincer la carotte et l'oignon.

■ Dans une cocotte, faire revenir les morceaux de lapin dans la margarine jusqu'à ce qu'ils soient dorés, puis les flamber au cognac. Les saler et les réserver. Faire revenir dans la cocotte la carotte et l'oignon pendant 2 minutes.

■ Remettre les morceaux de lapin. Assaisonner avec le poivre en grains et le clou de girofle. Mouiller avec 1 litre d'eau et faire cuire à feu moyen pendant 30 minutes.

■ Pendant ce temps, faire tremper les feuilles de gélatine dans un bol d'eau froide pour les ramollir. Les égoutter.

■ Retirer les morceaux de lapin. Récupérer le jus de cuisson, le filtrer dans un grand bol et, hors du feu, y faire fondre les feuilles de gélatine une par une.

■ Laver et ciseler les feuilles de menthe. Dans une terrine, verser 1 cm de gélatine, ajouter un peu de menthe ciselée et faire prendre au froid pendant 5 minutes.

■ Déposer les morceaux de lapin dans la terrine ainsi que la carotte et l'oignon. Recouvrir avec le restant de gélatine et parsemer du reste de menthe. Mettre au froid au moins 2 heures.

■ Servir frais.

Accompagner d'une salade mesclun.

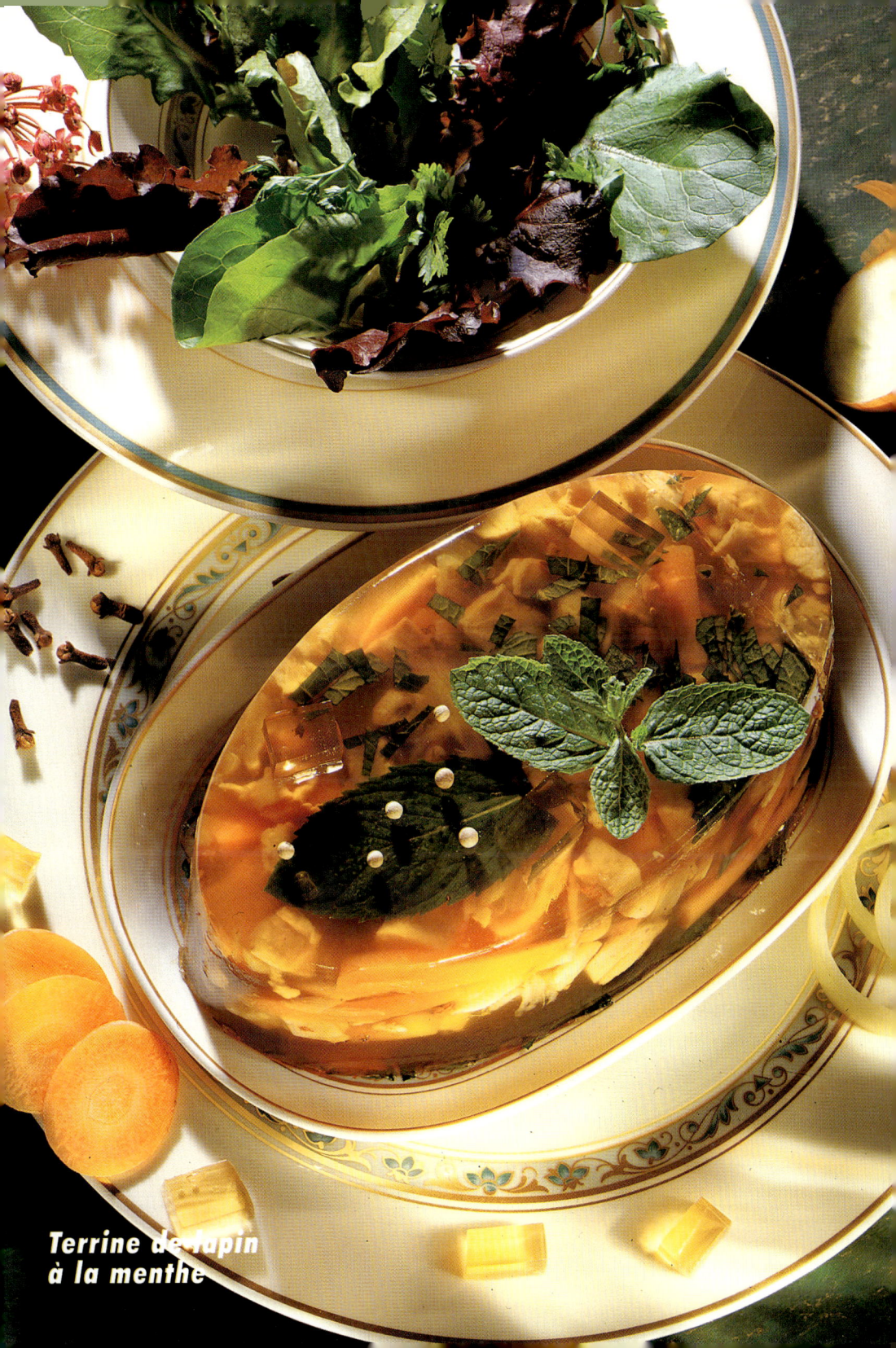

Terrine de lapin
à la menthe

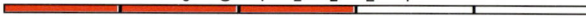

	ENTRÉE	PLAT	DESSERT
LUNDI	100 g de champignons à la grecque 1 1/2 ●	60 g de flétan, **Flan de fenouil** ● 2 ●	1 pêche ●
MARDI	**Sardines farcies au brocciu** 2 1/2 ● dont 1/2 MG	50 g de haricots rouges, 50 g de riz 1 ●	100 g de fromage blanc à 0 % aux fruits 1/2 ●
MERCREDI	Potage de légumes ●	90 g de crevettes décortiquées sautées aux poivrons, 1/2 cc d'huile de sésame ● 1 1/2 ● dont 1/2 MG	Compote de pommes, 2 tranches de pain d'épice 1 ● 1 1/2 ●
JEUDI	Tomates, 30 g de mozzarella, basilic ● 1 1/2 ●	**Aumônières de cabillaud aux blettes,** pommes de terre vapeur ● 3 ● dont 1/2 MG 1 ♥	Tarte aux fruits 6 ●
VENDREDI	100 g de taboulé du commerce 2 ●	100 g de poulet rôti, 100 g de salsifis ● 1 ●	Crème vanille allégée 1 ●
SAMEDI	**Mini-poivrons au concombre,** 1 assiette de soupe de poisson ● 1 ● 1 ●	75 g de steak tartare, persil, 1 œuf 2 ●	**Mousse d'abricots** ● 1 ●
DIMANCHE	**Cobbler au vin rosé,** Salade verte, 3 cc de vinaigrette allégée ● 1 ● MG 2 ● 1 ♥	180 g de gambas grillées flambées au whisky, 2 cc de sauce barbecue, pommes de terre vapeur 3 ● 2 ♥	Coupe de fruits rouges ●

FLAN DE FENOUIL

Coût : ★ Difficulté : ■
Préparation : 30 min
Cuisson : 35 min

POUR 4 PERSONNES

800 g de bulbes de fenouil ●
5 brins de persil plat ● 40 g de
parmesan ● 3 œufs ● 20 cl de lait
demi-écrémé ● 1 pincée de noix
de muscade ● sel, poivre

les portions pour 1 personne

1 1/2

■ Préchauffer le four à th. 5 (180 °C). Porter à ébullition de l'eau salée dans une grande casserole.

■ Laver les fenouils et ôter les feuilles trop dures. Les émincer finement dans le sens de la hauteur. Les jeter dans l'eau bouillante et les faire cuire pendant 5 minutes. Les égoutter soigneusement.

■ Laver le persil et le hacher. Râper le parmesan. Dans un bol, battre les œufs en omelette. Ajouter le lait et le parmesan. Fouetter. Saler et poivrer. Saupoudrer de noix de muscade et de persil.

■ Disposer les fenouils dans un plat allant au four. Verser par-dessus le mélange aux œufs. Faire cuire au four pendant 30 minutes. Servir chaud.

SARDINES FARCIES AU BROCCIU

Coût : ★ Difficulté : ■■
Préparation : 15 min
Cuisson : 10 min

POUR 4 PERSONNES

8 sardines fraîches (280 g) ●
120 g de brocciu ● 1 bouquet
d'estragon ● 2 cc d'huile d'olive
● 4 cc de vin blanc ● sel, poivre

les portions pour 1 personne

2 1/2 dont 1/2 MG

■ Ouvrir les sardines par le ventre et les vider soigneusement en retirant l'arête centrale. Les passer sous l'eau, puis les essuyer avec du papier absorbant.

■ Préchauffer le four à th. 7 (220 °C). Laver et hacher l'estragon. Le mélanger dans un bol avec le brocciu, l'huile d'olive, le sel et le poivre.

■ Farcir les sardines avec la préparation au brocciu. Les déposer 2 par 2 dans une papillotte de feuille d'aluminium. Ajouter 1 cuillère à café de vin blanc par papillote avant de refermer. Passer au four pendant 10 minutes.

■ Servir chaud.

Accompagner ces sardines de pommes de terre nouvelles à la vapeur
(à comptabiliser).

Le brocciu est un fromage frais de brebis originaire de Corse,
disponible chez certains fromagers. On peut le remplacer par un fromage
de chèvre frais ou même de la feta.

AUMÔNIÈRES DE CABILLAUD AUX BLETTES

Coût : ★ Difficulté : ■ ■
Préparation : 30 min
Cuisson : 30 min

POUR 4 PERSONNES

560 g de filets de cabillaud ●
400 g de vert de blettes ● 2 cc
d'huile d'olive ● 2 blancs d'œufs
● 2 carrés frais ● 5 brins de persil ● 5 brins de ciboulette ● 8 cc
de crème fraîche allégée ●
1 citron ● sel, poivre

les portions pour 1 personne

2 ◯ dont 1/2 MG
1 ♥

■ Rincer les filets de cabillaud sous l'eau fraîche, puis les essuyer soigneusement.

■ Laver les blettes et garder quatre belles feuilles. Émincer les autres. Verser l'huile dans une poêle antiadhésive. Ajouter les feuilles de blettes émincées. Les faire fondre à feu très doux pendant 10 minutes, en remuant.

■ Laver les herbes. Mettre dans le bol du mixeur le poisson, les blettes cuites, les blancs d'œufs crus non battus, les carrés frais et les herbes. Saler et poivrer. Mixer quelques instants.

■ Porter à ébullition une grande quantité d'eau dans un cuit-vapeur. Répartir la farce au poisson dans les feuilles de blettes réservées. Les replier sur elles-mêmes et les maintenir avec de la ficelle de cuisine. Faire cuire à la vapeur pendant 20 minutes.

■ Presser le citron et battre la crème fraîche avec le jus de citron, du sel et du poivre. Servir les aumônières arrosées de sauce.

Accompagner de pommes vapeur (à comptabiliser).

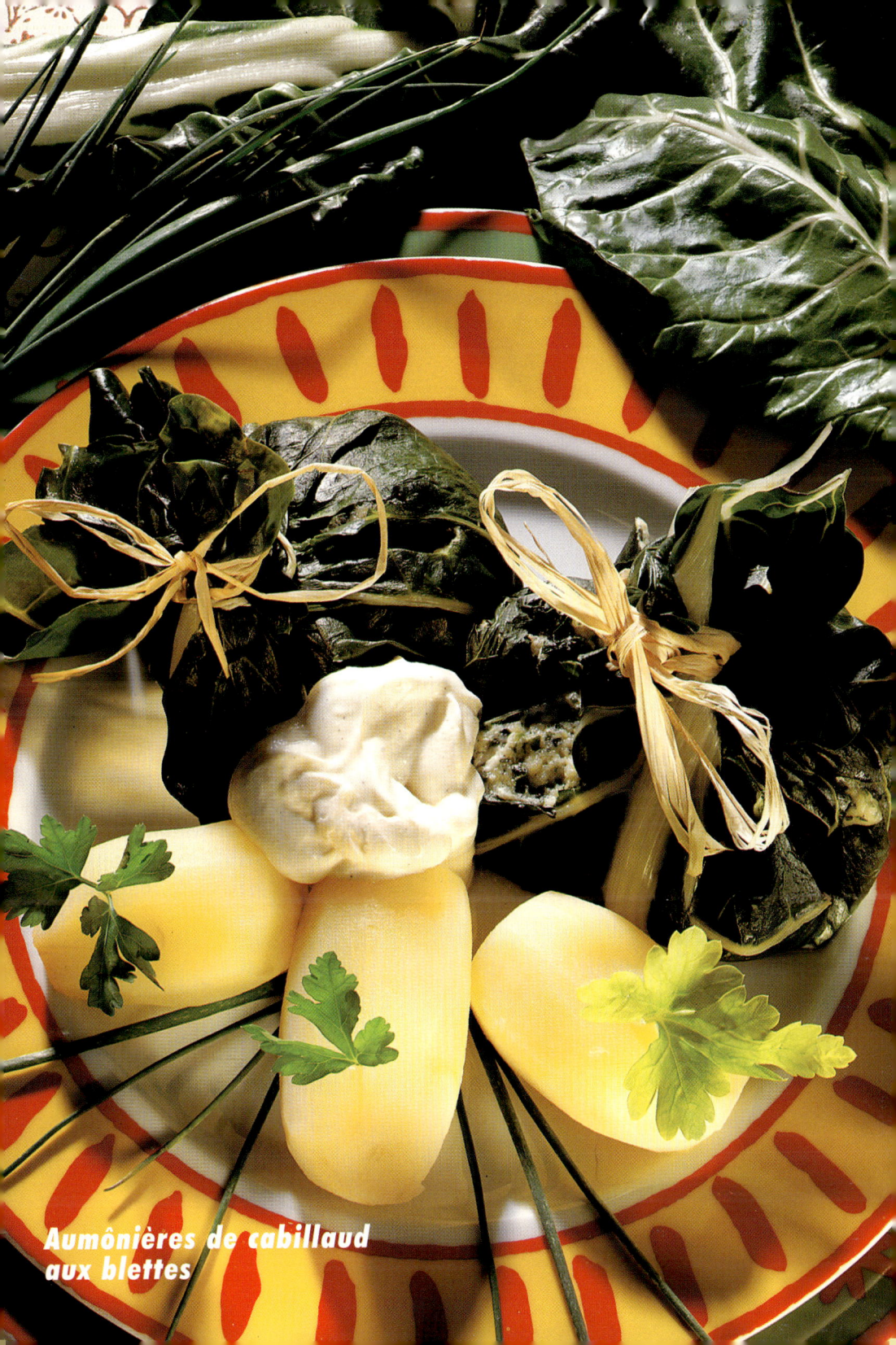
Aumônières de cabillaud
aux blettes

MINI-POIVRONS AU CONCOMBRE

Coût : ★ Difficulté : ■
Préparation : 10 min
POUR 4 PERSONNES

4 mini-poivrons rouges ●
1/2 concombre ● 4 feuilles de
menthe ● 1 yaourt nature à 0 % ●
sel, poivre

les portions pour 1 personne

1

■ Laver et couper les mini-poivrons en 2. Les épépiner. Peler le demi-concombre et le couper en petits dés. Laver et ciseler la menthe.

■ Mélanger les petits dés de concombre avec la menthe et le yaourt. Saler, poivrer et farcir les poivrons de cette préparation. Servir en apéritif.

MOUSSE D'ABRICOTS

■ Faire ramollir la gélatine dans un bol d'eau froide. Laver les abricots, les couper en 2 et les dénoyauter.

■ Réduire les abricots en purée au mixeur. Verser la purée dans un saladier. Presser le citron et ajouter le jus dans le saladier ainsi que l'édulcorant. Incorporer le fromage blanc.

■ Faire chauffer 2 cuillères à soupe d'eau et y dissoudre la gélatine. L'incorporer à la préparation aux abricots en la faisant couler en filet et en remuant constamment avec une cuillère en bois. Mettre au frais pendant au moins 2 heures avant de servir.

Coût : ★ Difficulté : ■
Préparation : 15 min
Réfrigération : 2 h
POUR 4 PERSONNES

400 g d'abricots ● 2 CS d'édulcorant en poudre ● 1 citron ●
400 g de fromage blanc à 20 % ●
1 feuille de gélatine

les portions pour 1 personne

1

COBBLER AU VIN ROSÉ

■ Prendre 2 verres à cocktail. Dans chacun d'eux, verser 1 cuillère à café de fructose, la moitié des fruits encore surgelés et la moitié du vin rosé. Laisser flotter 2 feuilles de menthe pour la décoration.

■ Servir sans attendre avec une cuillère à cocktail.

Coût : ★ Difficulté : ■
Préparation : 10 min
POUR 2 PERSONNES

100 g de myrtilles et grains de cassis surgelés ● 2 cc de fructose ● 12,5 cl de vin rosé (Provence) ● 4 feuilles de menthe

les portions pour 1 personne

2 ⬤
1 ♥

	ENTRÉE	PLAT	DESSERT
LUNDI		90 g de fruits de mer, 100 g de riz, 200 g de chou-fleur, 3 CS de béchamel	100 g de fromage blanc à 0 % aux fruits
		● 2● 4●	1/2●
MARDI	20 g de saucisson à l'ail	*Ailerons de poulet marinés,* 100 g de semoule de couscous, 200 g d'aubergines, 1 cc d'huile d'olive	1 part de melon
	3●	● 3● dont 1 1/2 MG 1●	●
MERCREDI	Courgettes crues en salade, ail, citron, 1/2 cc d'huile d'olive	2 tomates farcies avec : 60 g de tofu, 1 œuf dur, 60 g de maïs, céleri-branche, 2 cc de mayonnaise allégée	100 g de prunes
	● 1/2● MG	3● dont 1 MG	1●
JEUDI	Artichaut nature, 3 cc de vinaigrette allégée	60 g de noisette d'agneau, pommes de terre	Salade de fruits rouges
	● 1● MG	3●	●
VENDREDI	*Salade aux herbes et au poivron*	120 g de sole, 200 g de poireaux, 2 cc de crème fraîche allégée, 50 g de pain	1 yaourt nature à 0 %
	● 1 1/2● dont 1 MG	● 2● 1♥	1/2●
SAMEDI	100 g de pois chiches, tomates, 3 cc de vinaigrette allégée	60 g de brochette de bœuf, brochettes de légumes	Framboises
	● 2● dont 1 MG	● 1●	●
DIMANCHE	90 g de langoustines	60 g de rôti de veau au porto, 300 g de champignons	*Salade du soleil aux pistaches*
	1●	● 1●	● 1 1/2● 2♥

AILERONS DE POULET MARINÉS

■ Écraser le clou de girofle au pilon. Peler et émincer l'ail. Mélanger la sauce soja, le miel, l'ail, le clou de girofle et les feuilles de laurier. Ajouter 10 cl d'eau. Saler et poivrer généreusement. Retirer la peau des ailerons de poulet et les mettre à mariner 3 heures dans la préparation.

■ Après ce temps, égoutter les ailerons de poulet. Dans une sauteuse ou un wok, faire chauffer l'huile et faire dorer les ailerons sur les 2 faces. Baisser le feu et laisser caraméliser doucement pendant 15 minutes. Servir chaud ou tiède.

Coût : ★ Difficulté : ■
Préparation : 10 min
Marinade : 3 h
Cuisson : 15 min

POUR 4 PERSONNES

400 g d'ailerons de poulet ● 1 clou de girofle ● 2 gousses d'ail ● 2 CS de sauce soja ● 4 cc de miel liquide ● 2 feuilles de laurier ● 2 cc d'huile de maïs ● sel, poivre

les portions pour 1 personne

1 ◯ dont 1/2 MG

1 ●

SALADE AUX HERBES ET AU POIVRON

Coût : ★ Difficulté : ■
Préparation : 30 min
Cuisson : 15 min

POUR 4 PERSONNES

1 poivron rouge ● 1 salade romaine ● 1 petite poignée de roquette ● 1 bouquet de basilic ● 1 bouquet de coriandre ● 1 bulbe de fenouil ● 40 g de parmesan ● 4 cc d'huile d'olive ● fleur de sel, poivre

les portions pour 1 personne

●

1 1/2 ◯ dont 1 MG

■ Mettre le poivron sous le gril du four (sans pré-chauffage) et le faire cuire pendant 15 minutes en le retournant régulièrement. Le peler, l'épépiner et le couper en lanières.

■ Laver et égoutter les salades. Effeuiller le basilic et la coriandre. Laver et couper le fenouil en très fines lamelles. Couper le parmesan en petits dés.

■ Mettre tous les ingrédients dans un saladier, mélanger et arroser d'huile d'olive. Saler, poivrer et servir.

SALADE DU SOLEIL
AUX PISTACHES

■ Fendre la gousse de vanille en 2 dans le sens de la longueur. La mettre dans une casserole avec 30 cl d'eau et le fructose. Porter à ébullition, puis éteindre le feu et réserver.

■ Peler les pêches. Les couper en quartiers. Laver et couper les abricots en 4 en les dénoyautant.

■ Mettre les fruits à infuser dans le sirop de vanille tiède. Couvrir et laisser refroidir. Réserver au réfrigérateur pendant 1 heure.

■ Piler grossièrement les pistaches. Laver la menthe et la ciseler. Servir la salade de fruits fraîche, en la parsemant des pistaches, des pignons de pin et de la menthe.

Coût : ★ Difficulté : ■
Préparation : 30 min
Cuisson : 5 min
Réfrigération : 1 h

POUR 4 PERSONNES

1 gousse de vanille ● 8 cc de fructose ● 400 g de pêches jaunes ● 400 g d'abricots ● 1/2 bouquet de menthe ● 24 pistaches ● 4 CS de pignons de pin

les portions pour 1 personne

●
1 1/2 ●
2 ♥

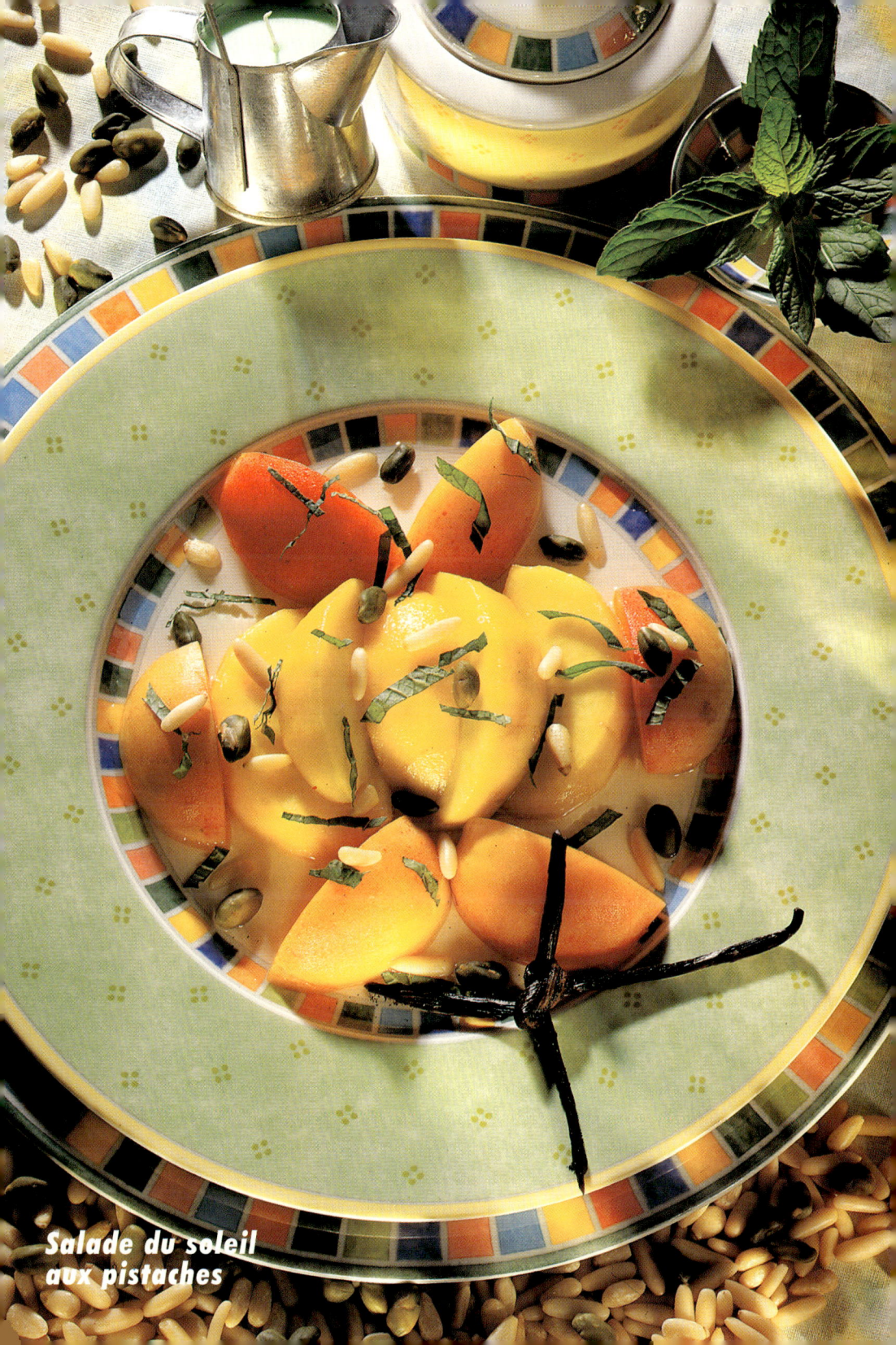

Salade du soleil
aux pistaches

	E N T R É E	P L A T	D E S S E R T
LUNDI	Betteraves, citron	2 œufs en omelette, champignons de Paris	1 yaourt entier aux fruits
	●	● 2○	1○
MARDI		90 g de calamars, 100 g de riz, 200 g de tomates, 1 cc d'huile	Ananas à la broche
		● 3○ dont 1 MG	●
MERCREDI	*Tarte fine à la tomate*	2 côtelettes d'agneau grillées (2 x 30 g), courgettes au cumin	100 g de quetsches
	● 1 1/2○ dont 1/2 MG 1♥	● 2○	1○
JEUDI	Fenouil en salade, citron	100 g de brochette de dinde, poivrons, 100 g de fèves fraîches	Abricots
	●	● 2○	●
VENDREDI	Salade verte, 1/4 d'avocat, 1,5 cc de vinaigrette allégée	Taboulé (20 g de semoule, tomates, concombre, citron, menthe)	100 g de flan au caramel reconstitué
	● 1 1/2○ dont 1/2 MG	● 1/2○	1○
SAMEDI	Concombre, 3 cc de vinaigrette allégée	*Roulés de sole aux girolles,* 100 g de riz	Framboises
	● 1○ MG	● 3○ dont 1 MG	●
DIMANCHE	1 œuf en gelée	*Curry de crevettes aux mangues*	1 pêche
	1 1/2○	1/2● 2 1/2○ dont 1/2 MG 1/2●	●

TARTE FINE À LA TOMATE

Préchauffer le four à th. 5 (180 °C). Laver les tomates, ôter le pédoncule, les couper en très fines lamelles.

Étaler la pâte finement sur une plaque de four anti-adhésive ou farinée. Étaler la tapenade sur le fond, puis répartir les rondelles de tomates, en laissant 1 cm de vide tout autour. Saler et poivrer. Saupoudrer de thym, arroser d'huile et enfourner.

Laisser cuire pendant 30 minutes et servir.

Coût : ★ Difficulté : ■
Préparation : 15 min
Cuisson : 30 min
POUR 4 PERSONNES

200 g de pâte à pain ● 6 tomates olivettes ● 4 cc de tapenade ● 3 branches de thym frais ● 2 cc d'huile d'olive ● 1 CS de farine ● sel, poivre

les portions pour 1 personne

1 1/2 ● dont 1/2 MG

1 ♥

ROULÉS DE SOLE AUX GIROLLES

Coût : ★★ Difficulté : ■
Préparation : 15 min
Cuisson : 6 min
POUR 4 PERSONNES

4 filets de sole (560 g) ● 400 g de girolles ● 2 branches de céleri (branches + feuilles) ● 4 oignons nouveaux ● 8 cc de pâte à tartiner ● 2 branches de thym frais ● 2 cc de cerfeuil ciselé ● sel, poivre

les portions pour 1 personne

2 ● dont 1 MG

Nettoyer les girolles et les faire revenir à sec pendant 5 minutes à feu vif dans une poêle antiadhésive. Saler et poivrer. Laver les branches de céleri. Peler et émincer les oignons.

Saler et poivrer les filets de sole. Rouler chaque filet sur lui-même et le maintenir avec une pique en bois. Placer ces roulés dans un panier à vapeur sur un lit de céleri (branches et feuilles). Ajouter les girolles et les oignons. Faire cuire à la vapeur pendant 6 minutes.

Travailler la pâte à tartiner avec le thym. Déposer cette pâte sur chaque roulé, parsemer de cerfeuil et servir entouré des girolles.

163

CURRY DE CREVETTES AUX MANGUES

Coût : ★★ Difficulté : ■
Préparation : 20 min
Cuisson : 20 min

POUR 4 PERSONNES

■ Peler et émincer les oignons. Peler et râper le gingembre. Peler et couper la mangue en petits dés. Laver et ciseler la coriandre.

■ Faire chauffer l'huile dans une grande sauteuse. Y faire revenir doucement les oignons pendant 5 minutes. Ajouter le curry et le gingembre. Mélanger, puis verser le lait de coco. Couvrir et poursuivre la cuisson à feu doux pendant 10 minutes.

■ Faire cuire le riz basmati dans de l'eau bouillante salée pendant 8 minutes environ.

■ Décortiquer les crevettes. Presser le citron et ajouter le jus dans la sauteuse, ainsi que les crevettes et les dés de mangue. Saler et poivrer. Mélanger et faire cuire encore 5 minutes à feu doux. Éteindre le feu, puis saupoudrer de coriandre ciselée. Servir aussitôt avec le riz basmati.

900 g de crevettes tropicales entières ou gambas (450 g décortiquées) • *100 g d'oignons* • *40 g de gingembre frais* • *1 grosse mangue pas trop mûre (200 g de chair)* • *1 bouquet de coriandre fraîche* • *1 cc d'huile de tournesol* • *3 cc de curry* • *20 cl de lait de coco* • *1 citron vert* • *120 g de riz basmati* • *sel, poivre*

les portions pour 1 personne

1/2 🟢
2 1/2 🟡 dont 1/2 MG
1/2 🔴

Pour calmer le feu des épices, servir à part du yaourt brassé dans des coupelles (à comptabiliser).

Les crevettes tropicales sont des crevettes principalement originaires de Guyane, sans colorant, à chair croquante qui se maintient bien à la cuisson.

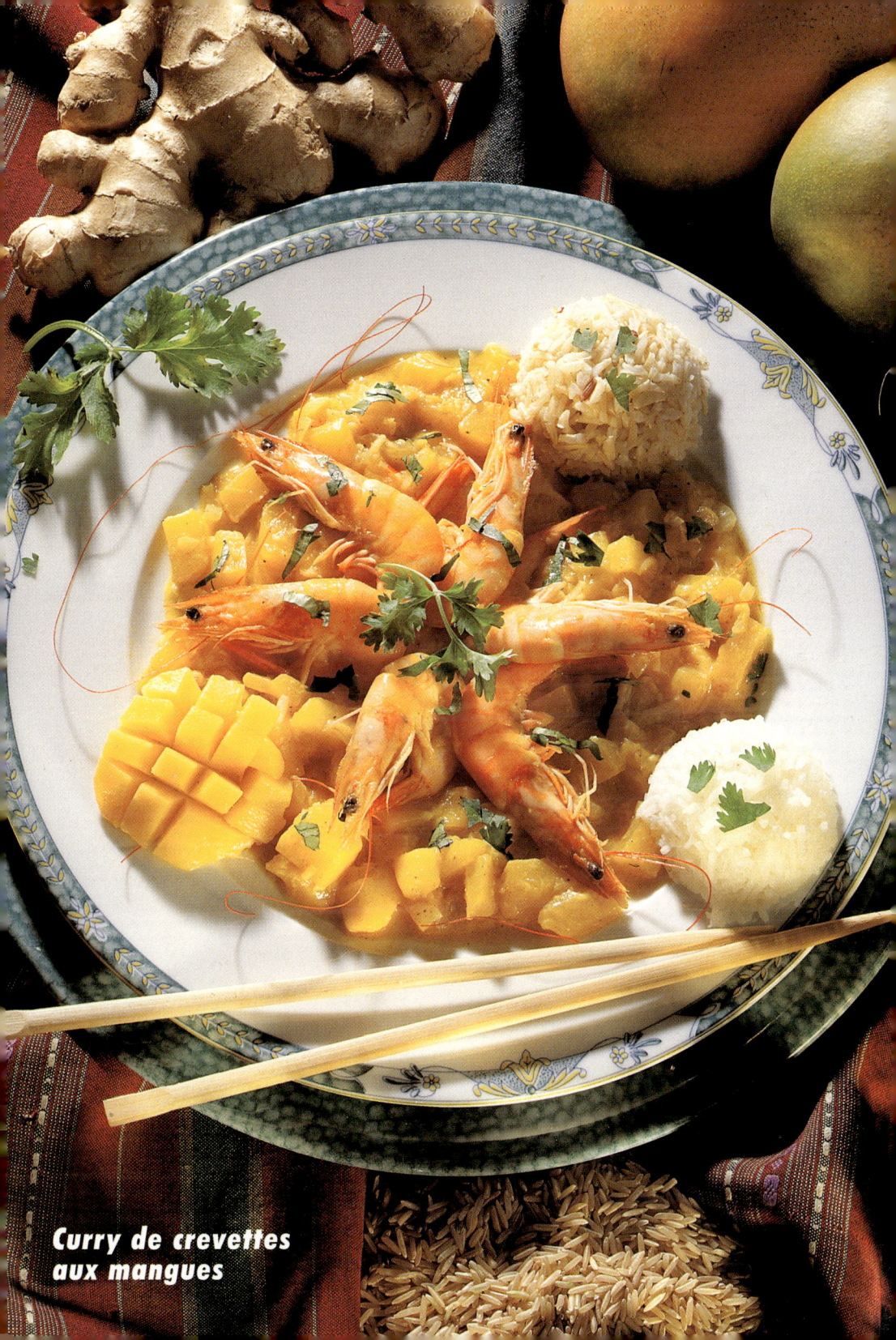

**Curry de crevettes
aux mangues**

	ENTRÉE	PLAT	DESSERT
LUNDI	Salade de tomates au basilic, 3 cc de vinaigrette allégée	*Grecque de légumes aux crevettes*	5 abricots
	● 1○ MG	● 1○	●
MARDI	*Taboulé aux pois chiches*	1 filet de merlan de 120 g, 2 cc de crème fraîche allégée, haricots verts	100 g de fromage blanc à 0 %, framboises
	2 1/2○ dont 1 MG	● 1○ 1♥	● 1/2○
MERCREDI		100 g de lentilles en salade avec : 2 saucisses allégées, 3 cc de vinaigrette allégée, concombre, cœurs de palmiers	Crème à la vanille allégée
		● 3○ dont 1 MG	1○
JEUDI	1 part de melon	*Galettes de tofu à l'avoine,* ratatouille	1 petit-suisse à 30 %, 1 cc de confiture diététique
	●	● 2 1/2○ dont 1 MG	1○ 1♥
VENDREDI	Salade de haricots verts, pommes de terre, 3 cc de vinaigrette allégée	*Omelette à la piperade*	1 pêche
	● 2○ dont 1 MG	● 2 1/2○ dont 1/2 MG	●
SAMEDI	Radis	*Escalopes de poulet à la mode thaï*	1 brugnon
	●	● 2○ dont 1 MG	1○
DIMANCHE	Champignons, jus de citron, 4 cc de crème fraîche allégée	2 cailles rôties, 1 pêche, 150 g de petits pois, carottes	*Cœurs tendres à la pêche au coulis de framboises*
	● 2♥	● 2○	● 2○ 1/2○

A O Û T

GRECQUE DE LÉGUMES AUX CREVETTES

Coût : ★★ Difficulté : ■
Préparation : 20 min
Cuisson : 25 min
POUR 4 PERSONNES

720 g de grosses crevettes (360 g décortiquées) ● 300 g de brocolis ● 200 g de carottes ● 300 g de courgettes ● 200 g d'oignons blancs ● 1 gousse d'ail ● 1 citron non traité ● 25 cl de vin blanc sec ● 2 brins de thym ● 1 feuille de laurier ● 1 CS de graines de coriandre ● sel, poivre

les portions pour 1 personne

1

■ Laver et séparer les brocolis en petits bouquets. Peler les carottes et les tailler en petits dés. Laver les courgettes et les couper en cubes sans les peler. Peler les oignons et la gousse d'ail. Laver le citron, prélever le zeste et le couper en fine julienne.

■ Verser le vin blanc dans une grande sauteuse antiadhésive. Ajouter le zeste de citron, le thym, le laurier, la coriandre et l'ail. Assaisonner de sel et de poivre. Porter à ébullition et laisser frémir pendant 10 minutes à couvert. Ajouter les légumes et poursuivre la cuisson 10 minutes, toujours à feu doux.

■ Pendant ce temps, décortiquer les crevettes.

■ Réserver les légumes avec la moitié du jus dans une soupière.

■ Verser les crevettes dans la sauteuse et les faire cuire dans le jus restant pendant 3 à 5 minutes selon la taille. Les retirer à l'aide d'une écumoire et les disposer sur la grecque de légumes. Servir chaud ou froid.

TABOULÉ AUX POIS CHICHES

Coût : ★ Difficulté : ■
Préparation : 15 min
Cuisson : 5 min
Réfrigération : 30 min
POUR 4 PERSONNES

120 g de semoule de couscous ● 2 grosses tomates bien mûres ● 1 bouquet de persil ● 10 feuilles de menthe ● 200 g de pois chiches en conserve ● 1 citron ● 4 cc d'huile d'olive ● 1 pincée de cumin en grains ● 1 pincée de coriandre en poudre ● sel, poivre

les portions pour 1 personne

2 1/2 ◯ dont 1 MG

■ Faire gonfler la semoule dans de l'eau bouillante salée, comme indiqué sur le paquet.

■ Laver les tomates, le persil et la menthe. Couper les tomates en très petits dés. Hacher les herbes finement. Mettre l'ensemble dans un saladier.

■ Rincer et égoutter les pois chiches. Les ajouter dans le saladier. Verser également la semoule et mélanger.

■ Presser le citron, verser le jus dans le saladier ainsi que l'huile, le cumin et la coriandre. Saler et poivrer. Laisser au frais pendant 30 minutes environ jusqu'au moment de servir.

GALETTES DE TOFU À L'AVOINE

Coût : ★ Difficulté : ■
Préparation : 20 min
Réfrigération : 15 min
Cuisson : 10 min
POUR 4 PERSONNES

360 g de tofu ● 60 g de flocons d'avoine ● 2 oignons ● 4 cc de margarine ● 1 œuf ● 1/2 cc de paprika ● 2 cc de ciboulette hachée ● sel, poivre

les portions pour 1 personne

2 1/2 ◯ dont 1 MG

■ Peler et hacher les oignons. Les faire fondre à la poêle 2 à 3 minutes dans 2 cuillères à café de margarine.

■ Battre l'œuf en omelette. Écraser le tofu à la fourchette. Ajouter les flocons d'avoine, les oignons tiédis, le paprika, la ciboulette, l'œuf battu, le sel et le poivre, puis mélanger. Façonner 8 boulettes de la grosseur d'une mandarine, les aplatir et les réserver 15 minutes au réfrigérateur.

■ Faire chauffer la margarine restante dans une poêle antiadhésive. Y faire dorer les galettes pendant 3 minutes de chaque côté. Servir aussitôt.

Accompagner d'une ratatouille.

OMELETTE À LA PIPERADE

Coût : ★ Difficulté : ■
Préparation : 20 min
Cuisson : 30 min
POUR 4 PERSONNES

6 œufs ● 1/2 poivron rouge ● 1/2 poivron vert ● 2 tomates ● 1 oignon ● 1 gousse d'ail ● 2 cc d'huile d'olive ● 4 tranches fines de jambon de Bayonne (80 g) ● poivre

les portions pour 1 personne

2 1/2 ◯ dont 1/2 MG

■ Laver les demi-poivrons. Les épépiner, puis les détailler en lanières. Inciser les tomates en croix. Les ébouillanter 2 minutes, puis les peler. Les épépiner et les couper en dés. Peler et hacher l'oignon et l'ail.

■ Faire fondre l'oignon et l'ail pendant 2 minutes à la poêle dans l'huile d'olive. Ajouter les poivrons. Poursuivre la cuisson pendant 5 minutes à feu doux. Ajouter les tomates. Poivrer légèrement. Laisser cuire pendant 20 minutes en remuant souvent.

■ Couper le jambon en languettes. Les ajouter dans la poêle sur les légumes en fin de cuisson.

■ Battre les œufs en omelette dans un saladier. Poivrer si nécessaire. Les verser dans la poêle. Faire cuire en ramenant les bords vers le centre jusqu'à ce que l'omelette soit prise. La faire glisser sur un plat, verser la piperade tout autour et servir aussitôt.

CŒURS TENDRES À LA PÊCHE AU COULIS DE FRAMBOISES

■ Prendre 2 petits moules en forme de cœur d'une contenance de 20 cl. Faire ramollir les feuilles de gélatine pendant 10 minutes dans de l'eau froide.

■ Éplucher les pêches et retirer les noyaux. Les laisser égoutter un peu, puis mixer la chair. Prélever 2 cuillères à soupe de jus et les réserver. Mélanger le lait concentré et 3 cuillères à café d'édulcorant à la pulpe de pêche. Mélanger le tout de façon à obtenir une crème homogène.

■ Mettre à chauffer les 2 cuillères à soupe de jus de pêches dans une petite casserole. Hors du feu, délayer la gélatine dans la casserole. Lorsqu'elle est dissoute, bien la mélanger à la crème de pêches. Battre les blancs d'œufs en neige avec la pincée de sel et ajouter, peu à peu, l'édulcorant restant. Les incorporer délicatement à la préparation.

■ Passer les petits moules sous l'eau froide, sans les essuyer, pour faciliter le démoulage. Répartir la crème de pêches dans les moules et faire prendre au réfrigérateur pendant 4 heures.

Coût : ★★ Difficulté : ■■
Préparation : 20 min
Réfrigération : 4 h

POUR 2 PERSONNES

4 pêches bien mûres (300 g de chair) ● 3 feuilles de gélatine ● 160 g de lait concentré demi-écrémé non sucré ● 4 cc d'édulcorant ● 2 blancs d'œufs ● 1 pincée de sel ● Pour le coulis de framboises : 100 g de framboises ● 2 cc de jus de citron ● 1 cc d'édulcorant ● Pour la décoration : 4 petits anneaux de citron confit ● quelques fleurs de violettes naturelles ou au sucre (facultatif)

les portions pour 1 personne

2
1/2

■ Préparer le coulis de framboises juste avant de servir : laver les framboises et les essuyer dans du papier absorbant. Les mixer et les tamiser pour retirer les grains. Ajouter le jus de citron et l'édulcorant, puis mélanger.

■ Au moment de servir, plonger le fond des moules dans de l'eau tiède pendant 10 secondes. Les démouler sur des assiettes de service et napper de coulis de framboises. Décorer chaque cœur de 2 anneaux de citron confit entrelacés et de quelques fleurs de violettes sur le dessus. Servir aussitôt.

ESCALOPES DE POULET
À LA MODE THAÏ

Coût : ★★ Difficulté : ■
Préparation : 15 min
Cuisson : 30 min

POUR 4 PERSONNES

4 blancs de poulet (4 x 130 g) •
40 g de gingembre frais •
2 gousses d'ail • *400 g de pois gourmands* • *2 cc d'huile de tournesol* • *1 tablette de bouillon de volaille dégraissé* • *8 cl de vin de xérès* • *200 g de pousses de bambou en conserve* • *2 cc d'huile de sésame* • *1 CS de coriandre ciselée* • *sel, poivre*

les portions pour 1 personne

2 ◯ dont 1 MG

■ Peler et hacher l'ail. Râper le gingembre. Laver et effiler les pois gourmands.

■ Répartir la moitié du gingembre sur les escalopes de poulet. Assaisonner de sel et de poivre. Rouler les escalopes et les maintenir à l'aide de piques en bois.

■ Diluer la tablette de bouillon dans 12 cl d'eau. Faire chauffer l'huile de tournesol dans une poêle antiadhésive ou dans un wok. Y faire dorer les escalopes sur toutes les faces. Ajouter l'ail et le reste du gingembre. Mouiller avec le bouillon et le vin de xérès. Faire cuire à couvert à feu doux pendant 10 minutes.

■ Pendant ce temps, faire cuire les pois gourmands dans un grand volume d'eau pendant 10 minutes.

■ Rincer et égoutter les pousses de bambou. Les émincer et les ajouter dans la poêle ou le wok, ainsi que les pois gourmands cuits. Poursuivre la cuisson encore 5 minutes.

■ Arroser d'huile de sésame, parsemer de coriandre et servir chaud.

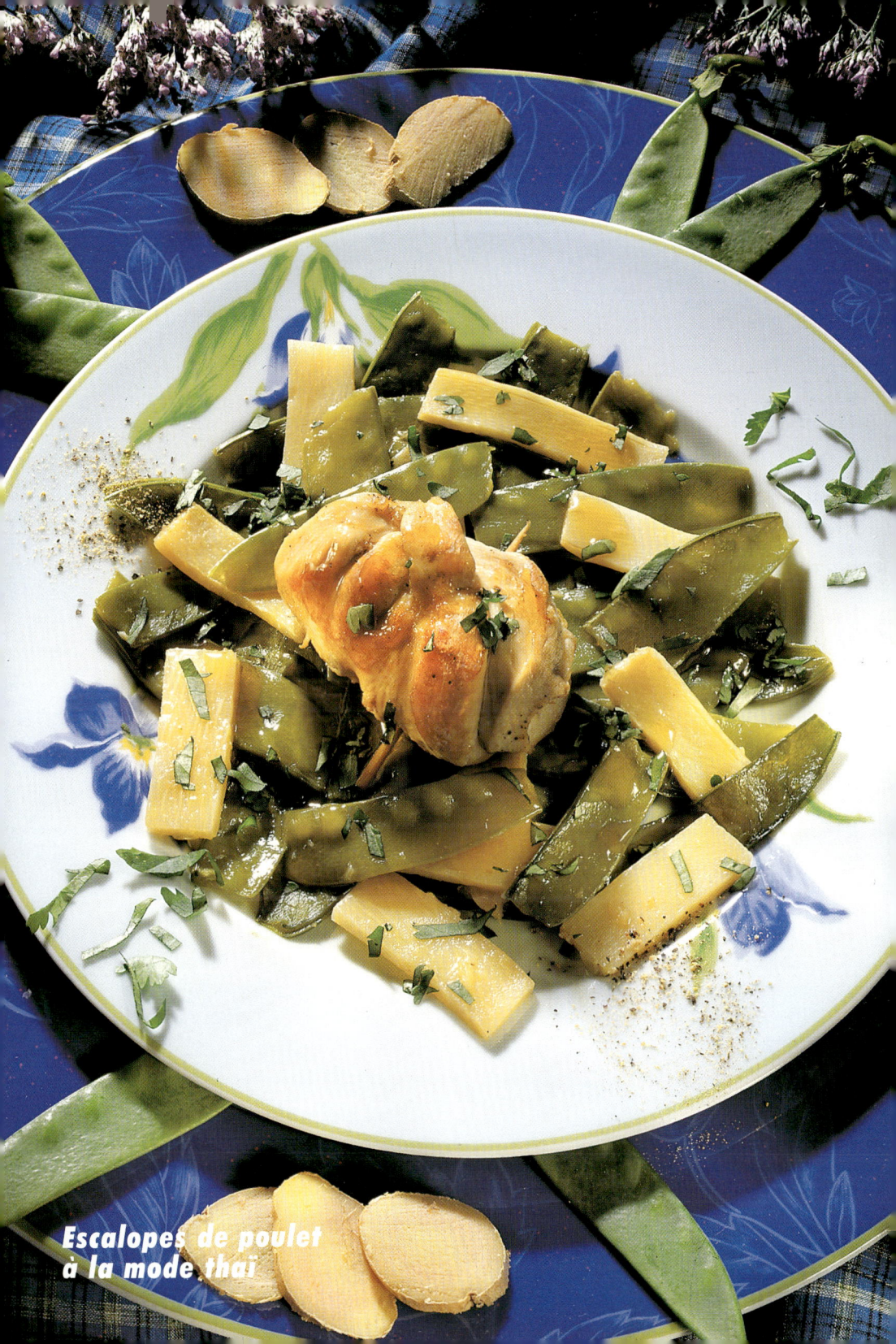

*Escalopes de poulet
à la mode thaï*

	ENTRÉE	PLAT	DESSERT
LUNDI	Cœurs de palmiers, 3 cc de vinaigrette allégée	60 g de hareng, pommes de terre	Mûres
	🟢 1🟠 MG	2🟠	🟢
MARDI	Chou-fleur cru	*Bœuf gratiné au céleri,* salade verte, 1,5 cc de vinaigrette allégée	100 g de fromage blanc à 0 % aux fruits
	🟢	🟢 2 1/2🟠 dont 1 MG	1/2🟠
MERCREDI	Artichaut	1 côte de porc filet (90 g), 200 g de côtes de blettes	100 g de compote d'abricots
	🟢	🟢 1 1/2🟠	1🟠
JEUDI	Salade avec : 100 g de lentilles, carottes, 3 cc de vinaigrette allégée	90 g de fruits de mer, 100 g de pâtes	1 poire Williams
	🟢 2🟠 dont 1 MG	2🟠	🟢
VENDREDI	*Soufflé aux tomates de saison*	120 g de maquereau, 200 g de carottes, pommes de terre	Fraises des bois
	🟢 1 1/2🟠 1 1/2♥	🟢 2🟠	🟢
SAMEDI	1 part de melon	120 g de sole, 200 g de girolles, 50 g de pain	1 yaourt aux fruits
	🟢	🟢 2🟠	1🟠
DIMANCHE	Céleri, sauce yaourt à 0 %	100 g de canard rôti, 200 g de carottes et navets	*Rosace de fruits, crème verte*
	🟢 1/2🟠	🟢 2🟠	1🟢 1🟠 1/2🔴

BŒUF GRATINÉ AU CÉLERI

Peler l'oignon et l'ail, laver le persil. En faire un hachis assez fin. Égoutter les tomates concassées.

Éplucher le céleri, le laver et le couper en petits cubes. Le faire cuire à l'eau bouillante salée pendant 10 minutes (ou 15 minutes à la vapeur), puis l'égoutter.

Faire chauffer l'huile dans une cocotte. Ajouter le hachis d'aromates et la viande hachée. Saler, poivrer et ajouter le thym. Faire revenir à feu vif pendant 10 minutes en remuant. Verser les tomates concassées et laisser mijoter pendant 15 minutes à feu doux.

Préchauffer le four à th. 7 (220 °C). Étaler la moitié du céleri dans un plat à gratin. Couvrir avec la moitié de la viande à la tomate, ajouter le reste du céleri, puis terminer par une couche de viande. Parsemer de gruyère et enfourner. Laisser gratiner pendant 20 minutes. Servir chaud.

Accompagner d'une salade verte.

Coût : ★ Difficulté : ■
Préparation : 30 min
Cuisson : 55 min

POUR 4 PERSONNES

480 g de steak haché à 5 % ● 1 grosse boîte de tomates concassées (420 g) ● 1 gros oignon ● 1 gousse d'ail ● 10 brins de persil frisé ● 1 bulbe de céleri-rave ● 2 cc d'huile d'olive ● 1 brin de thym ● 40 g de gruyère râpé ● sel, poivre

les portions pour 1 personne

2 ◯ dont 1/2 MG

SOUFFLÉ AUX TOMATES DE SAISON

Coût : ★ Difficulté : ■■
Préparation : 25 min
Cuisson : 50 min

POUR 4 PERSONNES

500 g de tomates fermes ● 1 oignon ● 2 gousses d'ail ● 1 bouquet de basilic ● 1 cc d'origan ● 2 CS de Maïzena ● 80 g de lait concentré demi-écrémé non sucré ● 4 œufs ● sel, poivre

les portions pour 1 personne

1 1/2 ◯
1 1/2 ♥

Plonger les tomates quelques secondes dans de l'eau bouillante, les rafraîchir, les peler et les couper en dés. Peler l'oignon et l'émincer. Peler l'ail. Laver, essorer et ciseler le basilic.

Dans une casserole, mettre les tomates, l'ail, l'oignon et la moitié du basilic. Saupoudrer d'origan, saler et poivrer. Faire cuire doucement jusqu'à ce que les tomates soient confites. Passer au tamis.

Délayer la Maïzena avec un peu d'eau. La verser dans une petite casserole, ajouter le lait et tourner sans arrêt pour obtenir un mélange homogène. Faire épaissir en portant à ébullition à feu moyen, sans cesser de remuer. Hors du feu, ajouter la purée de tomates.

Préchauffer le four à th. 7 (220 °C). Casser les œufs et séparer les blancs des jaunes. Monter les blancs en neige ferme. Ajouter les jaunes à la préparation aux tomates et homogénéiser. Incorporer délicatement les blancs d'œufs au mélange.

Verser dans un moule à soufflé antiadhésif. Enfourner 25 minutes environ en surveillant la coloration. Servir aussitôt, en décorant avec le reste de basilic.

ROSACE DE FRUITS, CRÈME VERTE

■ Préparer la crème verte : dans une casserole, porter le lait à ébullition avec l'extrait de vanille. Dans un saladier, battre les jaunes d'œufs avec le sucre. Ajouter, petit à petit, le lait chaud. Reverser dans la casserole et porter de nouveau à ébullition sur feu doux jusqu'à ce que la crème nappe la cuillère. Laisser refroidir, puis incorporer le fromage blanc et le curaçao. Réserver au réfrigérateur.

■ À l'aide d'une cuillère à pomme parisienne, prélever des billes de melon et de pastèque. Réserver la demi-coque de melon qui servira à contenir la crème verte.

■ Laver les autres fruits. Couper les abricots en 2, les figues et les tranches d'ananas en 4. Éplucher et détailler les brugnons en grosses lamelles.

■ Presser le citron et citronner légèrement les fruits. Les ranger harmonieusement sur un grand plat de service rond. Placer la coque de melon au centre et la remplir de crème verte. Décorer avec le bouquet de menthe et servir.

Coût : ★★ Difficulté : ■
Préparation : 50 min
Cuisson : 15 min

POUR 6 PERSONNES

1/2 melon (200 g de chair) • 1/4 de pastèque (200 g de chair) • 4 petits abricots bien mûrs • 2 brugnons • 4 figues • 4 tranches d'ananas • 1 citron • 1 petit bouquet de menthe fraîche • Pour la crème verte : 20 cl de lait demi-écrémé • 1 cc d'extrait de vanille • 3 jaunes d'œufs • 2 cc de sucre • 200 g de fromage blanc à 20 % • 2 cc de curaçao bleu

les portions pour 1 personne

1 ●
1 ●
1/2 ●

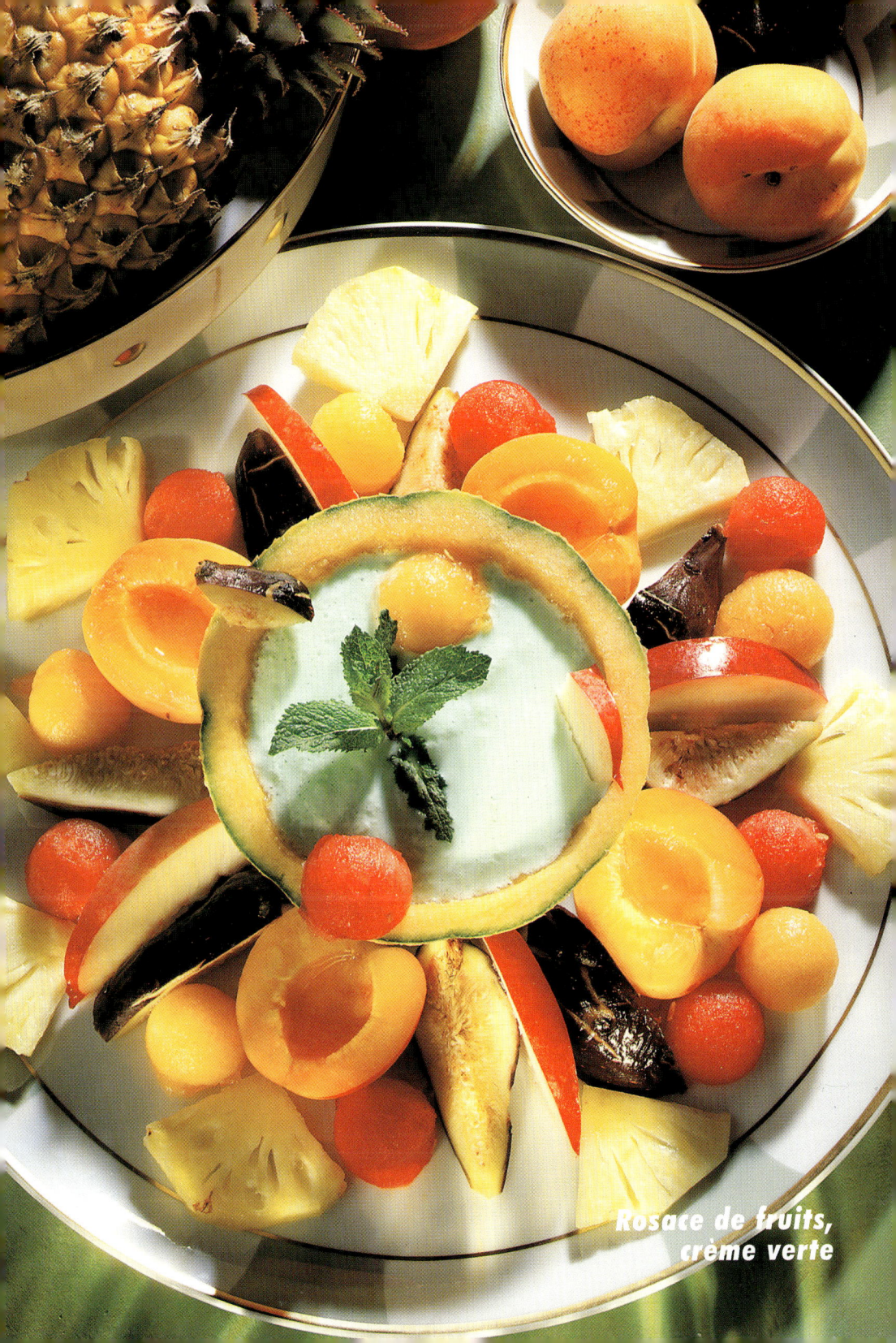

Rosace de fruits,
crème verte

	ENTRÉE	PLAT	DESSERT
LUNDI	Salade verte, tomates, cœurs de palmier, 1,5 cc de vinaigrette allégée	***Côtes de veau au fenouil,*** purée de pommes de terre	Fraises avec 2 CS de crème anglaise
	🟢 1/2🟡 MG	🟢 3 1/2🟡 dont 1/2 MG	🟢 2🔴
MARDI	***Cocktail Noces d'Or,*** Salade de 100 g de pâtes et 90 g de crevettes décortiquées	120 g de dorade au four à la tomate	1 pomme
	1🟢 2🟡	🟢 1🟡	🟢
MERCREDI	Fonds d'artichauts, 3 cc de vinaigrette allégée	90 g de bavette à l'échalote, pommes de terre sautées avec 1 cc d'huile	Banane en papillote avec 1 cc de raisins secs et 1 cc de rhum
	🟢 1🟡 MG	3 1/2🟡 dont 1 MG	1🟢 1🔴
JEUDI	Concombre au yaourt à 0 %	120 g de colin, 2 cc de crème fraîche allégée, 100 g de pâtes fraîches, 30 g de gruyère allégé	1 orange
	🟢 1/2🟡	3🟡 1♥	🟢
VENDREDI	Salade de tomates, 30 g de mozzarella	90 g de rôti de veau, 100 g de riz pilaf	1 pêche
	🟢 1 1/2🟡	2🟡	🟢
SAMEDI	Melon, 40 g de jambon de Bayonne	***Rougets aux tomates confites,*** purée de céleri	Crème dessert allégée
	🟢 1🟡	🟢 2🟡 dont 1 MG	1🟡
DIMANCHE	***Salade croquante au soja***	90 g de steak haché à 5 %, 100 g de spaghettis à la sauce tomate	Méli-mélo d'agrumes
	🟢 1🟡 MG	🟢 2🟡	🟢

CÔTES DE VEAU
AU FENOUIL

Coût : ★★ Difficulté : ■
Préparation : 10 min
Cuisson : 35 min
POUR 4 PERSONNES

4 côtes de veau (960 g) ● 6 bulbes de fenouil ● 2 branches de sauge ● 2 échalotes ● 2 cc d'huile d'olive ● sel, poivre

les portions pour 1 personne

2 1/2 ● dont 1/2 MG

■ Peler et émincer les échalotes. Faire chauffer l'huile d'olive dans une cocotte. Faire dorer les côtes de veau sur les 2 faces. Baisser le feu et couvrir.

■ Laver et couper les fenouils en 4 dans le sens de la longueur. Laver et effeuiller la sauge. L'ajouter dans la cocotte avec le fenouil et les échalotes. Saler et poivrer. Retourner la viande et la cuire pendant 30 minutes. Retirer les côtes et les réserver au chaud.

■ Porter le jus de cuisson à ébullition et le faire réduire de moitié. Saler et poivrer. Servir les côtes de veau bien chaudes avec les fenouils et la sauce.

COCKTAIL NOCES D'OR

Coût : ★ Difficulté : ■
Préparation : 10 min
POUR 2 PERSONNES

25 cl de jus d'orange ● 1 pêche ● 2 abricots ● 1 cc d'édulcorant ● 10 cl d'eau gazeuse ● 4 CS de glace pilée ● 2 fins rubans de zeste d'orange

les portions pour 1 personne

1 ●

■ Peler la pêche et laver les abricots. Les dénoyauter, les couper en morceaux et les mixer avec le jus d'orange.

■ Mettre la préparation dans un pichet. Ajouter l'édulcorant et l'eau gazeuse.

■ Répartir la glace pilée dans 2 grands verres à cocktail. Verser le jus gazeux. Décorer des rubans de zeste d'orange et servir aussitôt.

On peut remplacer l'eau gazeuse par 12,5 cl de champagne (+ 2 ●).

ROUGETS AUX TOMATES CONFITES

■ Préchauffer le four à th. 1-2 (90 °C). Laver les tomates, puis les couper en 2. Les répartir sur la grille du four, les badigeonner d'huile et les saler. Installer la lèchefrite en dessous. Les mettre au four pendant environ 1 heure 30, en les retournant à mi-cuisson (elles doivent se déshydrater sans griller).

■ Presser les citrons. Éplucher les gousses d'ail et les écraser. Laver le basilic et le ciseler.

■ Rincer les filets de rougets et les essuyer soigneusement. Les mettre dans une grande assiette creuse. Les couvrir de jus de citron, d'ail et de basilic. Saler et poivrer. Laisser mariner pendant la cuisson des tomates.

> Coût : ★★ Difficulté : ■
> Préparation : 20 min
> Cuisson : 1 h 30 min
> **POUR 4 PERSONNES**
>
> 8 filets de rougets (560 g) ● 12 tomates de taille moyenne ● 4 cc d'huile d'olive ● 2 citrons verts ● 2 gousses d'ail ● 10 feuilles de basilic ● sel, poivre
>
> **les portions pour 1 personne**
>
> 2 ◯ dont 1 MG

■ Servir le poisson froid, « cuit » dans le jus de citron, accompagné des tomates tièdes.

SALADE CROQUANTE AU SOJA

> Coût : ★★ Difficulté : ■
> Préparation : 15 min
> **POUR 4 PERSONNES**
>
> 200 g de germes de soja frais ● 1 ciboule ● 1 bulbe de fenouil ● 8 petits radis rouges ● 1 bouquet de coriandre ● Pour la sauce : 4 cc d'huile de tournesol ● 1 cc de vinaigre de cidre ● 1 cc de sauce soja ● poivre du moulin
>
> **les portions pour 1 personne**
>
> 1 ◯ MG

■ Préparer la sauce : dans un saladier, verser l'huile, le vinaigre et la sauce soja, puis mélanger.

■ Laver les germes de soja. Détailler la ciboule en fines rondelles. Retirer les feuilles dures du bulbe de fenouil, le laver et le couper en petits morceaux. Laver et ciseler la coriandre.

■ Ajouter tous ces ingrédients dans le saladier. Mélanger et donner un tour de moulin à poivre.

■ Nettoyer les radis, les couper en fleurs et décorer la salade croquante au moment de servir.

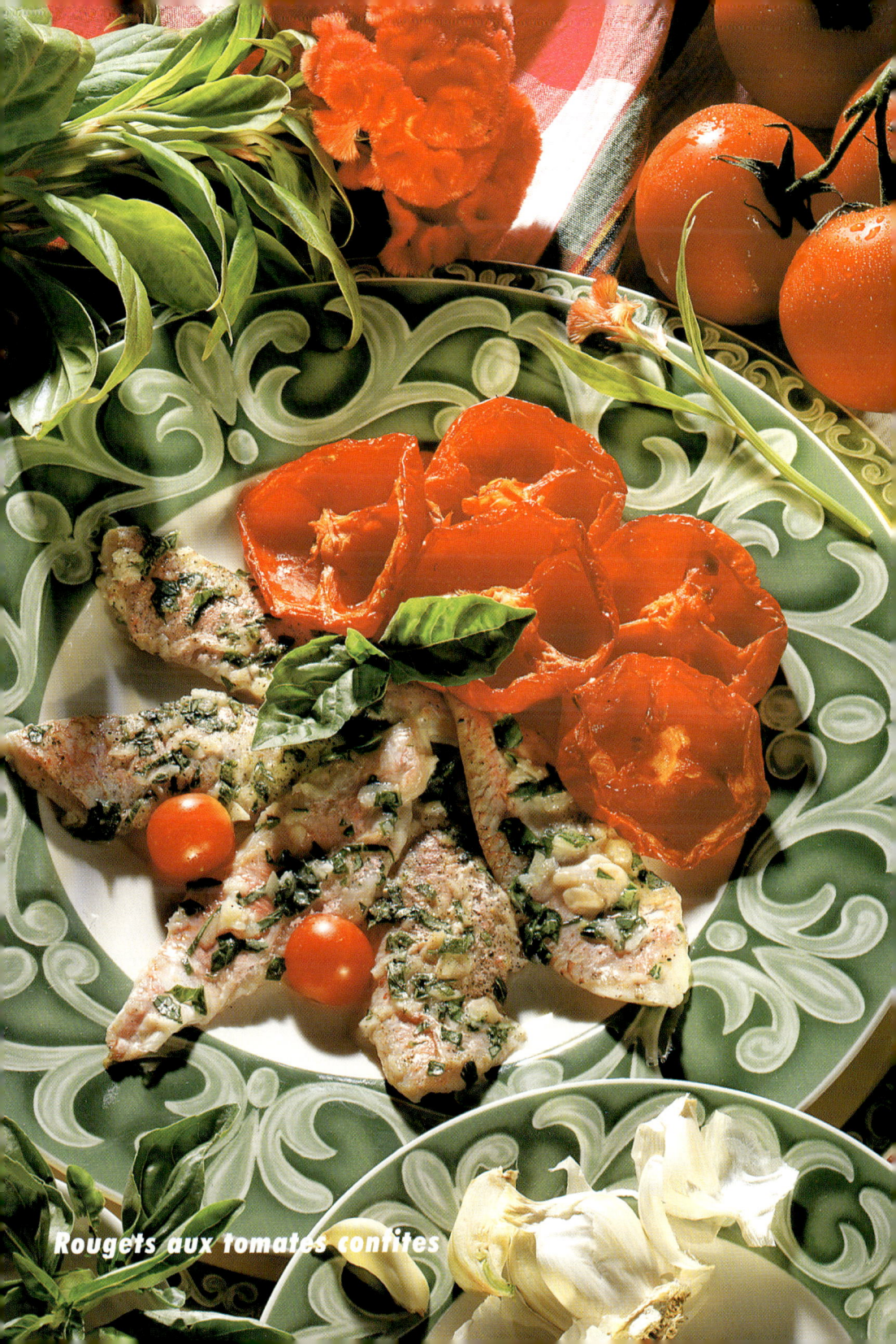

Rougets aux tomates confites

	ENTRÉE	PLAT	DESSERT
LUNDI	*Salade de pois chiches au cumin*	120 g de filet de poisson au court-bouillon, poêlée de courgettes	Salade d'oranges et de pêches à la cannelle
	2🟡 dont 1 MG	🟢 🟡	🟢
MARDI	*Courgettes en salade*	100 g de riz, 100 g de poulet, curry, sauce au yaourt à 0 %	Mousse aux framboises : 100 g de fromage blanc à 0 % + 100 g de framboises
	🟢 1🟡 MG	2 1/2🟡	🟢 1/2🟡
MERCREDI	Salade de tomates aux oignons rouges, 3 cc de vinaigrette allégée	*Escalopes de dinde à la julienne de légumes,* 100 g de pâtes fraîches	Compote de bananes glacée
	🟢 1🟡 MG	🟢 2 1/2🟡 dont 1/2 MG 1 1/2🔴	1🟡
JEUDI	Flan de brocolis : brocolis + 2 œufs + 10 cl de crème fraîche allégée	100 g de pintade, 100 g de lentilles, carottes	Pommes au four
	🟢 2🟡 3🔴	🟢 2🟡	🟢
VENDREDI	*Salade aux haricots blancs et rouges*	120 g de filet de cabillaud, pommes de terre et potiron	Papillotes de fruits à la fleur d'oranger (poire-orange-kiwi)
	2🟡 dont 1 MG	🟢 2🟡	🟢
SAMEDI	2 toasts (50 g) aux tomates et aux anchois (30 g)	60 g de noisette de veau, 60 g de châtaignes, purée de céleri	*Clafoutis aux abricots et à la vanille*
	🟢 1🟡 4🔴	🟢 2🟡	🟢 1 1/2🟡 1♥
DIMANCHE	Salade de chou-fleur, 90 g de langoustines, sauce au concombre et au yaourt à 0 %	*Farcis à la niçoise*	2 blancs d'œufs en neige à la compote d'abricots
	🟢 1 1/2🟡	🟢 1 1/2🟡 dont 1/2 MG 1♥	1🟡 1/2🟡

SALADE DE POIS CHICHES AU CUMIN

Coût : ★ Difficulté : ■
Préparation : 15 min
POUR 4 PERSONNES

400 g de pois chiches en conserve • 200 g de radis noir • 1 petit oignon blanc • Pour la sauce : 5 feuilles de menthe • 1 CS de moutarde forte • 1 CS de vinaigre de vin • 4 cc d'huile • 1 cc de cumin en grains • sel, poivre

les portions pour 1 personne
2 ◯ dont 1 MG

■ Rincer les pois chiches, puis les égoutter. Les verser dans un saladier.

■ Éplucher le radis noir et le laver. Le couper en fines tranches. Éplucher l'oignon et l'émincer. Ajouter le radis et l'oignon dans le saladier.

■ Préparer la sauce : laver et ciseler la menthe. Mélanger la moutarde, le vinaigre et l'huile. Saler, poivrer, puis ajouter le cumin et la menthe.

■ Verser la sauce dans le saladier, mélanger et laisser reposer au frais jusqu'au moment du repas.

COURGETTES EN SALADE

Coût : ★ Difficulté : ■
Préparation : 30 min
Cuisson : 5 min
Réfrigération : 12 h
POUR 4 PERSONNES

500 g de petites courgettes (de 10 à 15 cm) • 2 citrons • 2 oignons blancs • 1 gousse d'ail • 4 cc d'huile d'olive • 1 pincée d'origan • 2 tomates bien mûres • sel, poivre

les portions pour 1 personne
1 ◯ MG

■ Laver les courgettes, puis les couper en tranches très fines, sans les éplucher. Les disposer dans une large casserole.

■ Presser un citron. Brosser l'autre citron sous l'eau chaude et le couper en fines tranches. Peler les oignons et l'ail, puis les émincer. Ajouter dans la casserole les tranches de citron, le jus de citron, les oignons et l'ail. Saler et poivrer. Verser l'huile et assaisonner d'origan. Porter à ébullition, laisser bouillir pendant 3 minutes et retirer du feu.

■ Verser la préparation dans un saladier, couvrir de film étirable et laisser au frais pendant au moins 12 heures.

■ Au moment du repas, laver les tomates et les couper en dés. Les ajouter aux courgettes, mélanger et servir très frais.

ESCALOPES DE DINDE
À LA JULIENNE DE LÉGUMES

■ Nettoyer les blancs de poireaux. Éplucher les carottes et le navet. Effiler les branches de céleri. Laver la courgette sans l'éplucher. Couper tous ces légumes en fins bâtonnets. Les faire cuire pendant 5 minutes dans le panier d'un autocuiseur.

■ Pendant ce temps, faire chauffer la margarine dans une poêle. Y faire revenir les escalopes de dinde pendant 5 minutes sur chaque face. Saler et poivrer. Retirer et réserver au chaud.

■ Jeter la graisse de cuisson. Déglacer le fond de cuisson de la poêle avec le vin blanc. Porter à ébullition et laisser réduire pendant 3 à 4 minutes. Ajouter la crème fraîche et poursuivre la cuisson encore 3 minutes. Hors du feu, y mélanger la moutarde. Rectifier l'assaisonnement.

Coût : ★ Difficulté : ■
Préparation : 20 min
Cuisson : 20 min
POUR 4 PERSONNES

4 escalopes de dinde (4 x 130 g) ● 2 blancs de poireaux ● 2 carottes ● 1 navet ● 2 branches de céleri ● 1 courgette ● 2 cc de margarine ● 12,5 cl de vin blanc sec ● 20 cl de crème fraîche allégée ● 1 CS de moutarde ● sel, poivre

les portions pour 1 personne

● (vert)
1 1/2 ● dont 1/2 MG (jaune)
1 1/2 ● (orange)

■ Quand les légumes sont cuits, les mettre dans un plat de service, déposer les escalopes de dinde par-dessus, napper de la sauce et servir aussitôt.

SALADE AUX HARICOTS
BLANCS ET ROUGES

Coût : ★ Difficulté : ■
Préparation : 15 min
POUR 4 PERSONNES

200 g de haricots rouges en conserve ● 200 g de haricots blancs en conserve ● 1 tomate ● 1/2 poivron vert ● 1 oignon ● 1 CS de moutarde forte ● 1 CS de vinaigre ● 4 cc d'huile de tournesol ● 10 brins de persil ● sel, poivre

les portions pour 1 personne

2 ● dont 1 MG (jaune)

■ Rincer les haricots sous l'eau fraîche, puis les égoutter.

■ Laver la tomate et le demi-poivron, les couper en dés. Peler l'oignon et l'émincer. Mélanger tous ces légumes dans un saladier. Ajouter les haricots blancs et rouges.

■ Mélanger dans un petit bol la moutarde, le vinaigre et l'huile. Saler et poivrer.

■ Laver et hacher le persil. Verser la sauce dans le saladier, décorer avec le persil haché et servir.

CLAFOUTIS AUX ABRICOTS ET À LA VANILLE

Coût : ★ Difficulté : ■
Préparation : 15 min
Cuisson : 40 min

POUR 4 PERSONNES

600 g d'abricots • 1 gousse de vanille • 40 cl de lait demi-écrémé • 80 g de farine • 1 cc de levure chimique • 2 œufs • 4 cc de fructose • 2 cc de rhum

les portions pour 1 personne

●

1 1/2 ●

1 ♥

■ Fendre la gousse de vanille en 2 dans le sens de la longueur. Faire chauffer le lait dans une casserole et ajouter la gousse de vanille fendue. Couper le feu quand le lait commence à bouillir et laisser infuser pendant 10 minutes. Faire tomber dans le lait les petits grains noirs de la vanille à l'aide d'un couteau, puis retirer la gousse.

■ Verser la farine et la levure dans un saladier. Faire un puits au centre et ajouter les œufs. Incorporer le lait progressivement, en mélangeant au fur et à mesure. Bien travailler la préparation pour obtenir une pâte homogène. Ajouter la moitié du fructose et le rhum.

■ Préchauffer le four à th. 6 (200 °C). Laver et couper les abricots en 2, puis les dénoyauter. Les disposer dans un plat antiadhésif allant au four, partie bombée vers le haut.

■ Verser la pâte sur les fruits. Faire cuire environ 30 minutes. Servir tiède ou froid, en saupoudrant avec le reste de fructose.

FARCIS À LA NIÇOISE

■ Laver les tomates et les courgettes. Découper un chapeau à chacune d'elles. Les évider.

■ Préparer la farce : laver le basilic, réserver quelques feuilles pour la décoration et ciseler les autres. Dans un petit saladier, mélanger la viande hachée et le riz. Lier avec 1 jaune d'œuf. Aromatiser avec le basilic ciselé. Saler et poivrer. Farcir l'intérieur des tomates et des courgettes avec cette préparation.

■ Laver les champignons. Ôter le pied des gros pour ne garder que les chapeaux et hacher les petits.

■ Peler les oignons, puis les faire blanchir pendant 1 minute dans l'eau bouillante. Inciser le dessus pour découper un couvercle et les évider. Récupérer la chair de l'intérieur et celle des chapeaux, puis la hacher. Peler et hacher l'ail.

■ Préchauffer le four à th. 4 (160 °C).

■ Dans une petite poêle antiadhésive, faire revenir le hachis d'oignons dans l'huile d'olive pendant 5 minutes. Hors du feu, ajouter le parmesan, le hachis de petits champignons, l'ail haché, le jaune d'œuf restant et la chapelure. Mélanger le tout. En farcir les oignons et l'intérieur des chapeaux de champignons.

■ Ranger les légumes farcis dans un plat allant au four. Faire cuire pendant 25 minutes.

■ Servir chaud, nappé du jus de cuisson et parfumé des feuilles de basilic mises de côté.

Pour remplacer les courgettes rondes, découper des courgettes longues en tronçons et creuser l'intérieur. On peut farcir de la même façon des fonds d'artichauts et des fleurs de courgettes.

Coût : ★★ Difficulté : ■■
Préparation : 30 min
Cuisson : 30 min

POUR 4 PERSONNES

4 tomates rondes ● 4 courgettes rondes ● 160 g de bœuf haché ● 50 g de riz cuit ● 1/2 bouquet de basilic ● 2 jaunes d'œufs ● 8 champignons de Paris (4 gros et 4 petits) ● 4 gros oignons blancs ● 1 gousse d'ail ● 1 cc d'huile d'olive ● 20 g de parmesan ● 4 cc de chapelure ● sel, poivre

les portions pour 1 personne

● 1 1/2 ◯ dont 1/2 MG

1 ♥

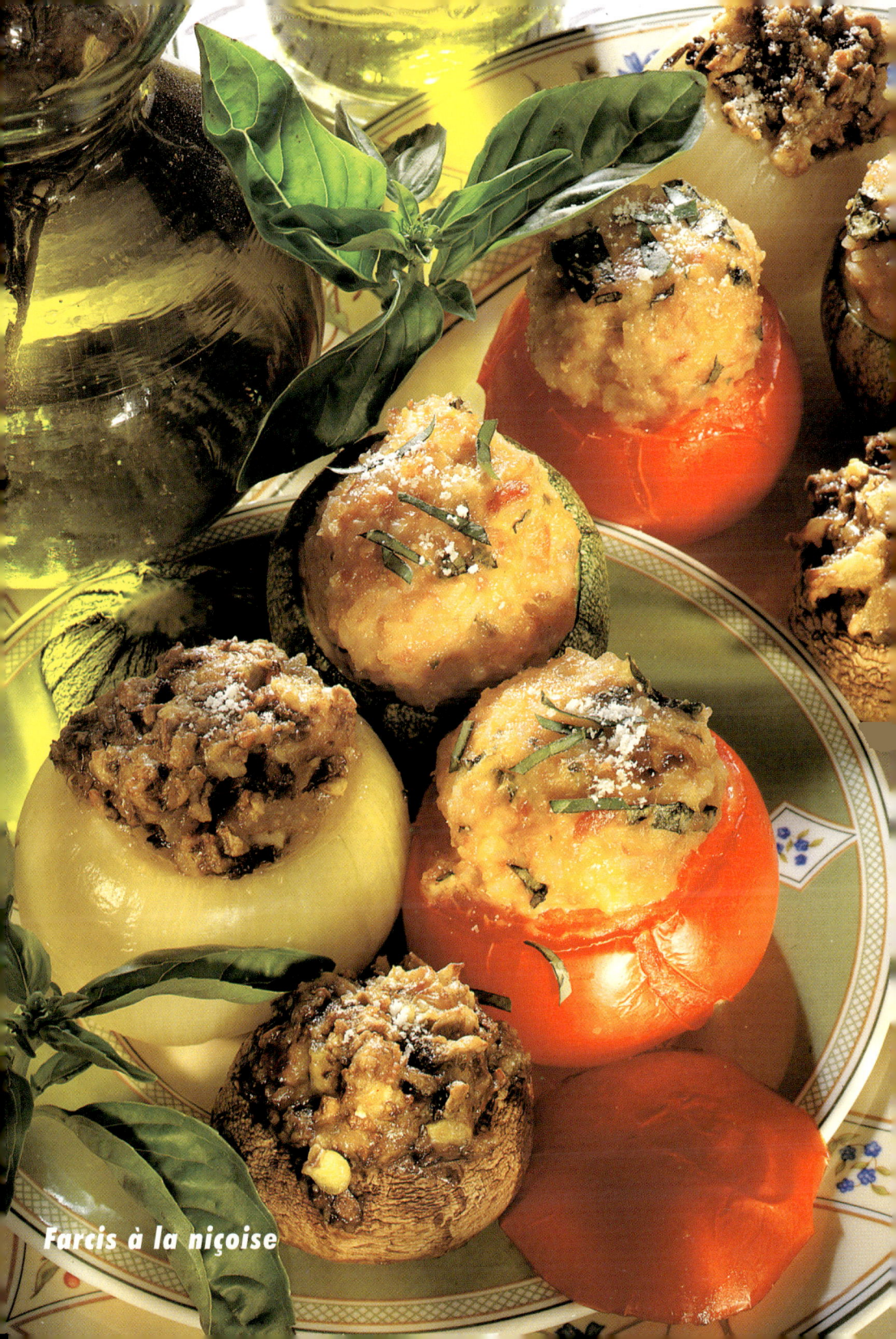

Farcis à la niçoise

SEPTEMBRE

	ENTRÉE	PLAT	DESSERT
LUNDI		Salade composée : 100 g de pâtes, 90 g de moules décortiquées, sauce au yaourt à 0 %, blettes gratinées (+ 4 cc de parmesan) ● 3○	1 banane 1○
MARDI	Carottes râpées, jus d'orange ●	*Olivettes farcies au pil-pil,* 120 g de filet de merlan ● 3○ dont 1 MG 1♥	1 yaourt à 0 % aux fruits 1/2○
MERCREDI	Salade avec 100 g de lentilles, 80 g de foies de volaille, 3 cc de vinaigrette allégée 3○ dont 1 MG	1 œuf au plat à l'ananas (2 tranches) ● 1○	Salade de fruits rouges ●
JEUDI	Salade de crudités mélangées, 3 cc de vinaigrette allégée ● 1○ MG	100 g de côtes de chevreuil, 100 g de riz, tomates ● 2○	1 yaourt à 0 % aux fruits 1/2○
VENDREDI	Tomates, concombre, 1,5 cc de vinaigrette allégée ● 1/2○ MG	*Quiche au fenouil et jambon* ● 3 1/2○ 2♥	Compote de pommes maison ●
SAMEDI	Salade de champignons frais, citron, ail ●	120 g de darne de colin, 200 g de petits pois/carottes 2○	Pain perdu : 50 g de pain, 1 œuf, 1 CS de lait écrémé 2○
DIMANCHE	90 g de coquilles Saint-Jacques flambées au cognac 1○	*Brochettes d'agneau à l'orientale,* salade romaine, purée d'aubergines ● 3○ dont 1/2 MG	Pêches avec 6 cl de vin ● ●

OLIVETTES FARCIES
AU PIL-PIL

■ Faire cuire le pil-pil pendant 15 minutes à l'eau bouillante salée, puis l'égoutter.

■ Laver les tomates, les couper en 2 et les évider délicatement à l'aide d'une petite cuillère. Réserver la pulpe dans un saladier.

■ Laver les feuilles de basilic. Éplucher le concombre, les gousses d'ail et les oignons. Les émincer finement. Ciseler le basilic. Rincer et égoutter le thon, puis l'émietter. Mettre le tout dans le saladier contenant la pulpe des tomates. Ajouter les olives, l'huile et le vinaigre. Bien mélanger, saler et poivrer.

■ Verser le pil-pil dans le saladier. Rectifier l'assaisonnement, mélanger et farcir les tomates avec cette préparation. Servir tiède ou frais.

Coût : ★ Difficulté : ■
Préparation : 30 min
Cuisson : 15 min
POUR 4 PERSONNES

60 g de pil-pil (blé concassé) ●
8 belles olivettes (ou 12 petites) ●
100 g de concombre ● *2 gousses d'ail* ● *2 oignons blancs* ●
10 feuilles de basilic ● *120 g de thon au naturel en conserve* ●
8 olives noires dénoyautées ●
4 cc d'huile d'olive ● *1 CS de vinaigre* ● *sel, poivre*

les portions pour 1 personne

2 ◯ dont 1 MG
1 ♥

BROCHETTES D'AGNEAU À L'ORIENTALE

Coût : ★ Difficulté : ■
Préparation : 15 min
Cuisson : 15 min
POUR 4 PERSONNES

380 g d'épaule d'agneau maigre désossée ● *100 g de mie de pain* ●
1 petit oignon ● *1 gousse d'ail* ●
1 œuf ● *2 cc d'huile d'olive* ● *1 cc de cumin* ● *sel, poivre*

les portions pour 1 personne

3 ◯ dont 1/2 MG

■ Tremper la mie dans un bol d'eau tiède. Bien la presser dans les mains pour exprimer le maximum d'eau. Hacher l'épaule d'agneau. Peler et hacher finement l'oignon. Peler l'ail et le presser. Battre l'œuf en omelette.

■ Mettre la mie de pain dans une terrine avec l'agneau haché, l'oignon, l'ail, l'œuf battu, l'huile d'olive et le cumin. Saler, poivrer. Mélanger jusqu'à obtention d'une farce homogène.

■ Préchauffer le four position gril.

■ Façonner de petits boudins. Les enfiler sur des brochettes en bois. Les faire cuire 15 minutes sous le gril du four en les retournant souvent.

Servir avec une salade romaine agrémentée d'oignons nouveaux.

187

QUICHE AU FENOUIL ET JAMBON

Coût : ★ Difficulté : ■
Préparation : 20 min
Cuisson : 45 min

POUR 4 PERSONNES

160 g de pâte brisée • 4 bulbes de fenouil • 100 g de jambon blanc dégraissé • 60 g de bacon • 4 œufs • 10 cl de crème fraîche allégée • 1 pincée de noix de muscade râpée • sel, poivre

les portions pour 1 personne

3 1/2 ●
2 ♥

■ Laver et éplucher les fenouils. Les couper en quartiers. Les faire cuire pendant 15 minutes dans le panier d'un cuit-vapeur. Saler, poivrer et laisser tiédir. Couper le jambon, le bacon et les fenouils en lanières.

■ Préchauffer le four à th. 6 (200 °C).

■ Dans un saladier, battre les œufs en omelette avec la crème fraîche. Assaisonner de sel, de poivre et de noix de muscade. Mélanger. Ajouter le jambon, le bacon et les fenouils en tournant.

■ Étaler la pâte brisée dans un moule à tarte de 24 cm de diamètre. Verser la préparation sur le fond de tarte. Faire cuire pendant 30 minutes dans le four. Servir chaud.

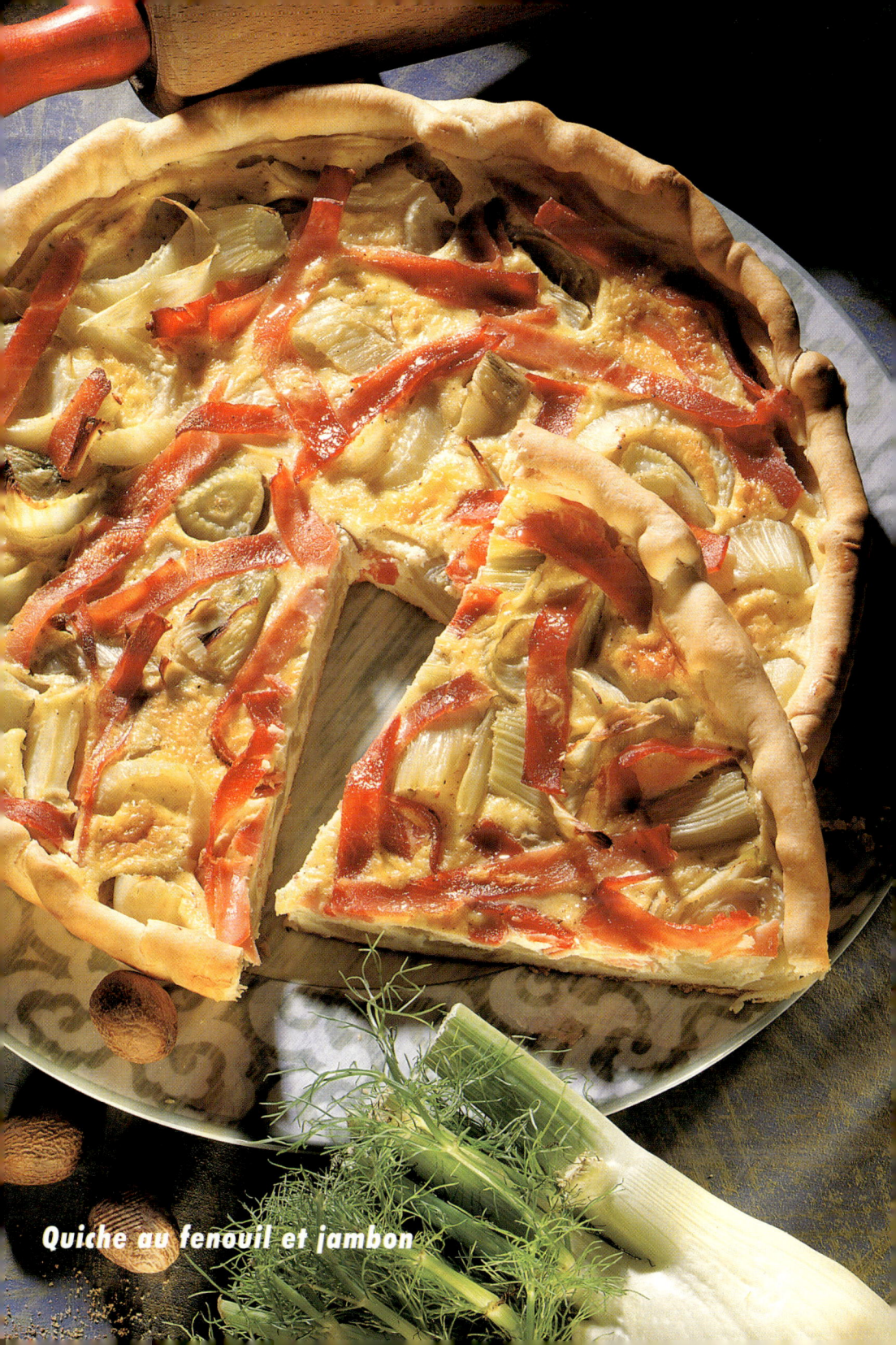

Quiche au fenouil et jambon

	ENTRÉE	PLAT	DESSERT
LUNDI	*Soupe glacée de concombre à la menthe*	*Omelette aux courgettes et à la menthe*	25 g de pain, 15 g de tomme fraîche, 1 yaourt à 0 % nature, 1 pêche
	🟢 1🔴	2🟡 dont 1 MG	🟢 1 1/2🟡
MARDI	Salade verte, 3 cc de vinaigrette allégée	120 g de merlan en papillote, *Plateau de légumes à la vapeur de menthe, sauce courgettes*	Abricots
	🟢 1🟡 MG	🟢 2 1/2🟡	🟢
MERCREDI	Radis, 1 cc de beurre allégé	100 g de steak de cheval, *Pommes de terre à la paysanne*	100 g de brugnons
	🟢 1🔴	3 1/2🟡 dont 1 MG	1🟢
JEUDI	Cœurs de palmiers, sauce au yaourt à 0 %	120 g de dorade, 200 g de tagliatelles	1 fromage blanc à 0 % aux fruits
	🟢 1/2🟡	3🟡	1/2🟡
VENDREDI	Concombre, 3 cc de vinaigrette allégée	100 g de canard rôti, 100 g d'Ébly, 1 bouillon en tablette	1 pêche
	🟢 1🟡 MG	3🟡	🟢
SAMEDI	Chou-fleur cru	*Sardines marinées à l'aneth,* salade de poivrons rouges, 1 cc d'huile d'olive, ail	1 boule de sorbet
	🟢	🟢 4🟡 dont 2 MG	4🔴
DIMANCHE	10 g de tarama, 30 g de crackers de table	*Langue de bœuf à la tomate,* pommes de terre vapeur	Salade de fruits (prune, pêche, framboises, menthe)
	1🟡 2🔴	🟢 3🟡 dont 1/2 MG	1🟢

SEPTEMBRE

SOUPE GLACÉE DE CONCOMBRE À LA MENTHE

■ Laver le concombre, le céleri et les tomates. Couper les extrémités du concombre, l'éplucher, puis le débiter en tronçons. Ôter le pédoncule des tomates et les couper en quartiers. Peler l'ail. Retirer les fils du céleri et l'émincer. Laver et effeuiller la menthe.

■ Mettre le lait, tous les légumes et les aromates dans le bol du mixeur. Mixer finement. Saler, poivrer.

■ Mettre au réfrigérateur au moins 1 heure et servir glacé.

Coût : ★ Difficulté : ■
Préparation : 10 min
Réfrigération : 1 h

POUR 4 PERSONNES

1 concombre ● 2 tomates ● 1 branche de céleri ● 1 gousse d'ail ● 1/2 bouquet de menthe fraîche ● 25 cl de lait écrémé ● sel, poivre

les portions pour 1 personne

1

OMELETTE AUX COURGETTES ET À LA MENTHE

Coût : ★ Difficulté : ■
Préparation : 10 min
Cuisson : 5 min

POUR 4 PERSONNES

5 œufs ● 1 courgette ● 1 cc de margarine ● 1 petit bouquet de persil plat ● 2 cc d'huile d'olive ● 1 petit bouquet de menthe ● sel, poivre

les portions pour 1 personne

2 dont 1 MG

■ Laver et essuyer la courgette. La couper sans la peler en fines rondelles.

■ Dans une poêle antiadhésive, faire revenir les rondelles de courgette dans la margarine pendant 2 minutes de chaque côté.

■ Casser les œufs dans un saladier. Les battre en omelette. Hacher le persil, l'ajouter aux œufs, puis incorporer les rondelles de courgette. Saler et poivrer.

■ Faire chauffer l'huile dans une poêle antiadhésive. Quand elle est bien chaude, faire cuire l'omelette en ramenant les bords vers le centre de la poêle à l'aide d'une spatule.

■ Laver et ciseler la menthe. La parsemer au moment de servir.

191

POMMES DE TERRE
À LA PAYSANNE

Coût : ★ Difficulté : ■
Préparation : 20 min
Cuisson : 30 min
POUR 4 PERSONNES

1 kg de pommes de terre ● 80 g de jambon fumé ● 1 gros oignon ● 4 cc d'huile de tournesol ● 12,5 cl de vin blanc ● 1 brin de thym ● 1 feuille de laurier ● 1/2 tablette de bouillon de légumes ● 1 petit bouquet de persil frisé ● sel, poivre

les portions pour 1 personne

2 1/2 ◯ dont 1 MG

■ Éplucher les pommes de terre puis les laver. Les couper en cubes. Couper le jambon en dés. Peler l'oignon et l'émincer.

■ Faire chauffer l'huile dans une cocotte à fond épais. Ajouter l'oignon et le jambon. Laisser dorer pendant 5 minutes en remuant. Ajouter les pommes de terre et mélanger.

■ Mouiller avec le vin blanc. Saler légèrement et poivrer. Ajouter le thym, le laurier et la demi-tablette de bouillon.

■ Couvrir et laisser mijoter à feu très doux pendant 25 minutes. Laver le persil et le hacher. Une fois les pommes de terre cuites, parsemer de persil et servir chaud.

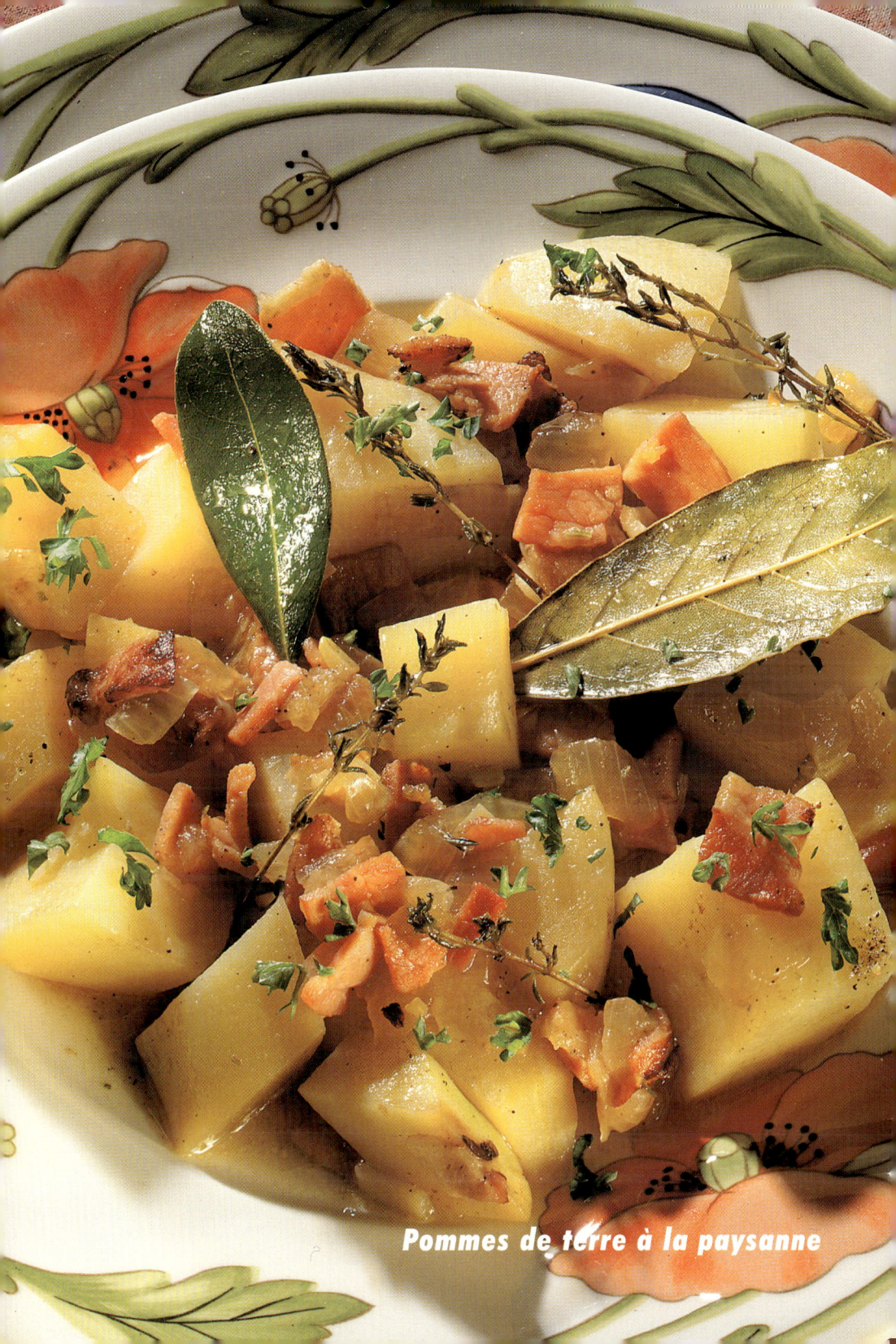

Pommes de terre à la paysanne

PLATEAU DE LÉGUMES À LA VAPEUR DE MENTHE, SAUCE COURGETTES

■ Éplucher les pommes de terre. Peler les carottes et couper les fanes en laissant 1 cm de vert. Éplucher le céleri-rave, puis le couper en 4 morceaux. Rincer ces légumes.

■ Préparer les asperges et les artichauts. Couper ces derniers en 2. Laver les bouquets de brocoli et les tomates cerises. Laver les herbes et ciseler finement le basilic et le persil. Couper le citron en rondelles.

■ Dans un cuit-vapeur à étages, mettre de l'eau dans la partie basse avec le bouquet de menthe. Dans le premier bac, disposer les carottes, les morceaux de céleri-rave et les pommes de terre. À l'étage supérieur, mettre les asperges, les brocolis et les artichauts. Faire cuire pendant 25 à 30 minutes en fonction du type de l'appareil. Retourner les légumes au bout de 12 à 15 minutes et vérifier la cuisson.

Coût : ★★ Difficulté : ■
Préparation : 30 min
Cuisson : 30 min
Réfrigération : 20 min

POUR 4 PERSONNES

4 petites pommes de terre ● 4 carottes nouvelles avec leurs fanes ● 1 céleri-rave ● 8 asperges vertes ● 2 artichauts poivrades ● 4 bouquets de brocoli ● 8 mini-maïs cuits (en bocal) ● 4 tomates cerises ● 1 bouquet de menthe ● 1 bouquet de basilic ● 1 bouquet de persil ● 8 grosses crevettes décortiquées ● 1 citron ● Pour la sauce courgettes : 300 g de courgettes ● 2 CS de sauce soja ● 150 g de tartare léger ● sel, poivre

les portions pour 1 personne

1 1/2

■ Préparer la sauce courgettes : laver les courgettes. Les faire cuire pendant 10 minutes à l'eau bouillante. Les égoutter, puis les écraser à la fourchette dans un bol. Ajouter la sauce soja, le tartare, le sel et le poivre. Bien mélanger. Réserver au frais pendant 20 minutes avant de déguster.

■ Présenter tous les légumes sur un grand plateau en les regroupant de façon à avoir 4 portions panachées. Rouler les pommes de terre dans le basilic. Décorer avec les mini-maïs, les tomates cerises, les crevettes, le persil et les rondelles de citron.

■ Présenter la sauce courgettes dans un ramequin au centre du plateau.

SARDINES MARINÉES À L'ANETH

Coût : ★ Difficulté : ■■
Préparation : 15 min
Marinade : 4 à 6 h

POUR 4 PERSONNES

16 sardines (560 g) ● 2 citrons ● 2 CS d'aneth ciselé ● 1 bouquet de persil plat ● 1 CS de baies roses ● 50 cl de vin blanc sec ● 4 cc d'huile d'olive ● sel, poivre

les portions pour 1 personne
3 ◯ dont 1 MG

■ Faire lever les filets de sardines par le poissonnier.

■ Presser un citron, laver l'autre et le couper en rondelles. Laver et ciseler le persil. Concasser les baies roses à l'aide d'un mortier.

■ Dans une terrine, verser le vin blanc, l'huile d'olive et le jus de citron. Ajouter l'aneth, le persil et les baies roses. Disposer les filets de sardines, puis les rondelles de citron par-dessus. Saler et poivrer. Réserver au réfrigérateur pendant 4 à 6 heures.

■ Servir frais.

Accompagner d'une salade de poivrons rouges.

LANGUE DE BŒUF À LA TOMATE

Coût : ★ Difficulté : ■
Préparation : 20 min
Trempage : 12 h
Cuisson : 3 h

POUR 4 PERSONNES

1 langue de bœuf de 650 g ● gros sel ● 2 carottes ● 2 branches de céleri ● 2 échalotes ● 2 gousses d'ail ● 2 cc d'huile d'olive ● 300 g de tomates pelées en conserve ● 1 clou de girofle ● 1 bouquet garni ● 1 citron non traité ● 4 cornichons ● sel, poivre

les portions pour 1 personne
2 ◯ dont 1/2 MG

■ Laver et éponger la langue. La frotter avec le gros sel, la mettre dans un plat et la laisser dégorger au frais pendant 12 heures.

■ Au bout de ce temps, brosser la langue sous l'eau pour la débarrasser du sel. Quand elle est parfaitement rincée, la mettre dans une grande cocotte avec 2 litres d'eau. Couvrir, porter à ébullition et laisser cuire à petits frémissements pendant 45 minutes. Après cuisson, l'égoutter, la plonger dans l'eau froide et retirer la peau. La couper en tranches fines.

■ Peler les carottes, le céleri et les échalotes, puis les émincer. Peler et écraser l'ail. Presser le citron et réserver le jus. Dans la cocotte, faire dorer l'ail et les échalotes avec l'huile d'olive. Ajouter les morceaux de langue. Saler et poivrer. Couvrir et laisser cuire à feu doux pendant 10 minutes. Ajouter les légumes, les tomates, le clou de girofle et le bouquet garni. Rectifier l'assaisonnement et couvrir. Laisser cuire à feu doux pendant 2 heures.

■ Arroser de jus de citron. Disposer les morceaux de langue dans un plat de service chaud. Passer la sauce au chinois et ajouter les cornichons en fines rondelles. Verser sur la langue. Servir aussitôt.

195

	ENTRÉE	PLAT	DESSERT
LUNDI	Radis à la croque au sel	Salade de cresson, pommes de terre, 30 g de bleu léger, 3 cc de vinaigrette allégée	1 yaourt à 0 % à la vanille
	🟢	🟢 3🟡 dont 1 MG	1/2🟡
MARDI	2 poignées de pop-corn, 20 cl de jus de tomate	100 g de blanc de poulet rôti, *Concombre vapeur aux herbes*	1 part de melon
	1🟡 1/2🟡	2🟡 dont 1/2 MG	🟢
MERCREDI	Carottes râpées au citron	1 cuisse de lapin (120 g) au thym, 200 g de champignons	30 g de camembert allégé, 50 g de pain, 1 pomme
	🟢	🟢 2🟡	🟢 2🟡
JEUDI	Tomates natures, chou-fleur cru	*Langoustines grillées au basilic et pommes de terre en papillote*	1 fromage blanc à 0 % aux fruits
	🟢	4🟡 dont 1 MG	1/2🟡
VENDREDI	90 g de crevettes	120 g de cabillaud, courgettes, 100 g de riz, 2 cc de crème fraîche allégée	Crème caramel
	1🟡	🟢 2🟡 1♥	1🟡
SAMEDI	Artichaut nature	*Couscous de poulet*	1 orange
	🟢	🟢 3🟡 dont 1/2 MG	🟢
DIMANCHE	1 tranche de mousse de poisson	120 g de filet de truite, 200 g de tomates, 4 olives	1 crème dessert allégée
	1 1/2🟡	🟢 1🟡 2♥	1🟡

CONCOMBRE VAPEUR AUX HERBES

■ Porter à ébullition une grande quantité d'eau dans le cuit-vapeur. Éplucher les concombres, les couper dans le sens de la longueur et les épépiner.

■ Couper les concombres en dés et les disposer dans le panier du cuit-vapeur. Faire cuire 15 minutes environ, puis réserver au chaud.

■ Laver les herbes et les essuyer soigneusement. Mixer le yaourt, les herbes et l'huile. Saler et poivrer.

■ Disposer les dés de concombres dans un plat de service, arroser de sauce et servir.

Accompagne parfaitement un poisson ou une volaille rôtie (à comptabiliser).

Coût : ★ Difficulté : ■
Préparation : 15 min
Cuisson : 15 min
POUR 4 PERSONNES

2 concombres ● 10 brins de ciboulette ● 5 brins de cerfeuil ● 10 feuilles de menthe ● 1 yaourt brassé nature ● 3 cc d'huile d'olive ● sel, poivre

les portions pour 1 personne

1 ◯ dont 1/2 MG

LANGOUSTINES GRILLÉES AU BASILIC ET POMMES DE TERRE EN PAPILLOTE

Coût : ★★★ Difficulté : ■
Préparation : 20 min
Marinade : 30 min
Cuisson : 25 min
POUR 4 PERSONNES

8 très grosses langoustines (environ 1,4 kg) ● 1 gros bouquet de basilic ● 4 cc d'huile d'olive ● 8 pommes de terre ● sel, poivre du moulin

les portions pour 1 personne

4 ◯ dont 1 MG

■ Laver et ciseler les feuilles de basilic. Les mettre dans un bol avec l'huile d'olive et mélanger. Mettre la moitié de cette huile au basilic dans un plat et réserver l'autre moitié pour la présentation.

■ Nettoyer les langoustines et les fendre en 2 dans le sens de la longueur sans ôter les carapaces. Les badigeonner avec l'huile au basilic. Laisser mariner environ 30 minutes au réfrigérateur.

■ Pendant ce temps, préchauffer le four à th. 7 (220 °C). Laver les pommes de terre, les piquer avec une fourchette, puis les envelopper de feuille d'aluminium et les faire cuire au four pendant 20 minutes.

■ Régler le four position gril.

■ Égoutter les langoustines, les saler, donner un tour de moulin à poivre et les faire griller sous le gril du four pendant 5 minutes environ.

■ Servir aussitôt avec les pommes de terre sorties de leur papillote, légèrement écrasées et arrosées de l'huile au basilic restante.

Pour gagner du temps, faire cuire les pommes de terre, enroulées dans un film plastique, pendant 9 minutes au four à micro-ondes, puissance maximum.

197

COUSCOUS DE POULET

■ Peler les carottes et les navets. Laver les courgettes et le céleri, puis retirer les fils de ce dernier. Couper tous ces légumes en gros morceaux. Peler et émincer l'ail et l'oignon. Retirer la peau des cuisses de poulet.

■ Faire dissoudre la tablette de bouillon dans 1 litre d'eau. Prélever 1 cuillère à soupe de bouillon, y diluer le concentré de tomates et l'ajouter au bouillon.

■ Faire chauffer l'huile dans une grande cocotte. Y mettre le poulet à dorer pendant 2 minutes sur chaque face. Ajouter le mélange d'épices, en enrobant bien les cuisses de poulet, puis les légumes et les aromates. Mouiller avec le bouillon. Saler légèrement et poivrer. Couvrir et faire cuire à feu doux pendant 1 heure 30.

■ Rincer et égoutter les pois chiches. Les ajouter 1/4 d'heure avant la fin de la cuisson.

■ Cuire la semoule comme indiqué sur l'emballage et la servir avec le poulet, les légumes et les pois chiches.

Servir avec de la harissa pour un couscous relevé.
C'est encore meilleur en rajoutant 1 cuillère à café de raisins secs
par personne (+ 1 ● *).*

Coût : ★ Difficulté : ■
Préparation : 20 min
Cuisson : 1 h 35 min

POUR 4 PERSONNES

160 g de semoule fine précuite ● 4 cuisses de poulet (4 x 200 g) ● 3 carottes ● 2 navets ● 1 oignon ● 1 gousse d'ail ● 1 branche de céleri ● 2 courgettes ● 1 tablette de bouillon de volaille dégraissé ● 2 cc d'huile d'olive ● 1 petite boîte de concentré de tomates ● 2 clous de girofle ● 2 cc d'épices « Ras-el-Hanout » ● 200 g de pois chiches en conserve ● sel, poivre

les portions pour 1 personne

●

3 ◯ dont 1/2 MG

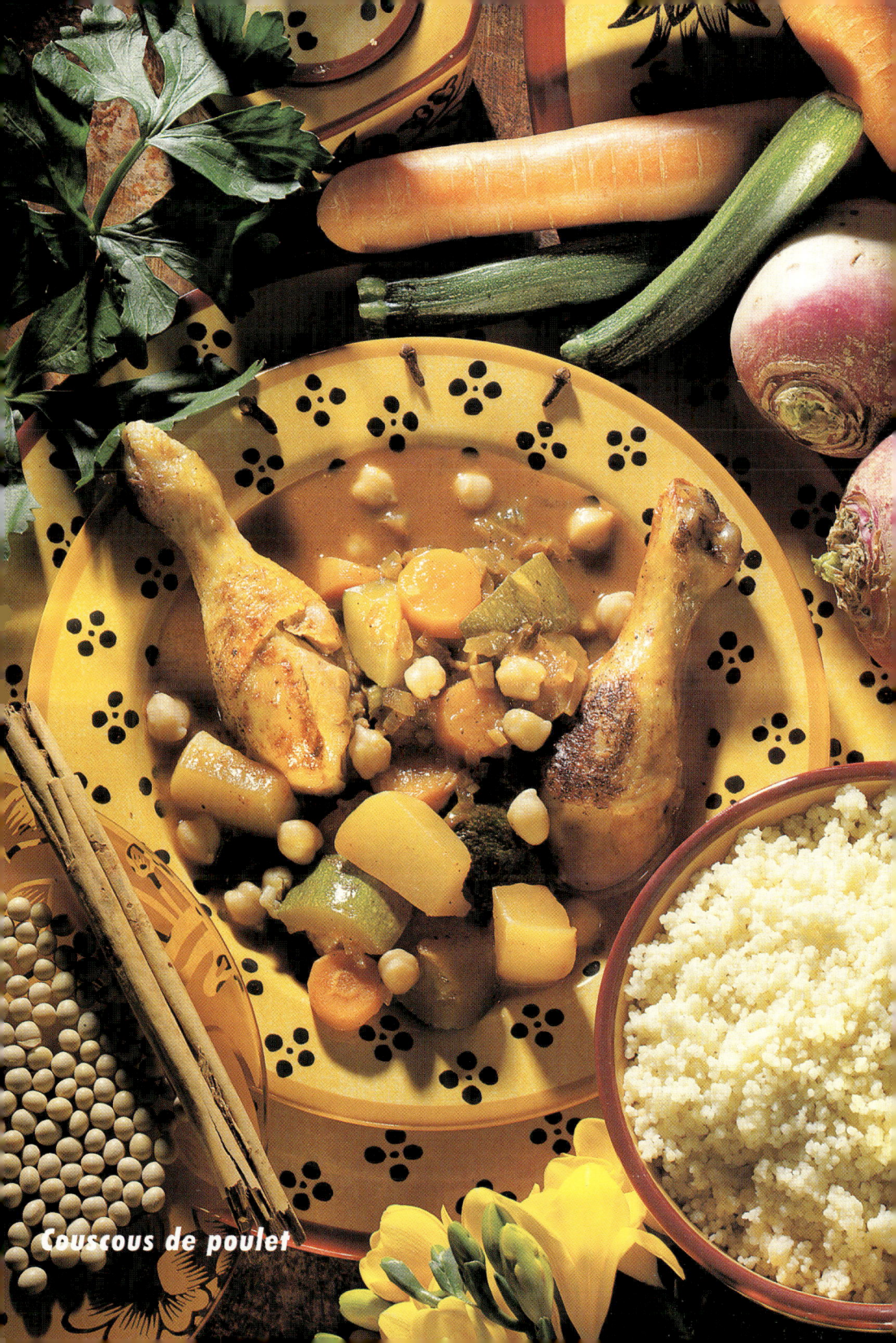

Couscous de poulet

	ENTRÉE	PLAT	DESSERT
LUNDI	1 crêpe aux herbes	60 g de thon frais, *Petites mousses de potiron*	1 pomme
	1 ●	● 3 ● dont 1/2 MG 1 ●	●
MARDI	*Soupe glacée à l'avocat et coriandre*	60 g de râble de lapin, 150 g de petits pois	1 part de melon
	2 1/2 ● 1 ♥	2 ●	●
MERCREDI	Artichaut nature	2 tomates farcies avec : 100 g de riz, 90 g de crevettes décortiquées	100 g de raisins
	●	● 2 ●	1 ●
JEUDI	Scarole, 3 cc de vinaigrette allégée	*Moules à la « citronnette »,* pommes de terre vapeur	1 poire
	● 1 ● MG	3 1/2 ● dont 1 MG	●
VENDREDI	*Salade de pommes de terre au safran*	90 g de fruits de mer, 4 cc de béchamel, 200 g de tomates cuites	1 yaourt à 0 % aux fruits
	2 1/2 ● dont 1 MG	● 1 ● 2 ●	1/2 ●
SAMEDI	*Brochettes de pomme au comté,* tomates	100 g de filet de canard, 200 g de cèpes	100 g de raisins
	● 1 1/2 ●	● 2 ●	1 ●
DIMANCHE	Salade verte, 3 cc de vinaigrette allégée	*Poulet sauce bulgare,* 100 g de riz	1 part de melon
	● 1 ● MG	3 1/2 ● dont 1/2 MG 1 ●	●

PETITES MOUSSES
DE POTIRON

Coût : ★ Difficulté : ■■
Préparation : 25 min
Cuisson : 22 min
POUR 4 PERSONNES

800 g de chair de potiron ●
1 petit bouquet de cerfeuil ●
2 jaunes d'œufs ● 100 g de fro-
mage blanc à 0 % ● 1 pincée de
noix de muscade ● 4 blancs
d'œufs ● 60 g de parmesan râpé ●
2 cc de margarine ● sel, poivre

les portions pour 1 personne

2 ◯ dont 1/2 MG
1 ⬤

▓ Éplucher le potiron, l'épépiner et enlever les filaments. Couper la chair en morceaux et la faire cuire 10 minutes en autocuiseur. Bien égoutter.

▓ Laver et ciseler le cerfeuil. Mixer le potiron avec les jaunes d'œufs, le fromage blanc et le cerfeuil ciselé. Saler, poivrer et ajouter la pincée de noix de muscade.

▓ Préchauffer le four à th. 6 (200 °C).

▓ Battre les blancs d'œufs en neige, puis les incorporer délicatement à la purée de potiron ainsi que le parmesan râpé.

▓ Enduire 4 petits moules à soufflé de margarine. Les remplir aux 3/4 avec la préparation.

▓ Enfourner pendant 12 minutes environ. Servir dès la sortie du four.

SOUPE GLACÉE À L'AVOCAT
ET CORIANDRE

Coût : ★ Difficulté : ■
Préparation : 25 min
Cuisson : 20 min
Réfrigération : 1 h
POUR 4 PERSONNES

2 avocats bien mûrs ● 1 petite
botte d'oignons blancs ● 1 gous-
se d'ail ● 4 cc de fond de volaille
déshydraté ● 2 citrons verts ●
2 yaourts nature brassés ● 1 petit
bouquet de coriandre ● 1 pointe
de Tabasco ● sel, poivre

les portions pour 1 personne

2 1/2 ◯
1 ❤

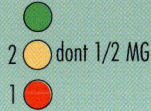

▓ Éplucher et émincer finement les oignons. Peler et hacher la gousse d'ail.

▓ Faire chauffer 1 litre d'eau dans une casserole. Dès l'ébullition, délayer le fond de volaille. Ajouter les oignons et l'ail, puis faire cuire à petits frémissements pendant 20 minutes. Laisser refroidir.

▓ Couper les avocats en 2, ôter le noyau. Prélever la chair à l'aide d'une petite cuillère et la mettre dans le bol du mixeur. Presser les citrons, ajouter le jus et 1 cuillère à soupe de fond de volaille. Mixer et ajouter du fond de volaille jusqu'à obtention d'un mélange onctueux (doser selon la consistance souhaitée). Saler, poivrer et ajouter un trait de Tabasco. Réserver au frais pendant 1 heure.

▓ Au moment de servir, ajouter les yaourts en battant le mélange avec une fourchette. Laver et ciseler la coriandre, en parsemer la soupe glacée et servir aussitôt.

MOULES À LA « CITRONNETTE »

Coût : ★ Difficulté : ■
Préparation : 15 min
Cuisson : 5 min

POUR 4 PERSONNES

1,5 kg de moules de bouchot (540 g décortiquées) • 3 CS de jus de citron • 4 cc d'huile d'olive • 1/2 bouquet de cerfeuil • 1/2 botte de ciboulette • poivre

les portions pour 1 personne

2 1/2 ◯ dont 1 MG

■ Gratter et rincer les moules. Les mettre bien mouillées dans un faitout. Faire cuire pendant 4 à 5 minutes à couvert à feu vif en secouant le faitout à plusieurs reprises afin que toutes les coquilles s'ouvrent.

■ Les retirer avec une écumoire. Éliminer les coquilles vides. Disposer les moules dans leurs coquilles sur des assiettes. Filtrer le jus de cuisson.

■ Dans un bol, mélanger le jus de citron, l'huile d'olive et 3 cuillères à soupe du jus de cuisson des moules. Laver et ciseler les fines herbes. Les ajouter à la sauce et poivrer. Verser cette sauce sur les moules. Servir tiède.

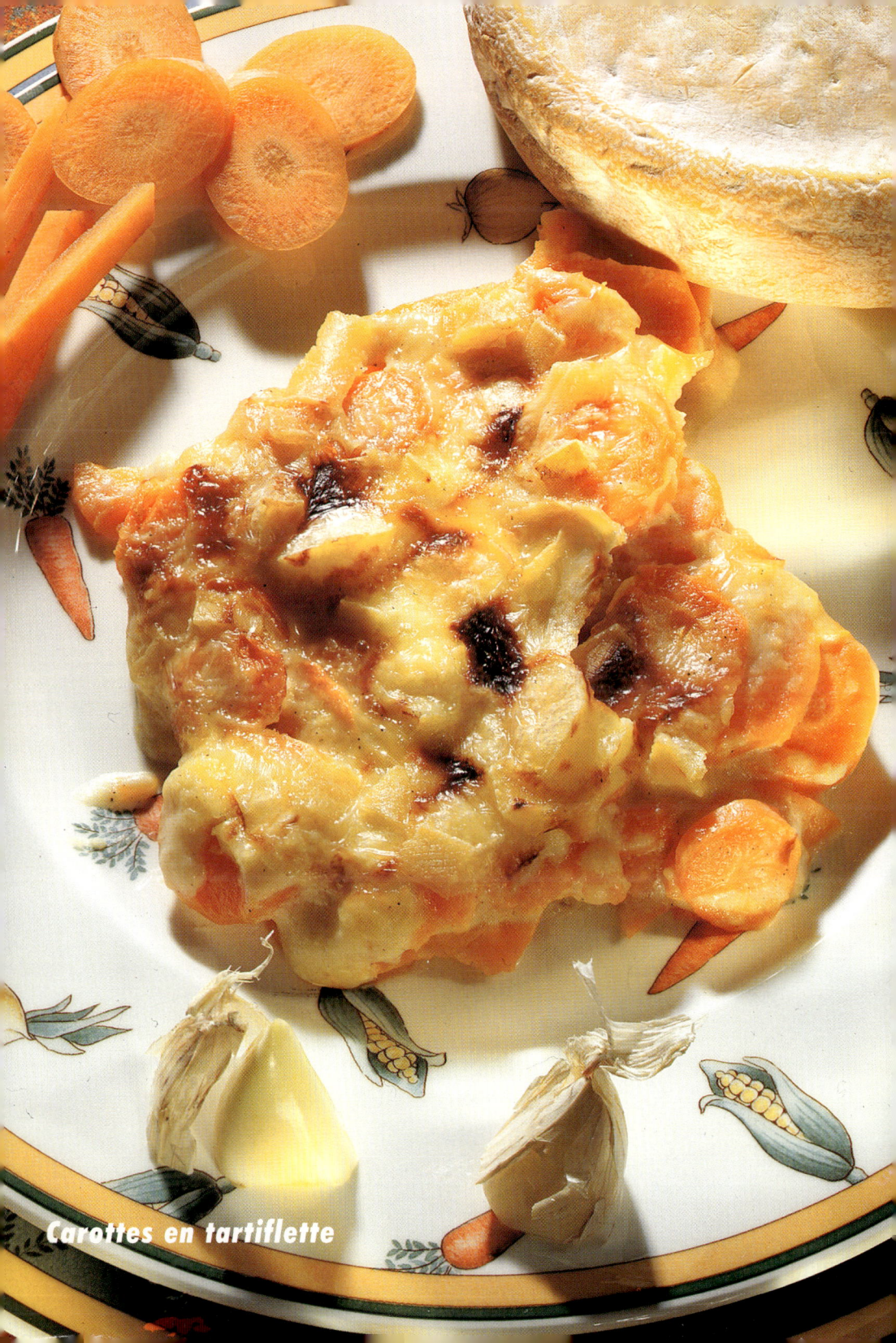

Carottes en tartiflette

OCTOBRE

	ENTRÉE	PLAT	DESSERT
LUNDI	Endives en salade, 3 cc de vinaigrette allégée	100 g de spaghettis avec 30 g de bacon, 1 œuf, 4 cc de crème fraîche allégée	*Poires pochées à la verveine-citronnelle*
	● 1◯MG	2 1/2◯ 2♥	● 1♥
MARDI	Radis	90 g de moules cuites avec 5 cl de vin blanc, échalotes, persil, chou-fleur, pommes de terre, 3 CS de béchamel maison	1 banane
	●	● 2◯ 4●	1◯
MERCREDI	Salade de tomates, 3 cc de vinaigrette allégée	120 g de rôti de porc filet, *Chou braisé aux pommes fruits*	100 g de mirabelles
	● 1◯MG	● 3◯ dont 1 MG	1◯
JEUDI	*Salade d'avocat et pomelos au saumon fumé*	1 filet de cabillaud (120 g), citron, persil, 4 cc de crème fraîche allégée, 200 g de champignons	1 orange
	● 2 1/2◯ dont 1/2 MG	● 1◯ 2♥	●
VENDREDI	*Cocktail Énergie*	Salade composée : betterave, mâche, 1 œuf dur, pommes de terre, 3 cc de vinaigrette allégée	1 yaourt à 0 % aux fruits, 1 poire
	● 1♥	● 3◯ dont 1 MG	● 1/2◯
SAMEDI	Concombre, 3 cc de vinaigrette allégée	*Lapin aux figues,* 100 g de boulghour, haricots verts	1 pomme
	● 1◯MG	1 1/2● 3◯ dont 1 MG	●
DIMANCHE	*Aumônières de chou au haddock*	1 cuisse de pintade (100 g), pommes de terre, choucroute nature	100 g de raisin
	● 1◯ 2♥	● 2◯	1◯

POIRES POCHÉES À LA VERVEINE-CITRONNELLE

Coût : ★ Difficulté : ■
Préparation : 15 min
Cuisson : 15 min

POUR 4 PERSONNES

4 poires Conférence • 1 gousse de vanille • 1/2 bâton de cannelle • 1 anis étoilé • 1 clou de girofle • quelques grains de poivre • 2 CS de fructose • 1 citron • 1 bouquet de verveine-citronnelle frais (ou une poignée de verveine séchée)

les portions pour 1 personne

1 ♥

■ Fendre la gousse de vanille en 2 dans le sens de la longueur. Mettre toutes les épices dans une casserole à fond inoxydable avec le fructose, la gousse de vanille, la verveine-citronnelle et 1/2 litre d'eau. Porter à ébullition et maintenir à petits frémissements pendant 10 minutes. Presser le citron et ajouter le jus dans le sirop.

■ Peler les poires. Les plonger dans le sirop et les faire pocher pendant 15 minutes. Les retirer du sirop et les laisser tiédir.

■ Porter le sirop à ébullition et le faire réduire de moitié. Le filtrer et en arroser les poires avant de servir.

CHOU BRAISÉ AUX POMMES FRUITS

Coût : ★ Difficulté : ■
Préparation : 25 min
Cuisson : 35 min

POUR 4 PERSONNES

1 chou vert frisé • 4 pommes (Melrose ou Boskoop) • 1 gros oignon • 4 cc de margarine • 1 verre de cidre brut • 1 brin de thym • sel, poivre

les portions pour 1 personne

1 MG

■ Porter de l'eau salée à ébullition dans une grande casserole. Ôter les feuilles trop dures du chou. Le laver et le couper en 4. Le jeter dans l'eau bouillante et le faire blanchir pendant 5 minutes, puis l'égoutter.

■ Émincer le chou très finement. Éplucher les pommes, puis les couper en quartiers. Éplucher l'oignon et l'émincer.

■ Faire fondre la margarine dans une grande cocotte. Y mettre l'oignon et les pommes, puis laisser dorer à feu moyen pendant 5 minutes, en remuant. Ajouter le chou. Bien mélanger.

■ Saler, poivrer et mouiller avec le cidre. Ajouter le thym et laisser mijoter pendant 25 minutes environ. Verser un peu d'eau en cours de cuisson, si nécessaire. Servir très chaud.

Ce chou aux pommes accompagne très bien un rôti de porc ou du saumon fumé (à comptabiliser).

211

SALADE D'AVOCAT ET
POMELOS AU SAUMON FUMÉ

Coût : ★★ Difficulté : ■
Préparation : 15 min
Cuisson : 3 min

POUR 4 PERSONNES

*1 avocat (100 g de chair) ●
2 pomelos roses ● 120 g de saumon fumé en tranches ● 1 citron
vert ● 2 cc d'huile ● 3 gouttes de
Tabasco ● 100 g de scarole (ou
de frisée) ● sel, poivre*

les portions pour 1 personne

2 1/2 ◯ dont 1/2 MG

■ Laver soigneusement les pomelos et le citron vert. Presser le citron. Avec un épluche-légumes, prélever les zestes du citron et de la moitié d'un pomelos. Les couper en fines lanières. Les faire blanchir 3 minutes à l'eau bouillante. Les rafraîchir et les égoutter.

■ Dans un bol, mélanger le jus du citron et l'huile. Assaisonner de sel, de poivre et du Tabasco.

■ Peler les pomelos à vif. Les séparer en quartiers. Couper l'avocat en 2 et retirer le noyau. Éplucher les moitiés d'avocat et les émincer. Laver la scarole, l'essorer et la ciseler finement. Tailler le saumon fumé en lanières.

■ Répartir la salade ciselée sur des assiettes. Disposer par-dessus les quartiers de pomelos, les lamelles d'avocat et les lanières de saumon fumé. Parsemer des zestes d'agrumes. Arroser de sauce et servir.

COCKTAIL ÉNERGIE

Coût : ★ Difficulté : ■
Préparation : 10 min

POUR 2 PERSONNES

*100 g de carottes ● 50 g de céleri
● 1/2 citron ● 10 cl d'eau minérale ● 1 pincée de sel de céleri ●
2 cc de sauce Worcestershire ●
4 CS de glace pilée ● Pour
les mini-brochettes : 4 tomates
cerises ● 4 olives noires
dénoyautées*

les portions pour 1 personne

1 ♥

■ Peler les carottes. Laver et effiler le céleri. Presser le demi-citron. Mettre dans une centrifugeuse les carottes, le céleri, le jus de citron et l'eau minérale. Ajouter le sel de céleri et la sauce Worcestershire. Mixer le tout.

■ Répartir la glace pilée dans 2 grands verres. Verser la préparation dans chacun d'eux.

■ Laver les tomates cerises. Sur 2 petites piques en bois, intercaler les tomates et les olives noires. Poser les mini-brochettes transversalement sur les verres en guise de décoration.

LAPIN AUX FIGUES

■ Peler et émincer les oignons.

■ Couper les râbles en 2. Les faire revenir dans la margarine dans une cocotte en fonte. Quand ils sont dorés sur toutes les faces, ajouter 10 cl d'eau. Assaisonner de sel et de poivre. Couvrir et laisser cuire pendant 15 minutes à feu moyen.

■ Préchauffer le four à th. 7 (220 °C).

■ Laver les figues, les essuyer et les couper en 4 en les entaillant, comme une fleur, sans détacher com-

plètement les quartiers. Dans un plat allant au four, disposer les râbles de lapin, les oignons, les figues et saupoudrer de cannelle. Arroser avec le jus de cuisson de la viande. Passer au four pendant 20 minutes en retournant les râbles à mi-cuisson. Servir chaud.

Accompagner le lapin de boulghour (à comptabiliser).

Si les râbles de lapin se colorent trop vite au four,
les protéger en les recouvrant d'une feuille de papier sulfurisé.

Coût : ★★ Difficulté : ■
Préparation : 20 min
Cuisson : 35 min

POUR 4 PERSONNES

4 râbles de lapin (360 g) ●
12 figues fraîches ● *2 oignons* ●
4 cc de margarine ● *1 pincée de*
cannelle ● *sel, poivre*

les portions pour 1 personne

1 1/2 ●

2 ◯ dont 1 MG

213

AUMÔNIÈRES DE CHOU AU HADDOCK

■ Faire blanchir la ciboulette dans de l'eau bouillante. Verser le lait et l'eau dans un plat creux et mettre le haddock à tremper dedans pendant 30 minutes.

■ Laver le chou. Choisir les 8 plus belles feuilles du chou et prélever 8 petites feuilles du cœur. Les ébouillanter 5 minutes. Réserver les 8 grandes feuilles. Hacher grossièrement les petites.

■ Étaler chaque grande feuille et ôter la côte centrale sur environ 1/3 de sa hauteur. En tapisser une tasse à thé (qui servira de support).

■ Prélever le zeste du citron. Égoutter le haddock et le couper en lamelles épaisses. Le mélanger avec le chou haché et poivrer. Ajouter la crème fraîche et le zeste de citron. Remplir les feuilles de chou de ce mélange, les refermer et les maintenir à l'aide des brins de ciboulette.

■ Tapisser le fond du panier du cuit-vapeur avec les feuilles de chou restantes. Y déposer les aumônières et faire cuire pendant 8 minutes à la vapeur, puis servir.

Pour plus de facilité, nouer les aumônières avec du raphia à la place des brins de ciboulette.

Coût : ★ Difficulté : ■
Préparation : 30 min
Trempage : 30 min
Cuisson : 8 min

**POUR 4 PERSONNES
(8 AUMÔNIÈRES)**

1 chou vert frisé ● 480 g de haddock ● 8 brins de ciboulette ● 25 cl de lait écrémé ● 25 cl d'eau ● 1 citron non traité ● 10 cl de crème fraîche épaisse allégée ● poivre

les portions pour 1 personne

●
1 ●
2 ♥

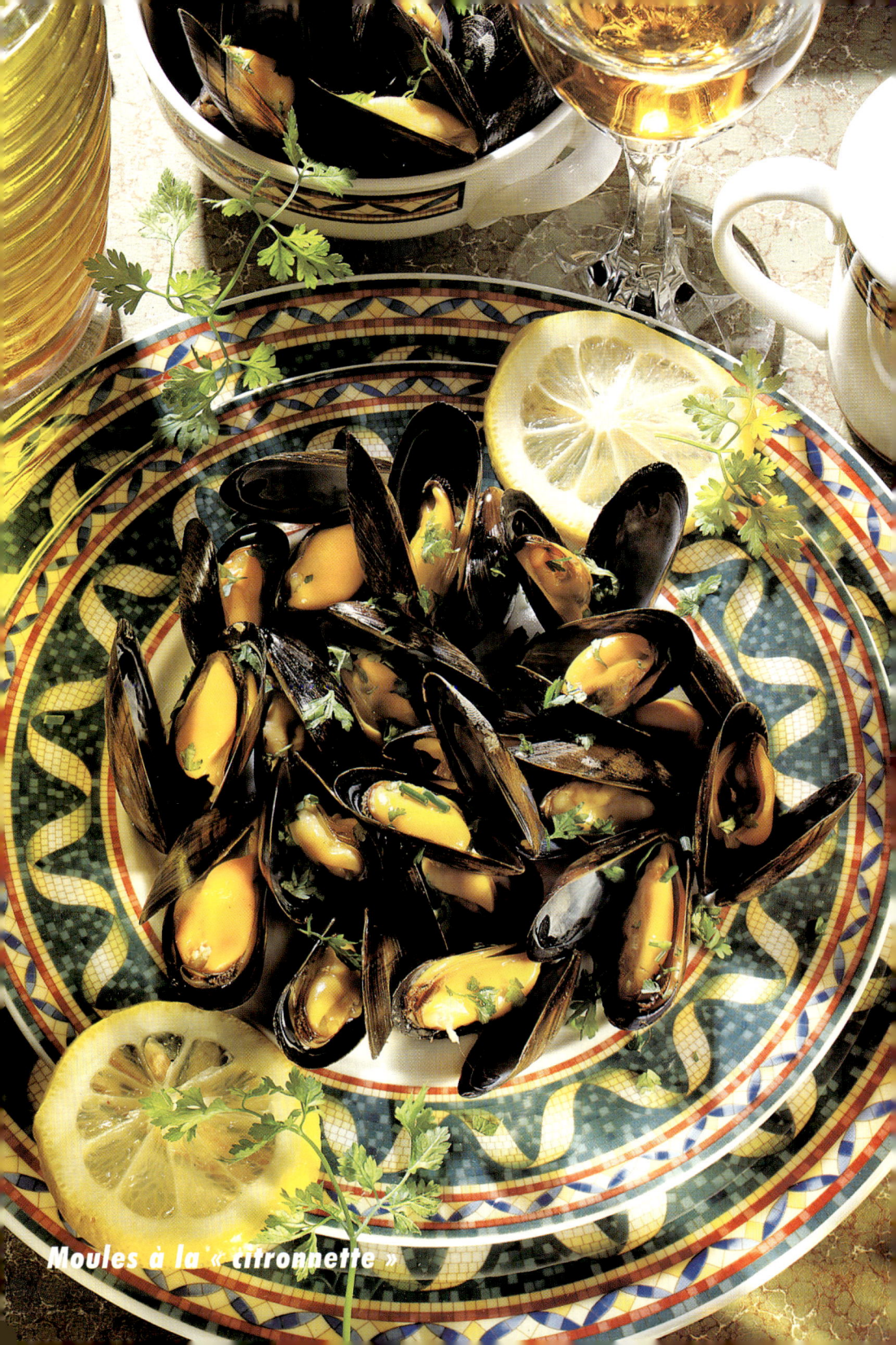

Moules à la « citronnette »

SALADE DE POMMES
DE TERRE AU SAFRAN

■ Faire cuire les œufs pendant 8 minutes dans de l'eau bouillante jusqu'à ce qu'ils soient durs.

■ Laver les pommes de terre, les faire cuire à la vapeur pendant 10 minutes environ. Les peler et les couper en tranches épaisses. Peler et hacher les échalotes. Mettre le tout dans un saladier.

■ Préparer la sauce : émulsionner la moutarde, le vinaigre et l'huile. Ajouter le safran, saler et poivrer. La verser dans le saladier, sur les pommes de terre.

■ Laver, essorer et hacher la ciboulette. Passer les œufs sous l'eau froide et les écaler. Les couper en quartiers. Les poser sur les pommes de terre. Parsemer de ciboulette hachée et servir.

Coût : ★ Difficulté : ■
Préparation : 20 min
Cuisson : 20 min
POUR 4 PERSONNES

8 pommes de terre moyennes (Charlotte) ● 2 œufs ● 2 échalotes ● 2 cc de moutarde ● 1 cc de vinaigre de xérès ● 4 cc d'huile d'olive ● 1 dosette de safran ● 1/2 bouquet de ciboulette ● fleur de sel, poivre

les portions pour 1 personne
2 1/2 ◯ dont 1 MG

BROCHETTES DE POMME
AU COMTÉ

Coût : ★ Difficulté : ■
Préparation : 10 min
**POUR 4 PERSONNES
(8 BROCHETTES)**

1 belle pomme (Granny Smith) ● 1/2 citron ● 120 g de comté ● 2 cc de paprika doux

les portions pour 1 personne
1 1/2 ◯

■ Presser le demi-citron. Peler la pomme, la couper en cubes et les citronner pour qu'ils ne noircissent pas.

■ Couper le fromage en cubes de même dimension. Intercaler les cubes de pommes et de comté sur des petites piques en bois et les saupoudrer de paprika. Servir en apéritif.

POULET SAUCE BULGARE

Coût : ★ Difficulté : ■
Préparation : 20 min
Cuisson : 25 min
Réfrigération : 1 h
POUR 4 PERSONNES

4 blancs de poulet (520 g) ●
*1 tablette de bouillon de volaille
dégraissé* ● *40 g de noix* ●
1 citron ● *1 yaourt bulgare* ● *2 cc
d'huile d'olive* ● *10 brins de persil* ● *sel, poivre*

les portions pour 1 personne

2 1/2 ◯ dont 1/2 MG

1 ●

■ Dans une grande casserole, faire dissoudre la tablette de bouillon dans 25 cl d'eau. Mettre les blancs de poulet dans le bouillon et laisser mijoter pendant 15 minutes à feu très doux.

■ Casser les noix, extraire les cerneaux et les concasser grossièrement. Presser le citron. Verser le yaourt dans un bol. Ajouter l'huile, les noix et le jus de citron. Saler et poivrer.

■ Égoutter le poulet. Couper les blancs en gros dés. Les disposer dans un saladier.

■ Verser la sauce au yaourt et aux noix sur le poulet. Bien mélanger. Laisser au frais pendant au moins 1 heure.

■ Laver et hacher le persil. Le parsemer au moment de servir.

	ENTRÉE	PLAT	DESSERT
LUNDI	100 g de champignons à la grecque	100 g de poulet rôti, aubergines	*Salade d'oranges à la mode de Marrakech*
	1 1/2 ○	● 1 ○	● 1 ○
MARDI	200 g de macédoine, 2 cc de mayonnaise allégée	120 g de raie, purée de potiron	Salade de fruits (banane, pomme, orange)
	2 ○ dont 1 MG	● 1 ○	●
MERCREDI	Soupe de légumes	120 g de faux-filet, 200 g de brocolis	1 gâteau de riz
	●	● 2 ○	1 ○
JEUDI	Mini-épis de maïs, 3 cc de vinaigrette allégée	120 g de saumon, 100 g de pâtes fraîches, oseille	100 g de mirabelles
	● 1 ○ MG	● 2 ○	1 ○
VENDREDI	2 figues	*Carottes en tartiflette,* 40 g de jambon de Parme	200 g de fromage blanc à 0 % aux fruits
	1 ○	● 2 1/2 ○ 1 1/2 ♥	1 ○
SAMEDI	Salade de courgettes crues, citron, ail	120 g de truite, 4 cc de crème fraîche allégée, 100 g de riz	Pomme et poire cuites, 20 g de noisettes pilées
	●	2 ○ 2 ♥	● 2 ○
DIMANCHE	3 saucisses cocktail	*Filet de chevreuil mariné,* 100 g d'airelles, 60 g de purée de châtaignes, purée de céleri	2 figues fraîches
	2 ●	● 3 ○ dont 1 MG 1/2 ●	1 ○

SALADE D'ORANGES À LA MODE DE MARRAKECH

Coût : ★ Difficulté : ■
Préparation : 15 min
Réfrigération : 30 min

POUR 4 PERSONNES

4 oranges • 2 CS d'eau de fleur d'oranger • 40 g d'amandes effilées • 1 CS de cannelle • 1 petit bouquet de menthe

les portions pour 1 personne

1

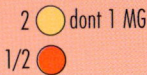

■ Peler les oranges à vif à l'aide d'un couteau pointu, en prenant soin de bien enlever la membrane blanche. Les découper en rondelles fines au-dessus d'une assiette creuse pour récupérer le jus. Ôter les pépins.

■ Disposer les rondelles dans un grand plat de service. Les arroser avec l'eau de fleur d'oranger et le jus d'orange. Ajouter les amandes effilées, saupoudrer avec la cannelle, puis décorer avec les feuilles de menthe. Laisser reposer au réfrigérateur pendant 30 minutes, recouvert d'un film étirable. Servir frais.

FILET DE CHEVREUIL MARINÉ

Coût : ★★ Difficulté : ■
Préparation : 30 min
Marinade : 24 h
Cuisson : 1 h

POUR 4 PERSONNES

1 filet de chevreuil de 640 g • 1 gros oignon • 1 échalote • 3 gousses d'ail • 5 branches de persil plat • 1 carotte • 1 branche de céleri • 1 bouquet garni • 1 clou de girofle • 1 CS d'huile d'olive • 1 CS de vinaigre de vin • 50 cl de vin blanc sec • 4 cc de crème fraîche épaisse • 1 cc de baies roses • sel, poivre

les portions pour 1 personne

2 dont 1 MG
1/2

■ Préparer la marinade : peler et émincer l'oignon, l'échalote et l'ail. Laver et hacher le persil. Peler et couper la carotte et le céleri en rondelles. Mettre tous ces ingrédients dans un grand saladier, ajouter le bouquet garni, le clou de girofle, l'huile, le vinaigre et le vin blanc. Saler et poivrer le filet de chevreuil, le masser et le mettre à mariner dans le saladier. Laisser au frais pendant 24 heures en retournant le filet régulièrement.

■ Le jour du repas, préchauffer le four à th. 8 (240 °C).

■ Disposer le filet dans un plat à rôtir avec 10 cl d'eau. Enfourner et laisser cuire pendant 20 minutes en arrosant le chevreuil régulièrement. Le retourner et le laisser encore 15 minutes en arrosant toujours.

■ Pendant ce temps, passer la marinade au chinois. Récupérer les légumes et les aromates et les faire revenir dans une poêle à sec et à feu vif, pendant 5 minutes. Arroser de la marinade filtrée. Porter à ébullition et laisser réduire de moitié. Réserver cette sauce.

■ Une fois le filet cuit, passer la sauce au chinois. La faire réchauffer en la faisant légèrement réduire. Ajouter la crème fraîche, parsemer de baies roses, saler, poivrer, laisser épaissir et servir avec le filet.

207

CAROTTES EN TARTIFLETTE

Coût : ★ Difficulté : ■
Préparation : 30 min
Cuisson : 40 min
POUR 4 PERSONNES

1,2 kg de carottes ● 1 gousse d'ail ● 2 CS de Maïzena ● 40 cl de lait demi-écrémé ● noix de muscade ● 80 g de reblochon ● sel, poivre

les portions pour 1 personne

1 1/2 ◯
1 1/2 ♥

■ Porter à ébullition de l'eau salée dans une casserole. Éplucher et laver les carottes, puis les couper en fines rondelles. Les faire cuire pendant 10 minutes à petite ébullition, puis les égoutter.

■ Préchauffer le four à th. 5 (180 °C). Peler la gousse d'ail et la piler.

■ Dans une casserole, délayer la Maïzena avec un peu de lait, puis verser peu à peu le reste de lait. Ajouter l'ail. Mélanger avec une spatule et porter à ébullition. Laisser cuire 3 minutes à feu doux en remuant sans arrêt. Saler et poivrer. Saupoudrer de noix de muscade.

■ Disposer les carottes dans un plat allant au four. Couvrir de sauce.

■ Couper le reblochon en petits morceaux, sans ôter la croûte. Répartir sur les carottes et faire cuire au four pendant 25 minutes. Servir très chaud.

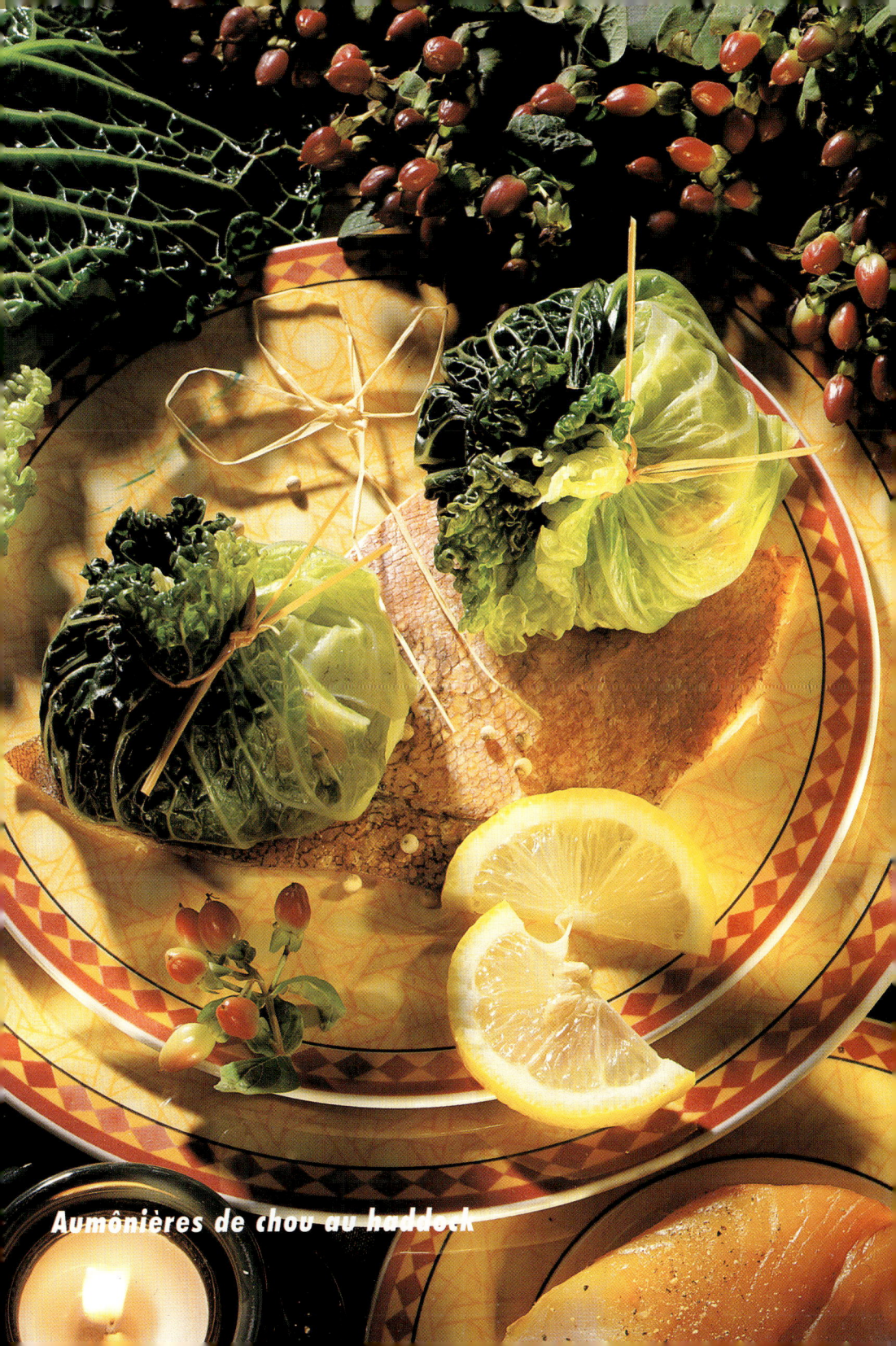

Aumônières de chou au haddock

	ENTRÉE	PLAT	DESSERT
LUNDI		60 g de bœuf gros sel, 300 g de choux et de carottes	20 g de raisins secs, 15 g de semoule, 10 cl de lait demi-écrémé
		🟢 1 1/2🟡	1🟢 1🟡
MARDI	1/2 pamplemousse	*Lieu sauce aux champignons,* épinards	200 g de fromage blanc à 0 %, 15 g d'amandines (céréales)
	🟢	🟢 1🟡 1🔴 2♥	1 1/2🟡
MERCREDI	Betterave, citron, herbes	90 g de steak haché à 5 %, 150 g de pennes	1 pomme
	🟢	2 1/2🟡	🟢
JEUDI	Salade verte, 30 g de chèvre chaud, 50 g de pain de mie, 3 cc de vinaigrette allégée	120 g de haddock, pommes de terre vapeur	Salade de fruits
	🟢 3🟡 dont 1 MG	2🟡	1🟢
VENDREDI	20 g de saucisson	60 g de rosbif, salsifis	2 carrés frais, 50 g de pain, compote de rhubarbe
	4🔴	🟢 1🟡	1🟡 🟢 2 1/2🟡
SAMEDI	Potage de légumes	*Carpaccio de magret de canard,* salade de mâche, 3 cc de vinaigrette allégée	2 CS de compote de pommes
	🟢	🟢 3🟡 dont 1 1/2 MG	1🟢
DIMANCHE	200 g de concombre, sauce fromage blanc à 0 %	60 g de poulet fumé, 200 g de navets	*Figues flottantes*
	🟢 1/2🟡	🟢 1 1/2🟡	1🟢 1 1/2🟡 2🔴 1♥

LIEU SAUCE AUX CHAMPIGNONS

■ Porter à ébullition une grande quantité d'eau dans un cuit-vapeur. Rincer les filets de poisson sous l'eau fraîche, puis les essuyer. Les faire cuire pendant 10 minutes à la vapeur et les réserver au chaud.

■ Laver les champignons et ôter leur pied sableux. Les émincer en fines tranches.

■ Délayer la Maïzena dans un peu de lait. Ajouter peu à peu le reste du lait en remuant. Faire suer les champignons dans une poêle antiadhésive jusqu'à évaporation totale de leur eau (environ 10 minutes). Ajouter le mélange à la Maïzena. Remuer et laisser cuire à feu doux pendant 3 minutes. Saler et poivrer. Ajouter la noix de muscade et la crème fraîche.

■ Laver et hacher le persil. Servir les filets nappés de sauce aux champignons et saupoudrés de persil.

*Accompagner d'épinards, de carottes Vichy
ou de pommes de terre (à comptabiliser).*

Coût : ★ Difficulté : ■
Préparation : 20 min
Cuisson : 25 min
POUR 4 PERSONNES

560 g de filets de lieu ● 300 g de champignons de Paris ● 4 cc de Maïzena ● 20 cl de lait demi-écrémé ● 1 pincée de noix de muscade ● 8 cc de crème fraîche allégée ● 5 brins de persil ● sel, poivre

les portions pour 1 personne

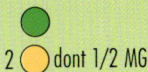

1
1
2

CARPACCIO DE MAGRET DE CANARD

Coût : ★★★ Difficulté : ■■
Préparation : 15 min
Congélation : 15 min
Réfrigération : 15 min
POUR 4 PERSONNES

2 petits magrets de canard (260 g) ● 4 petits cèpes frais ● 1 truffe brossée (facultatif) ● 2 cc d'huile ● 1 cc de vinaigre balsamique ● fleur de sel, poivre

les portions pour 1 personne

2 dont 1/2 MG

■ Retirer la peau des magrets. Les réserver pendant 15 minutes au congélateur afin qu'ils se raffermissent.

■ Pendant ce temps, nettoyer les cèpes et la truffe en les brossant. Les couper en lamelles.

■ Sortir les magrets du congélateur et les couper en tranches les plus fines possible avec un couteau électrique. Les disposer sur des assiettes froides. Recouvrir de lamelles de cèpes et de truffe.

■ À l'aide d'un pinceau, badigeonner d'huile. Saler et poivrer. Asperger de quelques gouttes de vinaigre balsamique. Servir très frais.

217

FIGUES FLOTTANTES

Coût : ★ Difficulté : ■■
Préparation : 20 min
Cuisson : 10 min

POUR 4 PERSONNES

8 figues fraîches ● 8 jets de bombe de crème chantilly allégée (ou 4 CS) ● 8 framboises ● Pour la crème anglaise : 1 gousse de vanille ● 50 cl de lait écrémé ● 4 jaunes d'œufs ● 4 cc de fructose ● 2 gouttes d'extrait d'amandes amères

les portions pour 1 personne

1 🟢
1 1/2 🟡
2 🟠
1 ♥

■ Préparer la crème anglaise : fendre la gousse de vanille en 2 dans le sens de la longueur. Porter le lait à ébullition avec une demi-gousse de vanille (garder la seconde moitié pour un autre usage).

■ Fouetter les jaunes d'œufs avec le fructose jusqu'à ce que le mélange blanchisse. Verser le lait peu à peu en fouettant vivement.

■ Reverser ce mélange dans une casserole à fond épais. Faire épaissir à feu doux en remuant sans arrêt avec une spatule en bois. Dès les premiers frémissements, arrêter la cuisson. Ôter la demi-gousse de vanille, puis ajouter l'extrait d'amandes et réserver au réfrigérateur.

■ Laver les figues et les ouvrir, en forme de fleur, en les incisant en croix sans détacher complètement les quartiers. Mettre un jet de crème chantilly en bombe au centre de chaque « figue-fleur ».

■ Répartir la crème anglaise dans 4 petites assiettes creuses ou calottes. Déposer 2 figues à la chantilly par assiette. Décorer en plaçant 1 framboise (ou 1 cerise) au centre de chaque figue.

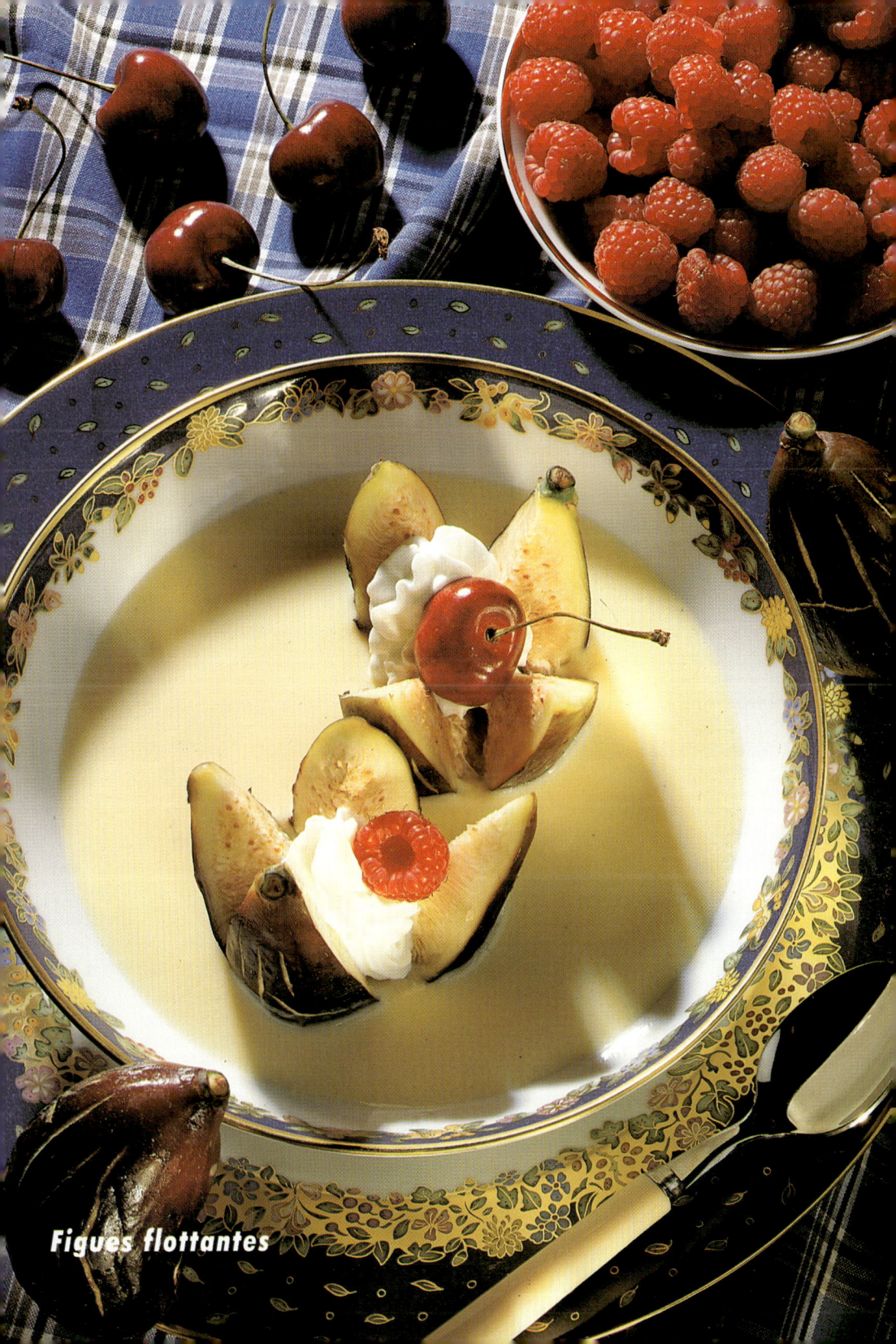

Figues flottantes

O C T O B R E

	ENTRÉE	PLAT	DESSERT
LUNDI	Assiette de soupe de poisson	60 g de filet mignon de porc cuit avec 2 cc de vinaigre de xérès, 5 cl de vin blanc, 2 cc de crème fraîche allégée, estragon, 100 g de lentilles	1 orange
	1 ⬤	2 ⬤ 1 ♥	⬤
MARDI	Salade d'endives, 2 noix pilées, 3 cc de vinaigrette allégée	***Moules à la moutarde,*** 100 g de riz	Pamplemousse
	⬤ 1 1/2 ⬤ dont 1 MG	2 1/2 ⬤ 1 1/2 ⬤	⬤
MERCREDI	***Salade de mâche aux poires***	1 escalope de veau (100 g), 1/2 cc de margarine, blettes gratinées au four, 15 g de gruyère	100 g de raisin
	⬤ 2 ⬤ dont 1 MG	⬤ 2 ⬤ dont 1/2 MG	1 ⬤
JEUDI	Soupe à l'oignon	Pommes de terre à l'eau, 1 œuf dur en rondelles, 30 g de thon émietté, béchamel (20 g de farine + 25 cl de lait écrémé)	1 poire
	1/2 ⬤	4 ⬤	⬤
VENDREDI		1 cuisse de lapin (120 g) en papillote, 2 cc de crème fraîche allégée, ciboulette, haricots verts, 1 cc de margarine	2 petits Saint-Môret légers, 50 g de pain, 100 g de compote de pommes nature
		⬤ 3 ⬤ dont 1 MG 1 ♥	1 ⬤ 1 1/2 ⬤
SAMEDI	Potage au potiron	1 tranche de jambon blanc dégraissé (100 g), tomates à la poêle, 1 cc d'huile d'olive, origan, 100 g d'Ébly	2 clémentines
	1 ⬤	⬤ 3 ⬤ dont 1 MG	⬤
DIMANCHE	Betteraves en salade, citron, herbes	***Chili con carne***	100 g de mirabelles
	⬤	⬤ 2 1/2 ⬤ dont 1/2 MG	1 ⬤

MOULES À LA MOUTARDE

Éplucher et hacher les échalotes. Les rincer dans une passoire sous un jet d'eau froide. Les mettre dans un faitout avec le vin blanc. Laisser cuire pendant 5 minutes à feu doux.

Pendant ce temps, gratter et rincer les moules à plusieurs eaux. Les ajouter dans le faitout. Poivrer et couvrir. Laisser cuire pendant 4 à 5 minutes à feu vif en secouant le faitout à plusieurs reprises afin que toutes les coquilles s'ouvrent. Les retirer avec une écumoire. Éliminer les coquilles vides. Disposer les moules dans leurs coquilles sur des assiettes et réserver au chaud.

Filtrer le jus de cuisson des moules. Y ajouter la crème fraîche. Porter à ébullition et faire réduire de moitié. Hors du feu, incorporer les jaunes d'œufs, la moutarde et le safran en fouettant.

Napper les moules de cette sauce et servir.

Coût : ★ Difficulté : ■■
Préparation : 20 min
Cuisson : 15 min

POUR 4 PERSONNES

1 kg de moules de bouchot (360 g décortiquées) • 6 échalotes • 12,5 cl de vin blanc sec • 10 cl de crème fraîche épaisse • 2 jaunes d'œufs • 2 CS de moutarde forte • 1 pointe de couteau de safran • poivre

les portions pour 1 personne

1 1/2 ◯
1 1/2 🔴

CHILI CON CARNE

Épépiner le piment vert frais. Laver et essorer le persil et la coriandre. Passer le tout au mixeur avec le thym, le cumin et le chili.

Laver, couper en 2 et épépiner les poivrons. Les couper en lanières. Peler et émincer l'oignon.

Faire revenir l'oignon et les poivrons dans l'huile chaude pendant 10 minutes dans une cocotte à feu doux. Ajouter la viande hachée. Faire cuire 3 minutes à feu vif en mélangeant sans cesse. Parsemer du mélange d'herbes et d'épices. Ajouter la pulpe de tomates. Saler. Émietter le piment oiseau et le parsemer. Laisser cuire 1 heure à couvert sur feu doux.

Rincer et égoutter les haricots rouges. Les ajouter dans la cocotte 10 minutes avant la fin de la cuisson. Remuer délicatement afin de ne pas les écraser. Servir très chaud.

Coût : ★★ Difficulté : ■
Préparation : 20 min
Cuisson : 1 h 15 min

POUR 4 PERSONNES

480 g de steak haché à 5 % • 1 piment vert frais • 1/2 bouquet de persil • 1/2 bouquet de coriandre • 1 cc de thym • 1 cc de cumin en poudre • 1/2 cc de chili en poudre (ou de piment de Cayenne) • 2 poivrons (1 rouge et 1 vert) • 1 oignon • 2 cc d'huile • 1 boîte de pulpe de tomates en dés (400 g) • 1 piment oiseau • 400 g de haricots rouges cuits (en conserve ou sous vide) • sel

les portions pour 1 personne

🟢
2 1/2 🟡 dont 1/2 MG

Ce chili con carne est particulièrement relevé. Si désiré, diminuer les épices ou calmer le feu du piment en accompagnant ce plat d'un bol de crème fraîche allégée (à comptabiliser).

SALADE DE MÂCHE
AUX POIRES

■ Laver et essorer la mâche.

■ Presser le citron. Peler et couper les poires en quartiers, puis en fines lamelles. Les citronner pour éviter qu'elles noircissent.

■ Avec un couteau économe, faire des copeaux de mimolette. Concasser les cerneaux de noix.

■ Laver, essorer et ciseler le cerfeuil. Dans un bol, préparer la vinaigrette en mélangeant l'huile, le vinaigre, le cerfeuil, le sel et le poivre.

■ Disposer la mâche dans le plat de service. Arroser de la sauce et ajouter les lamelles de poires. Saupoudrer de noix et décorer avec les copeaux de mimolette.

Coût : ★★ Difficulté : ■
Préparation : 15 min
POUR 4 PERSONNES

200 g de mâche ● 2 poires à chair tendre ● 1 citron ● 60 g de mimolette ● 8 cerneaux de noix ● Pour la vinaigrette : 1 bouquet de cerfeuil ● 4 cc d'huile de noix ● 1 cc de vinaigre de cidre ● sel, poivre

les portions pour 1 personne

2 ◯ dont 1 MG

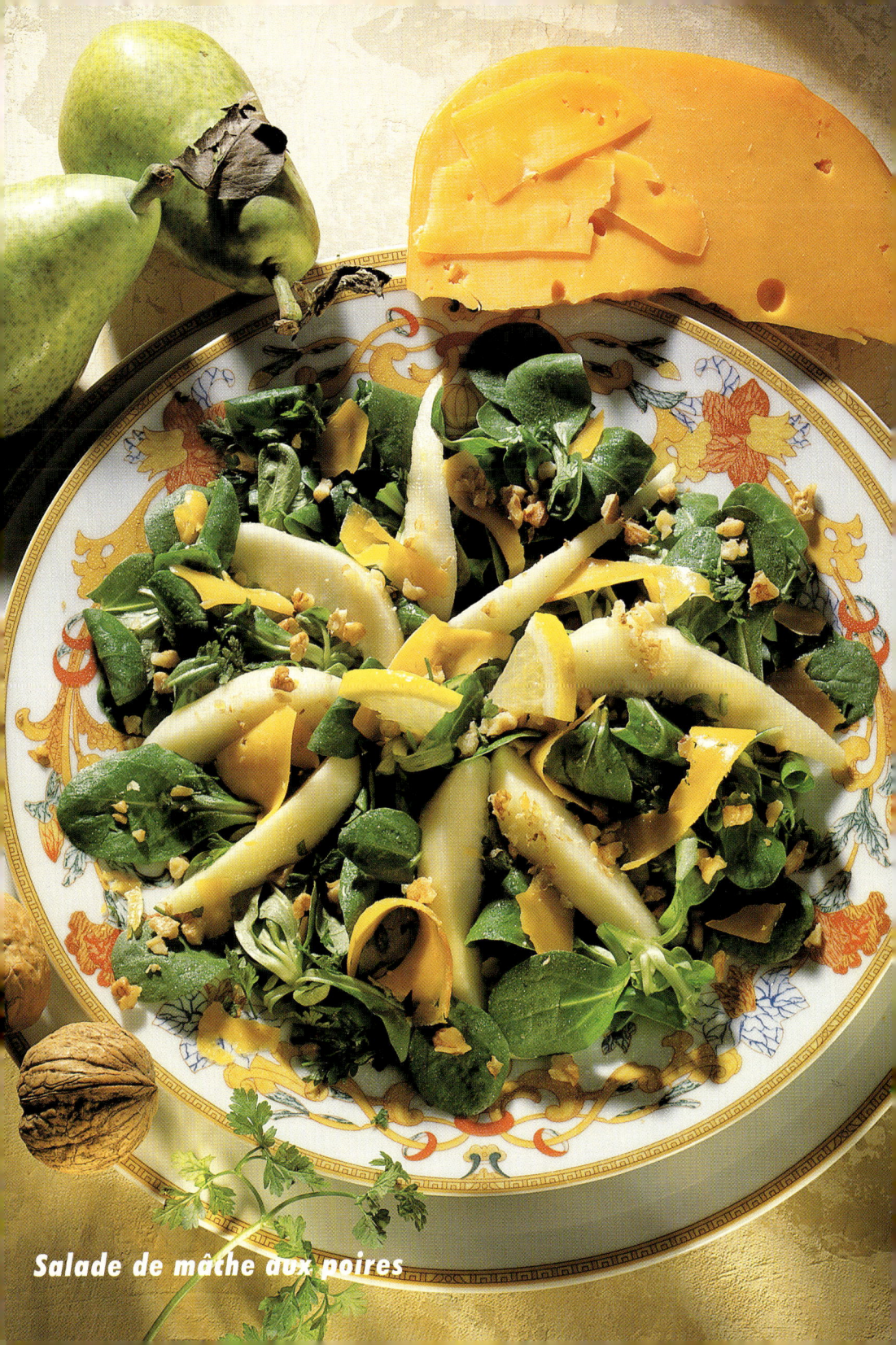

Salade de mâche aux poires

OCTOBRE

	ENTRÉE	PLAT	DESSERT
LUNDI	100 g de potage aux pois cassés	2 œufs en omelette, 200 g de poireaux, 1 secret d'arôme, 4 cc de crème fraîche	100 g de raisin
	● 1	● 2 ● 2♥	● 1
MARDI	Carottes râpées à l'orange, 1 cc de raisins secs	120 g de lapin rôti au cidre, pommes fruits	1 yaourt à 0 % à la vanille
	● 1●	● 2	1/2●
MERCREDI	1 œuf cocotte, 50 g de jambon blanc dégraissé, 4 cc de crème fraîche allégée	100 g d'Ébly, épinards	1 poire
	1 1/2● 2♥	● 1	●
JEUDI	Soupe de céleri	*Canette aux navets,* 100 g de patates douces	100 g de banane
	●	● 4● 1/2●	● 1
VENDREDI	Salade verte, 3 cc de vinaigrette allégée	120 g de saumonette, 100 g de riz	1 crème dessert allégée
	● 1● MG	3●	● 1
SAMEDI	100 g de pois chiches en salade, tomates, 3 cc de vinaigrette allégée	100 g de faisan, 100 g de raisins, 200 g de choux de Bruxelles	100 g de fromage blanc à 0 %, 20 g de pruneaux
	● 2● dont 1 MG	● 1●	● 1● 1/2●
DIMANCHE	MENU HALLOWEEN *Soupe Jack O'Lantern*	MENU HALLOWEEN *Cuisses de grenouilles et petits flans de carottes, Croquettes de légumes au thym*	MENU HALLOWEEN *Rond de sorcières*
	● 1● 1♥	● 5● dont 1 MG 3♥	2● dont 1/2 MG 3●

CANETTE AUX NAVETS

■ Éplucher les navets. Les faire cuire pendant 5 minutes à l'eau bouillante salée. Les rafraîchir et les égoutter.

■ Saler et poivrer l'intérieur et l'extérieur de la canette.

■ Faire dorer la canette sur toutes ses faces dans une cocotte (environ 15 minutes). La retirer. Jeter la graisse de cuisson. Verser 40 cl d'eau dans la cocotte pour la déglacer en raclant bien le fond afin de décoller tous les sucs de cuisson. Remettre la canette dans la cocotte. L'entourer des navets. Saler, poivrer et saupoudrer de sucre.

■ Laisser cuire pendant 40 minutes à couvert sur feu doux.

■ Présenter la canette coupée en morceaux. Entourer des navets et verser le jus de cuisson dans une saucière « gras-maigre ».

Coût : ★★ Difficulté : ■
Préparation : 20 min
Cuisson : 1 h

POUR 4 PERSONNES

1 canette de 1,2 kg, prête à cuire ● 1 kg de navets ● 2 cc de sucre en poudre ● sel, poivre

les portions pour 1 personne

3

1/2

SOUPE JACK O'LANTERN

■ Éplucher les pommes de terre et l'oignon. Les couper en petits morceaux.

■ Couper délicatement la partie supérieure du potiron afin de le décalotter. Enlever les filaments et les pépins, prélever la chair avec un couteau (environ 1 kg), puis racler les bords avec une petite cuillère afin de ne pas percer la coque qui servira de soupière.

■ Faire cuire les morceaux de potiron, les pommes de terre et l'oignon dans un autocuiseur pendant 10 minutes.

■ Égoutter les légumes, puis les mixer avec le lait. Assaisonner de sel et de poivre. Faire réchauffer 3 minutes dans une casserole, ajouter la crème fraîche et mélanger.

■ Verser la soupe dans le potiron évidé, saupoudrer de parmesan et donner un tour de moulin à poivre avant de servir.

Accompagner éventuellement de cerfeuil et de morceaux de pain grillé (à comptabiliser).

À défaut de petit potiron entier, présenter la soupe dans une soupière en forme de citrouille.

Coût : ★ Difficulté : ■ ■ ■
Préparation : 15 min
Cuisson : 13 min
POUR 4 PERSONNES

1 potiron entier de petite taille (environ 3 kg) ● 2 pommes de terre (200 g) ● 1 oignon ● 25 cl de lait demi-écrémé ● 8 cc de crème fraîche allégée ● 4 cc de parmesan râpé ● sel, poivre du moulin

les portions pour 1 personne

1 🟡
1 ♥

CUISSES DE GRENOUILLES ET PETITS FLANS DE CAROTTES

■ Préchauffer le four à th. 5 (180 °C).

■ Préparer les flans de carottes : éplucher et laver les carottes, puis les râper finement. Dans un saladier, battre les œufs en omelette. Incorporer le lait, le sel, le poivre, la noix de muscade et le gruyère. Ajouter les carottes râpées et mélanger.

■ Répartir la préparation dans 4 ramequins antiadhésifs. Mettre au four pendant 30 minutes.

■ Préparer les cuisses de grenouilles : les rouler dans la farine, puis les secouer pour en enlever l'excédent. Peler les gousses d'ail et les hacher.

Coût : ★★ Difficulté : ■ ■
Préparation : 30 min
Cuisson : 36 min
POUR 4 PERSONNES

960 g de cuisses de grenouilles ● 2 CS de farine ● 2 gousses d'ail ● 2 cc d'huile d'olive ● 8 branches de coriandre fraîche ● 4 grandes feuilles de laitue ● Pour les flans de carottes : 300 g de carottes ● 3 œufs ● 20 cl de lait demi-écrémé ● 1 pincée de noix de muscade ● 40 g de gruyère râpé ● sel, poivre

les portions pour 1 personne

🟢
3 🟡 dont 1/2 MG

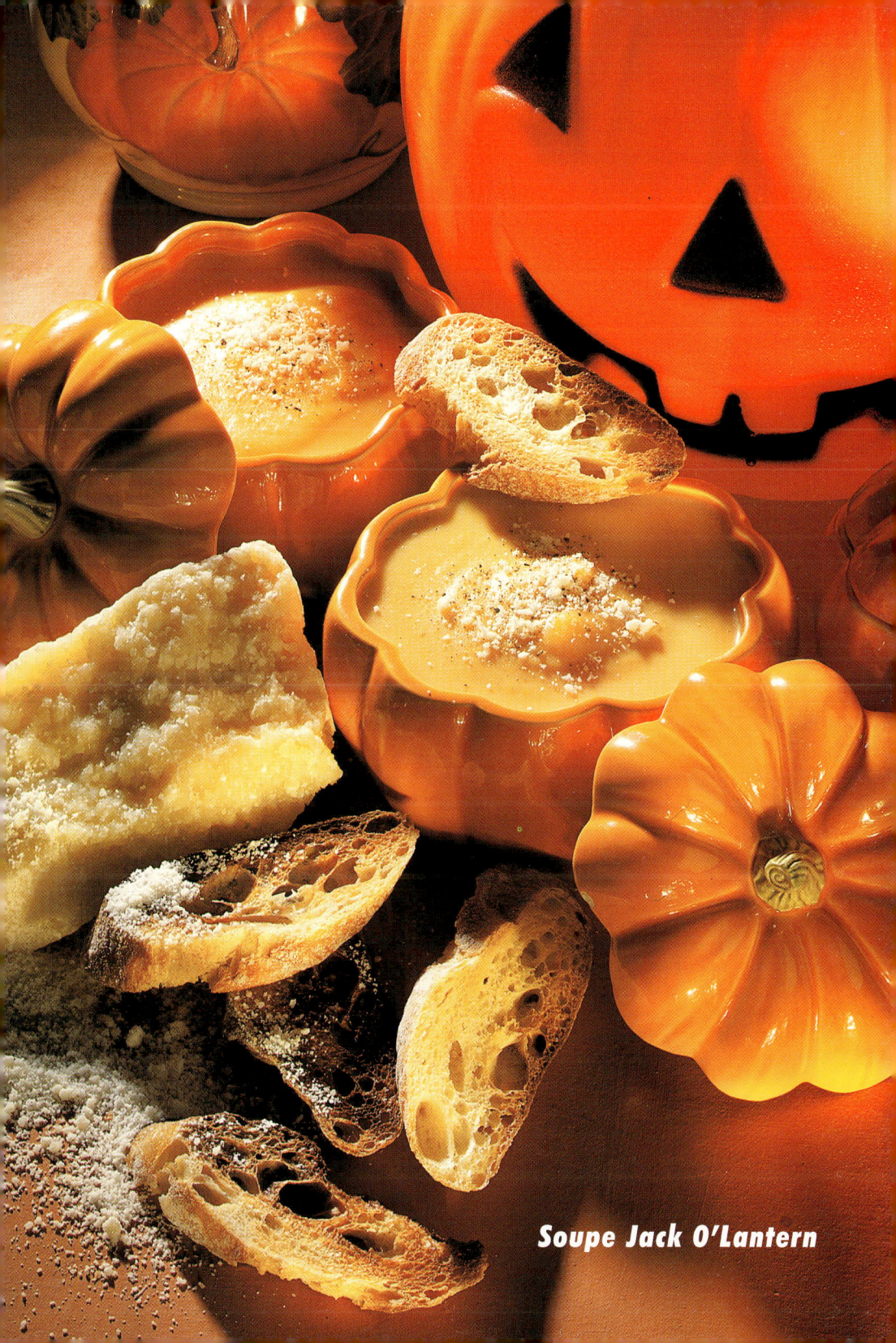

Soupe Jack O'Lantern

■ Faire chauffer l'huile dans une poêle antiadhésive et y faire revenir les cuisses de grenouilles pendant 6 minutes environ, en les retournant à mi-cuisson afin qu'elles n'attachent pas. 3 à 4 minutes avant la fin de la cuisson, ajouter l'ail haché et remuer pour qu'il ne brûle pas. Réserver au chaud.

■ Laver la coriandre et la ciseler. Laver les feuilles de laitue et les essorer. Étaler une feuille de laitue sur chaque assiette. Démouler les flans et en poser un par assiette sur la laitue. Ajouter 3 cuisses de grenouilles dans chaque assiette. Parsemer de coriandre ciselée avant de servir.

Pour supprimer la matière grasse et la farine, faire mariner les cuisses de grenouilles dans du jus de citron avant de les cuire.

CROQUETTES DE LÉGUMES AU THYM

Coût : ★ Difficulté : ■ ■
Préparation : 30 min
Cuisson : 16 min

POUR 4 PERSONNES

*200 g de pommes de terre ●
1 carotte ● 1 branche de céleri ●
1 oignon ● 2 œufs ● 2 cc de thym
émietté ● 1 pincée de noix de
muscade ● 12 cc de chapelure ●
2 cc d'huile ● sel, poivre*

les portions pour 1 personne

2 ◯ dont 1/2 MG

3 ♥

■ Éplucher tous les légumes. Râper grossièrement les pommes de terre et la carotte. Émincer finement le céleri (avec une partie de son vert) et l'oignon.

■ Casser les œufs et séparer les blancs des jaunes. Réserver les blancs dans un bol.

■ Mettre tous les légumes dans un saladier avec les jaunes d'œufs, le thym, la muscade, le sel et le poivre. Mélanger. Former 8 petites boules de la taille d'un petit œuf, puis les aplatir pour former des croquettes.

■ Battre les blancs d'œufs à la fourchette, puis les verser dans une assiette. Mettre la chapelure dans une autre assiette.

■ Rouler chaque croquette dans les blancs d'œufs, puis la passer brièvement dans la chapelure.

■ Huiler une grande poêle antiadhésive et y faire cuire les croquettes pendant 8 minutes environ de chaque côté. Vérifier qu'elles n'attachent pas en les décollant de temps en temps avec une spatule en bois.

■ Servir bien chaud.

ROND DE SORCIÈRES

Coût : ★★ Difficulté : ■■■
Préparation : 40 min
Cuisson : 20 min
Réfrigération : 4 h 30

POUR 6 PERSONNES

■ Préchauffer le four à th. 5 (180 °C). Placer un papier de cuisson dans un moule à fond amovible ou utiliser un moule antiadhésif recouvert d'un film plastique pour faciliter le démoulage.

■ Préparer la génoise : casser les œufs et séparer les blancs des jaunes. Battre les jaunes dans un bol. Monter les blancs en neige. Dans un saladier, mélanger le yaourt, l'édulcorant et les jaunes d'œufs battus. Ajouter la fécule, la margarine, le sel et la levure. Incorporer délicatement les blancs en neige et verser dans le moule. Faire cuire au four pendant 20 minutes. Démouler la génoise et laisser refroidir.

Pour la génoise : 2 œufs • 1 yaourt nature • 4 cc d'édulcorant • 80 g de fécule de pomme de terre • 3 cc de margarine • 1 pincée de sel • 1 pincée de levure chimique • Pour le fourrage : 200 g de poires • 2 cc d'alcool de poire ou de rhum blanc • 2 cc d'édulcorant • 2 feuilles de gélatine • 2 petits-suisses à 20 % • Pour le décor : 1 CS de sucre glace • 60 g de brisures de marrons glacés • 4 petits champignons en meringue (= 20 g)

■ À l'aide d'un couteau-scie, couper la génoise en 2 horizontalement dans son épaisseur. Mettre l'une des moitiés sur un plat de service.

les portions pour 1 personne

2 ◯ dont 1/2 MG

3 ◯

■ Faire ramollir les feuilles de gélatine dans un bol d'eau froide.

■ Préparer le fourrage : peler les poires, enlever le cœur fibreux et les mixer. Incorporer l'alcool de poire ou le rhum et l'édulcorant. Verser la moitié de ce coulis sur le rond de génoise placé dans le plat de service. Faire chauffer le reste du coulis dans une casserole, puis y délayer, hors du feu, les feuilles de gélatine une par une en remuant. Mélanger avec les petits-suisses.

■ Faire prendre au réfrigérateur pendant 30 minutes. Puis étaler cette crème sur le rond imbibé de poire. Recouvrir avec l'autre rond de génoise. Réserver au réfrigérateur pendant 4 heures.

■ Au moment de servir, dessiner une lune en saupoudrant 1 cuillère à soupe de sucre glace sur la partie évidée d'un cache en carton. Répartir les brisures de marrons autour de la lune et planter les 4 petits champignons de meringue.

La tradition veut que le 31 octobre, les sorcières fêtent Halloween, la « veille de tous les saints ». Elles se réunissent pour faire leur sabbat dans des clairières tout juste éclairées par la lune et où poussent des champignons, qu'on appelle « ronds de sorcières ».

ENTRÉE	PLAT	DESSERT
LUNDI Salade de châtaignes aux herbes	90 g de veau à la moutarde, potiron	Ananas
2⬤ dont 1 MG	🟢 1 1/2⬤	🟢
MARDI 90 g de calamars, tomates	120 g de cabillaud, 150 g de riz	1 orange
🟢 1⬤	2 1/2⬤	🟢
MERCREDI	Salade composée : 100 g de pâtes, 100 g de jambon de poulet, 200 g de tomates, 30 g de gruyère	1 kiwi
	🟢 3 1/2⬤	🟢
JEUDI Soupe de poireaux-pommes de terre	80 g de foies de volaille, salade, 3 cc de vinaigrette allégée	2 CS de compote de coings
🟢 1⬤	🟢 2⬤ dont 1 MG	1⬤
VENDREDI	Noisettes d'agneau aux raisins, 100 g de riz	1 œuf à la neige
	1/2🟢 3⬤	1⬤
SAMEDI 30 g de poisson fumé, salade verte, 3 cc de vinaigrette allégée	Millefeuille de chou	1 pomme
🟢 2⬤ dont 1 MG	🟢 2 1/2⬤ dont 1/2 MG	🟢
DIMANCHE 100 g de macédoine, 1 cc de mayonnaise allégée	100 g de sanglier, 200 g de haricots verts, 60 g de châtaignes	Compote de rhubarbe
1⬤ dont 1/2 MG	🟢 2⬤	1🟢

NOISETTES D'AGNEAU AUX RAISINS

Poudrer les noisettes d'agneau de thym, les saler et les poivrer. Les disposer sur une assiette et les couvrir d'une feuille de film étirable. Laisser reposer au frais.

Laver les grains de raisin, les éplucher et les épépiner à l'aide d'une aiguille.

Faire chauffer une poêle antiadhésive. Y déposer les noisettes d'agneau et les faire griller à feu vif pendant 3 minutes sur chaque face. Les réserver au chaud sur une assiette.

Verser le vin blanc dans la poêle. Déglacer le fond de cuisson en portant à ébullition à feu vif pendant 5 minutes. Ajouter les raisins et leur jus, puis laisser mijoter 5 minutes à feu doux. Remettre la viande, mélanger et servir.

Accompagner de pommes au four ou de riz (à comptabiliser).

Coût : ★ Difficulté : ■
Préparation : 40 min
Cuisson : 20 min
POUR 4 PERSONNES

8 noisettes d'agneau (320 g) • 3 pincées de feuilles de thym frais • 200 g de grains de raisin (muscat) • 4 CS de vin blanc sec • sel, poivre

les portions pour 1 personne
1/2 ●
2 ○

MILLEFEUILLE DE CHOU

Coût : ★ Difficulté : ■
Préparation : 30 min
Cuisson : 1 h
POUR 4 PERSONNES

1 beau chou vert frisé • 50 g de mie de pain • 1 CS de lait écrémé • 300 g de talon de jambon dégraissé • 2 blancs de poulet (260 g) • 60 g de bacon • 2 foies de volaille (100 g) • 1 gousse d'ail • 2 échalotes • 2 brins de persil • 1 œuf • 1 cc d'huile • sel, poivre

les portions pour 1 personne
2 1/2 ○ dont 1/2 MG

Détacher toutes les feuilles du chou, les laver et les plonger 5 minutes dans l'eau bouillante salée. Les égoutter. Laisser tremper la mie de pain dans le lait.

Préparer la farce : couper toutes les viandes (jambon, poulet, bacon et foies de volaille) en morceaux. Peler l'ail et les échalotes. Laver et essorer le persil. Battre l'œuf en omelette. Hacher au robot : les viandes, l'ail, le persil et les échalotes. Ajouter la mie de pain imbibée de lait. Mélanger intimement avec l'œuf battu. Saler et poivrer.

Préchauffer le four à th. 7 (220 °C).

Huiler une terrine ovale (d'environ 30 cm de long). Tapisser le fond de 4 feuilles de chou superposées. Étaler une couche de farce. Recouvrir de 3 feuilles de chou et d'une couche de farce. Recommencer jusqu'à épuisement des ingrédients en terminant par une couche de chou. Couvrir avec le couvercle de la terrine.

Enfourner et laisser cuire pendant 1 heure. Servir dans la terrine ou démouler le millefeuille.

SALADE DE CHÂTAIGNES AUX HERBES

■ Égoutter les châtaignes et les émietter. Laver et essorer la salade mesclun. Laver, essorer et ciseler le persil.

■ Préparer la vinaigrette dans un saladier : mélanger l'huile, le vinaigre, le sel et le poivre.

■ Ajouter la salade, le persil ciselé et les châtaignes. Mélanger, parsemer de zeste de citron et servir.

Coût : ★★ Difficulté : ■
Préparation : 10 min

POUR 4 PERSONNES

24 châtaignes au naturel (1 bocal de 240 g) ● 1 sachet de salade mesclun (200 g) ● 1 gros bouquet de persil ● 1 cc de zeste de citron râpé ● Pour la vinaigrette : 4 cc d'huile d'olive ● 1 cc de vinaigre balsamique ● sel, poivre

les portions pour 1 personne

2 ◯ dont 1 MG

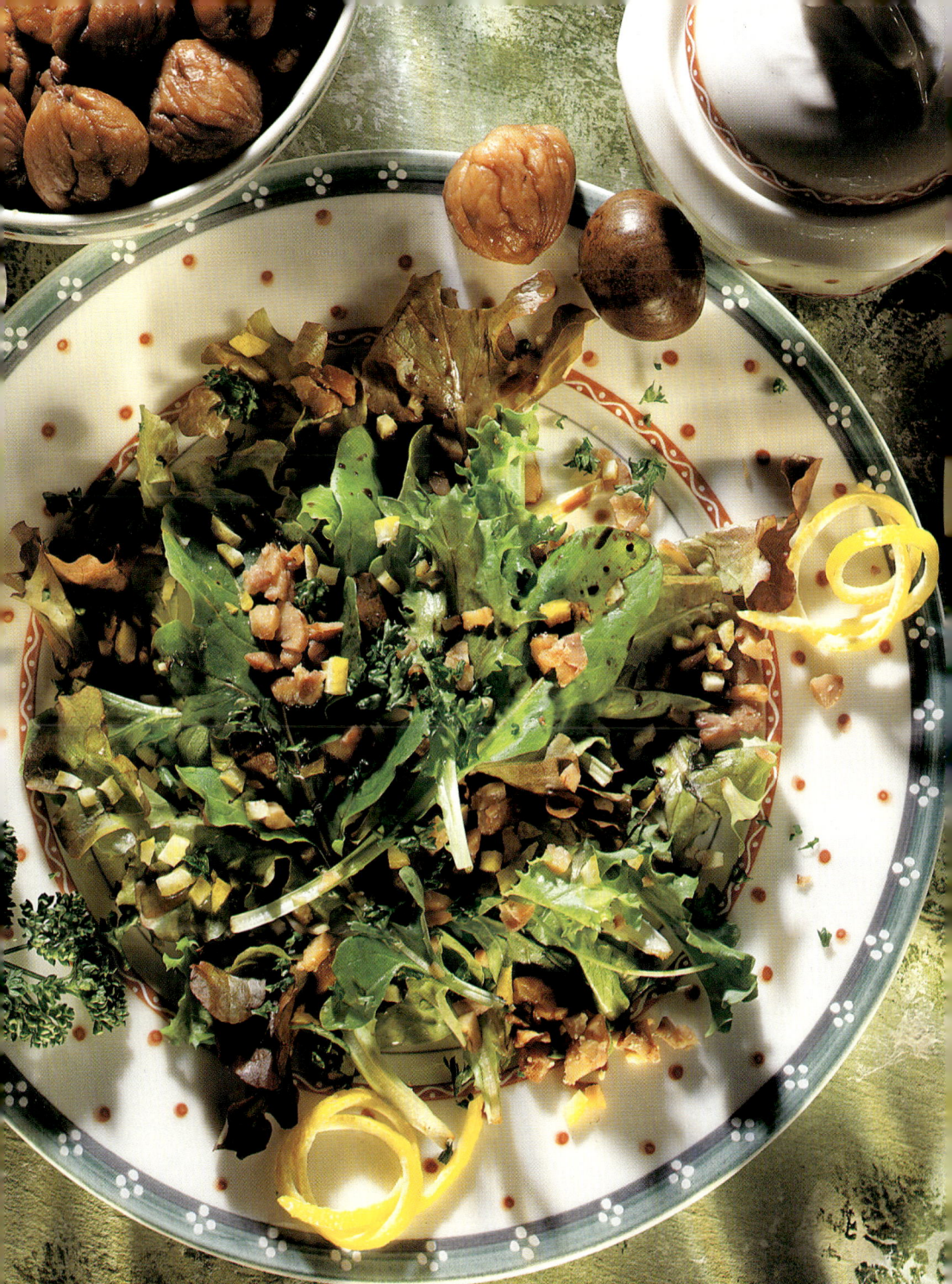

Salade de châtaignes
aux herbes

	ENTRÉE	PLAT	DESSERT
LUNDI	Potage aux champignons	90 g de maquereaux au vin blanc, pommes de terre	Mûres
	●	3●	●
MARDI	**Thé fumé à la cardamome,** crudités, sauce au fromage blanc à 0 %	100 g de tartare de cheval, 200 g de tomates provençales	200 g de fromage blanc à 0 % aux fruits
	● 1/2●	● ●	●
MERCREDI	Endives, 4 noix pilées, 3 cc de vinaigrette allégée	60 g de saucisse allégée, ratatouille	**Compote de coings caramélisée**
	● 1 1/2● dont 1 MG	● ●	● ●
JEUDI	Poireaux, 1,5 cc de vinaigrette allégée	**Bœuf à la ficelle,** carottes, pommes de terre	1 pomme
	● 1/2● MG	● 3●	●
VENDREDI	Soupe de légumes	**Truite au champagne en papillote,** 100 g de riz, choux de Bruxelles	1 poire
	●	● 2● 1♥	●
SAMEDI	**Œufs cocotte aux fines herbes,** asperges en conserve	100 g de poulet rôti, **Haricots au coulis de tomates**	100 g de banane
	● 1● 1● 2♥	● 2 1/2● dont 1/2 MG	●
DIMANCHE	20 cl de jus de tomate	50 g de jambon de dinde, 60 g de fromage à raclette, pommes de terre	1 boule de sorbet
	1●	4 1/2●	4●

THÉ FUMÉ
À LA CARDAMOME

■ Porter l'eau à ébullition et ajouter les graines de cardamome. Baisser le feu, couvrir et laisser frémir pendant 5 minutes.

■ Hors du feu, laisser infuser à couvert pendant 10 minutes. Réchauffer la théière avec de l'eau bouillante et la vider.

■ Mettre le thé dans la théière. Porter de nouveau la décoction de cardamome à ébullition, puis la verser dans la théière. Laisser infuser 10 minutes.

■ Filtrer avec une passoire à thé et servir dans des tasses.

Coût : ★ Difficulté : ■
Préparation : 10 min
Infusion et macération : 25 min
POUR 2 PERSONNES

50 cl d'eau ● 1,5 cc de thé fumé ● 6 graines de cardamome

les portions pour 1 personne

Éventuellement, sucrer avec 1 cuillère à café d'édulcorant en poudre.

COMPOTE DE COINGS
CARAMÉLISÉE

Coût : ★ Difficulté : ■
Préparation : 15 min
Cuisson : 2 h
POUR 4 PERSONNES

4 coings ● 16 abricots secs ● 1 gousse de vanille ● 1 citron ● 4 cc de sucre en poudre

les portions pour 1 personne

1 ●
1 ●

■ Peler les coings, les couper en quartiers et retirer le cœur. Détailler les quartiers en cubes. Émincer les abricots secs en dés. Fendre la gousse de vanille en 2 dans le sens de la longueur. Presser le citron.

■ Mettre dans une casserole inoxydable les dés de coings et d'abricots, la gousse de vanille et le jus de citron. Couvrir d'eau, porter à ébullition et laisser cuire pendant 2 heures (la chair des coings doit s'écraser sous la pression d'une cuillère).

■ Préchauffer le four position gril.

■ Écraser les morceaux de fruits grossièrement à la fourchette. Mettre la compote dans un plat à four, saupoudrer de sucre et placer sous le gril du four. Laisser caraméliser. Servir tiède.

235

TRUITE AU CHAMPAGNE EN PAPILLOTE

■ Laver et vider la truite ou demander au poissonnier de la préparer. Saler et poivrer l'intérieur.

■ Peler et hacher les échalotes. Retirer le bout terreux des pieds des champignons. Laver les champignons rapidement sous l'eau claire et les émincer.

■ Préchauffer le four à th. 6 (200 °C).

■ Garnir le fond d'une lèchefrite d'une feuille d'aluminium et la parsemer d'échalotes et de champignons.

■ Déposer la truite et l'envelopper dans la feuille d'aluminium sans refermer complètement le dessus. Verser le champagne dans la papillote par l'espace entrouvert. Refermer la papillote hermétiquement. Mettre au four pendant 45 minutes.

■ Sortir le poisson, enlever la peau et prélever délicatement les filets. Les dresser sur le plat de service.

■ Récupérer le jus de la papillote dans une casserole et porter à ébullition. Dès les premiers frémissements, ajouter la crème fraîche, rectifier l'assaisonnement et faire épaissir à feu doux. Ajouter les grains de raisin et laisser chauffer encore 2 minutes. Napper la truite de cette sauce.

■ Servir bien chaud.

Coût : ★★★ Difficulté : ■■
Préparation : 30 min
Cuisson : 55 min
POUR 4 PERSONNES

1 belle truite de 1,2 kg ● 2 échalotes roses ● 100 g de champignons de Paris ● 25 cl de champagne ● 8 cc de crème fraîche allégée ● 4 grains de raisin noir ● 4 grains de raisin blanc ● sel, poivre

les portions pour 1 personne

1 🟢
1 🟡
1 ❤️

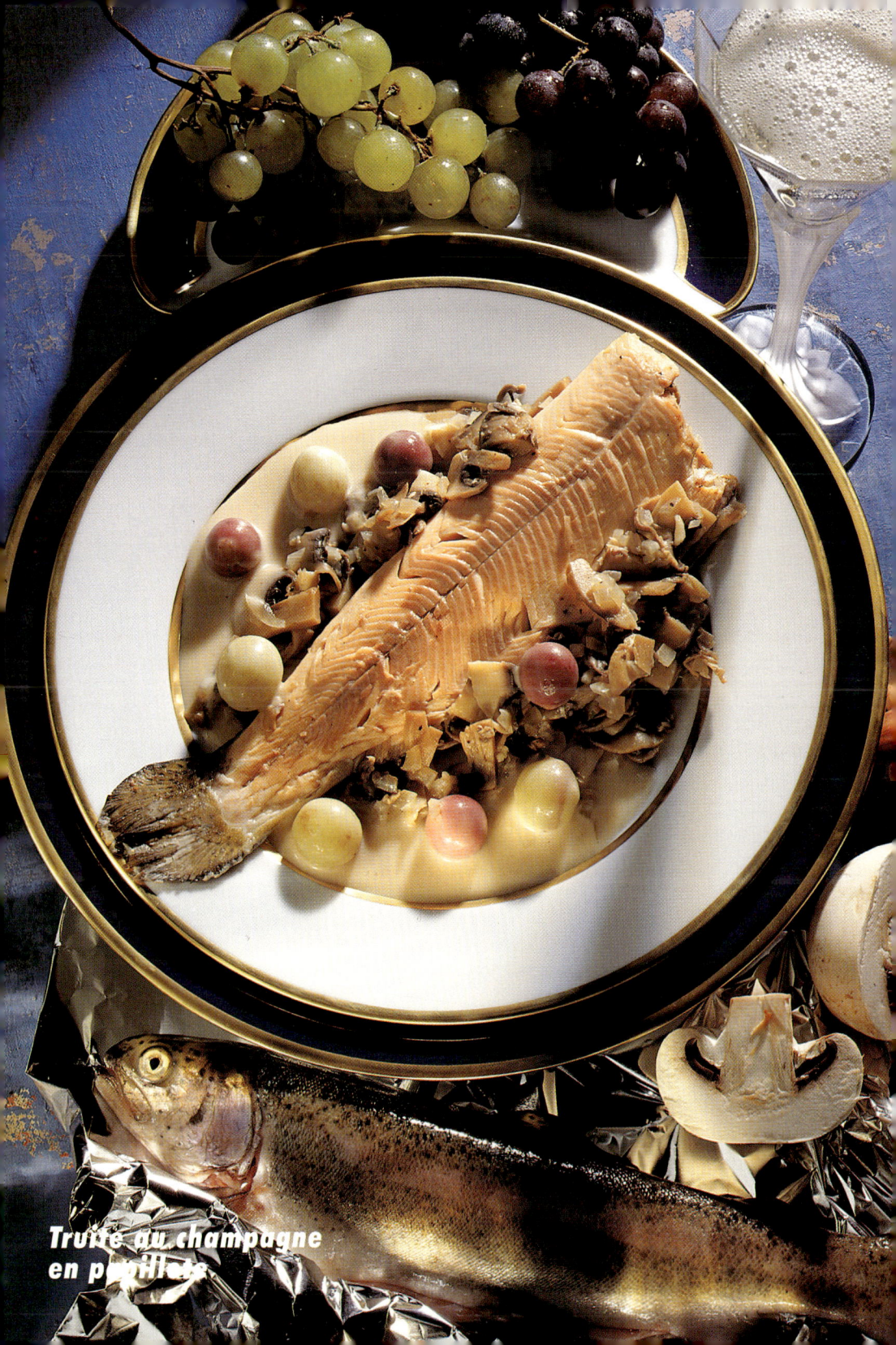

*Truite au champagne
en papillote*

BŒUF À LA FICELLE

■ Porter 2,5 litres d'eau à ébullition dans un grand faitout. Y ajouter 1 cuillère à soupe de gros sel, le bouquet garni, l'oignon piqué des clous de girofle et les grains de poivre. Laisser frémir pendant 10 minutes.

■ Pendant ce temps, nettoyer tous les légumes. Les ajouter dans le faitout et laisser cuire pendant 15 minutes.

■ Attacher une ficelle assez longue à chaque extrémité de la viande de façon à pouvoir l'accrocher aux 2 poignées du faitout afin qu'elle ne touche pas le fond du récipient.

■ Plonger la viande, reliée aux poignées du faitout, dans le bouillon. Laisser frémir pendant 15 minutes pour une viande à point. L'égoutter, ôter la ficelle et la couper en tranches épaisses. Les dresser sur un plat de service chaud.

■ Égoutter les légumes et les disposer tout autour de la viande. Filtrer le bouillon et le verser dans une soupière. Présenter le gros sel dans un ramequin et servir.

Accompagner de moutardes diverses et de cornichons.

Coût : ★★ Difficulté : ■
Préparation : 20 min
Cuisson : 40 min

POUR 4 PERSONNES

650 g de filet de bœuf (ou de rumsteck) ficelé mais non bardé ● 1 bouquet garni (persil, estragon, thym, laurier) ● 1 gros oignon ● 2 clous de girofle ● 12 grains de poivre ● 8 carottes ● 8 petits poireaux ● 8 petits navets ● 1 cœur de céleri-branche ● 4 petits oignons ● gros sel de mer

les portions pour 1 personne

⬤

2 ⬤

ŒUFS COCOTTE AUX FINES HERBES

■ Préchauffer le four à th. 7 (220 °C).

■ Beurrer 4 ramequins. Ajouter 1 pincée de sel et casser 1 œuf dans chaque ramequin.

■ Dans un bol, assaisonner la crème fraîche de sel et de poivre. Laver et ciseler les herbes, puis les mélanger dans le bol contenant la crème fraîche. Répartir la crème aux herbes dans les ramequins en la déposant sur le blanc d'œuf seulement, autour du jaune.

■ Déposer les ramequins dans un plat à gratin. Verser de l'eau bouillante dans le plat jusqu'à mi-hauteur des ramequins. Glisser le plat au four et faire cuire au bain-marie pendant 5 minutes en surveillant que le blanc soit pris et le jaune encore coulant. Servir dans les ramequins.

Coût : ★ Difficulté : ■
Préparation : 10 min
Cuisson : 5 min

POUR 4 PERSONNES

4 œufs ● 2 cc de beurre ● 10 cl de crème fraîche allégée ● 10 brins de ciboulette ● 4 brins d'estragon ● 8 brins de cerfeuil ● sel, poivre

les portions pour 1 personne

1 ◯
1 ◯
2 ♥

HARICOTS AU COULIS DE TOMATES

Coût : ★ Difficulté : ■
Préparation : 15 min
Cuisson : 20 min

POUR 4 PERSONNES

400 g de haricots blancs en conserve ● 400 g de tomates bien mûres ● 3 gousses d'ail ● 1/2 poivron rouge ● 2 cc d'huile d'olive ● 1 piment oiseau ● 4 brins de cerfeuil

les portions pour 1 personne

●
1 1/2 ◯ dont 1/2 MG

■ Rincer et égoutter parfaitement les haricots. Porter à ébullition de l'eau dans une casserole. Y jeter les tomates, les faire bouillir 1 minute, les passer sous l'eau fraîche et les éplucher. Les couper en petits dés.

■ Peler les gousses d'ail. Laver le demi-poivron, l'épépiner et le couper en dés. Laver le cerfeuil et le hacher.

■ Faire chauffer l'huile dans une grande cocotte. Ajouter l'ail, le piment oiseau et le poivron. Faire revenir à feu doux pendant 5 minutes, en remuant. Ajouter les tomates et laisser réduire pendant 10 minutes à feu vif.

■ Verser ensuite les haricots et laisser chauffer encore 5 minutes à feu doux. Ôter le piment, saupoudrer de cerfeuil et servir chaud.

	ENTRÉE	PLAT	DESSERT
LUNDI	Radis	Cassoulet avec 100 g de haricots blancs, tomates, carottes, 60 g de bacon	1 yaourt à 0 %
	●	● 2 ○	1/2 ○
MARDI	Champignons en salade au paprika, 3 cc de vinaigrette allégée	120 g de filet d'églefin en papillote, gratin de chou-fleur et brocolis (+ 15 g de gruyère allégé)	*Millefeuilles de mangue*
	● 1 ○ MG	● 1 1/2 ○	1 ● 1 ○ dont 1/2 MG 2 ●
MERCREDI	Céleri rémoulade (1 cc de mayonnaise allégée, moutarde, herbes)	100 g d'escalope de dinde créole (tomates, poivrons, ananas), 100 g de coquillettes	Yaourt à 0 % aux fruits
	● 1/2 ○ MG	● 2 ○	1/2 ○
JEUDI	Salade tiède de haricots verts, 3 cc de vinaigrette allégée	120 g de filet de limande, sauce moutarde, 100 g de riz	100 g de fromage blanc à 0 %, coulis de fraises
	● 1 ○ MG	2 ○	● 1/2 ○
VENDREDI	Fonds d'artichauts farcis avec 50 g de lentilles, sauce yaourt à 0 %	*Langue de bœuf aux pommes de terre*	Salade de fruits
	● 1 ○	2 1/2 ○	1 ○
SAMEDI	Salade de chou rouge, sauce moutarde	1 tranche de thon (120 g), pommes de terre	Omelette (1 œuf) soufflée aux fruits de saison
	●	2 ○	● 1 ○
DIMANCHE	*Huîtres en gelée d'eau de mer*	Papillote de 60 g de saumon aux tomates et à la menthe	Tartelette de fruits
	1 ○	● 1 ○	2 1/2 ○

LANGUE DE BŒUF
AUX POMMES DE TERRE

Coût : ★★ Difficulté : ■■
Préparation : 50 min
Cuisson : 40 min
POUR 4 PERSONNES

1 langue de bœuf de 650 g ● 4 CS de vinaigre de vin ● 1 carotte ● 1 navet ● 1 branche de céleri ● 8 pommes de terre ● 1 tablette de bouillon de pot-au-feu dégraissé ● 1 oignon ● 2 clous de girofle ● 1 bouquet garni ● 8 petits cornichons ● moutarde à l'ancienne ● fleur de sel, poivre

les portions pour 1 personne

2 1/2 ◯

■ Rincer la langue sous l'eau froide. La mettre dans le panier d'un autocuiseur, recouvrir d'eau, ajouter le vinaigre (il permettra de retirer la peau plus facilement) et faire blanchir pendant 5 minutes sous pression.

■ Pendant ce temps, éplucher la carotte et le navet. Effiler le céleri. Éplucher et laver les pommes de terre. Les réserver dans de l'eau pour qu'elles ne noircissent pas.

■ Égoutter la langue, enlever la peau rugueuse et la remettre dans l'autocuiseur avec la tablette de bouillon et 1 litre d'eau. Ajouter la carotte, le navet, le céleri, l'oignon piqué des clous de girofle et le bouquet garni. Saler, poivrer et faire cuire pendant 25 minutes.

■ Au bout de ce temps, retirer du feu et rajouter les pommes de terre entières. Remettre sur le feu et faire cuire encore 10 minutes. Égoutter.

■ Sur le plat de service, disposer la viande coupée en tranches entourées des pommes de terre.

■ Servir accompagné de 3 ramequins : le premier avec les cornichons, le deuxième avec de la moutarde à l'ancienne et le troisième avec la fleur de sel.

HUÎTRES EN GELÉE D'EAU DE MER

Coût : ★★ Difficulté : ■
Préparation : 10 min
Cuisson : 8 min
Réfrigération : 30 min
POUR 4 PERSONNES

24 huîtres de calibre moyen ● 2 feuilles de gélatine ● 1 dosette de safran ● poivre

les portions pour 1 personne

1 ◯

■ Coucher les huîtres les unes à côté des autres dans le panier d'un cuit-vapeur. Les faire cuire à la vapeur pendant 8 minutes. Les sortir dès qu'elles s'entrouvrent en veillant à ne pas perdre leur eau. Filtrer leur eau dans un chinois doublé d'une gaze.

■ Faire tremper les feuilles de gélatine dans un bol d'eau froide. Verser 2 cuillères à soupe d'eau dans une casserole et faire chauffer. Égoutter la gélatine et l'ajouter. La dissoudre et verser l'eau filtrée des huîtres. Poivrer, puis laisser tiédir.

■ Parsemer chaque huître de safran et recouvrir du mélange à la gélatine. Caler les huîtres sur un lit de gros sel et les mettre au frais 30 minutes. Servir bien frais.

241

MILLEFEUILLES DE MANGUE

■ Préchauffer le four à th. 7 (220 °C).

■ Empiler les feuilles de brick sur une planche à découper. Couper au cutter 3 rectangles dans la pile à l'aide d'un gabarit en carton d'environ 12 cm sur 6 cm. Faire fondre la margarine dans un ramequin et en badigeonner chaque rectangle de brick à l'aide d'un pinceau. Faire cuire les bricks pendant 3 minutes sur la plaque du four (jusqu'à coloration « caramel »). Les retirer délicatement et les réserver.

■ Peler et couper les mangues en petits dés. Monter les blancs en neige avec le sel. Dès qu'ils commencent à monter, ajouter 4 cuillères à café de sucre glace. Continuer à battre jusqu'à ce qu'ils soient bien fermes. Incorporer délicatement les dés de mangues.

■ Procéder au montage des millefeuilles directement sur chaque assiette de service. Placer un rectangle de brick, puis une couche de crème à la mangue. Superposer un deuxième rectangle de brick, puis une autre couche de crème à la mangue. Terminer par un rectangle de brick. Procéder de la même façon pour les autres millefeuilles. Saupoudrer, avec une passoire fine, 1 cuillère à café de sucre glace par millefeuille. Servir aussitôt.

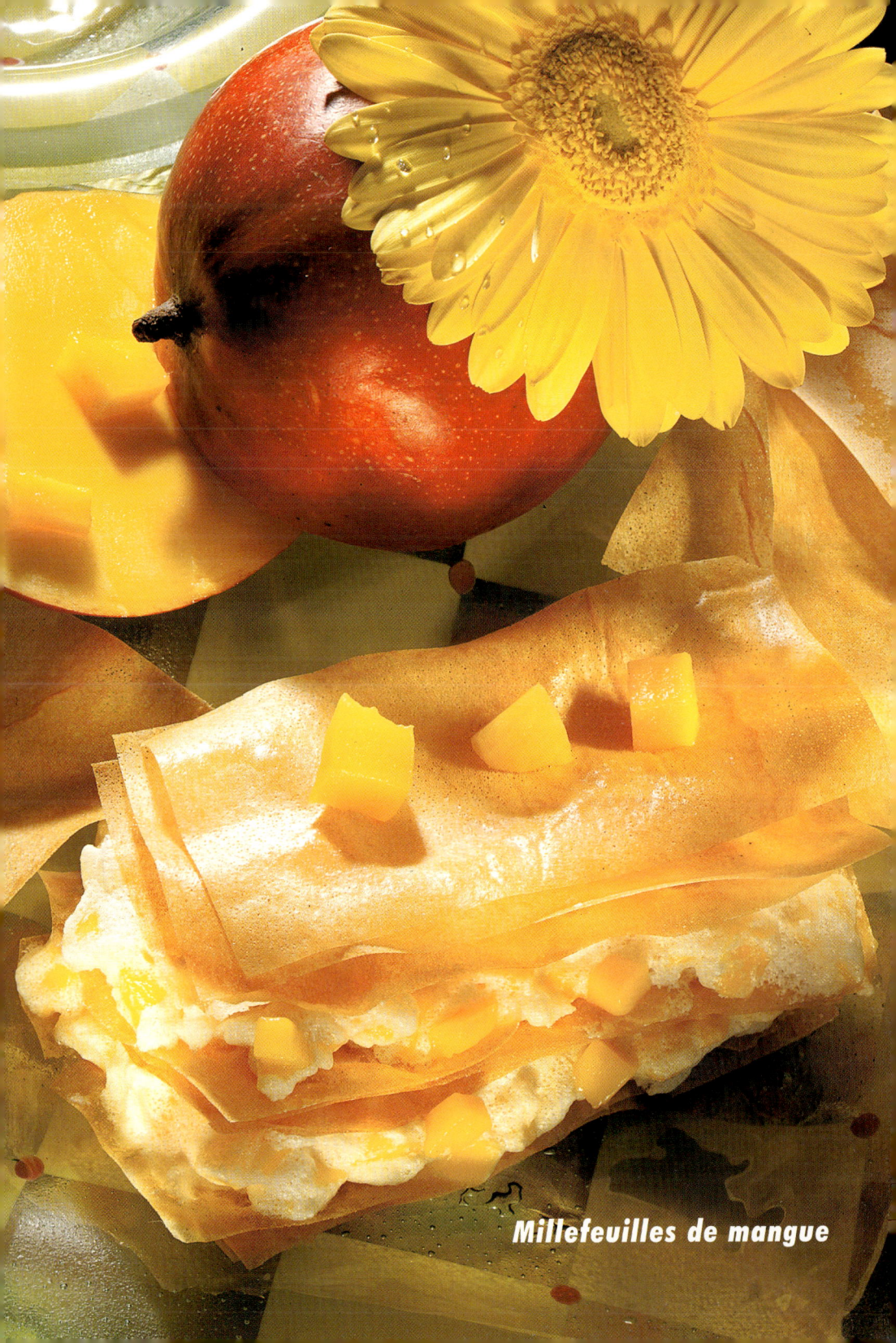

Millefeuilles de mangue

NOVEMBRE

	ENTRÉE	PLAT	DESSERT
LUNDI	Soupe de cresson, 30 g de croûtons	Omelette (2 œufs) aux pommes de terre, salade verte, 1,5 cc de vinaigrette allégée	3 prunes avec 6 cl de vin
	🟢 1🟠	🟢 3 1/2🟠 dont 1/2 MG	1🟠 2🔴
MARDI	Artichaut, sauce moutarde	**Poulet fumé aux lentilles**	Salade de fruits, 50 g de madeleines
	🟢	1 1/2🟠	🟢 2🟠
MERCREDI	**Tisane lavandine,** poireaux, 3 cc de vinaigrette allégée	Tomates farcies avec : 100 g de riz, 90 g de steak haché à 5 %	Ananas flambé avec 2 cc de rhum
	🟢 1🟠 MG 1/2🔴	🟢 2🟠	🟢
JEUDI	1 œuf en gelée, salade de mâche, 3 cc de vinaigrette allégée	120 g de moules marinières (décortiquées)	100 g de fromage blanc à 0 %
	🟢 2🟠 dont 1 MG	1 1/2🟠	1/2🟠
VENDREDI	1 tranche de terrine de poisson (traiteur)	120 g de rougets au four, fenouil à la vapeur	100 g de gâteau de semoule
	2🟠	🟢 1🟠	1🟠
SAMEDI	Crudités variées, 3 cc de vinaigrette allégée	**Carottes et pommes de terre farcies**	1 yaourt à 0 % aux fruits
	🟢 1🟠 MG	1 1/2🟠	1/2🟠
DIMANCHE	Soupe de légumes	120 g de cabillaud au vin blanc, 100 g de riz aux courgettes	**Crème d'oranges**
	🟢	🟢 2🟠	🟢 1/2🟠 1🔴 1♥

POULET FUMÉ AUX LENTILLES

■ Éplucher l'oignon, l'ail et la carotte. Laver le céleri. Couper tous les légumes en dés. Verser les lentilles dans une casserole contenant 1 litre d'eau. Porter à ébullition.

■ Ajouter les légumes dans la casserole et poursuivre la cuisson pendant 30 minutes environ. Égoutter les légumes et les lentilles et les réserver au chaud.

■ Couper le poulet fumé en lanières pas trop fines.

Coût : ★ Difficulté : ■
Préparation : 25 min
Cuisson : 30 min
POUR 4 PERSONNES

160 g de lentilles vertes ● 1 oignon ● 1 gousse d'ail ● 1 carotte ● 1 branche de céleri ● 200 g de jambon de poulet fumé ● 1 CS de vinaigre de vin ● 1 CS de moutarde à l'ancienne ● 10 brins de cerfeuil ● sel, poivre

les portions pour 1 personne

1 1/2 ◯

■ Verser les légumes dans un grand plat, assaisonner de vinaigre et de moutarde. Mélanger. Saler et poivrer. Ajouter le poulet. Laver et effeuiller le cerfeuil, puis le saupoudrer sur le plat et servir tiède.

TISANE LAVANDINE

Coût : ★ Difficulté : ■
Préparation : 10 min
Infusion : 10 min
POUR 2 PERSONNES

40 cl d'eau ● 6 brins de lavande ● 2 cc de miel de lavande

les portions pour 1 personne

1/2 🔴

■ Porter l'eau à ébullition. La verser sur 4 brins de lavande dans une tisanière et laisser infuser pendant 10 minutes.

■ Filtrer et verser dans 2 mazagrans.

■ Ajouter 1 cuillère à café de miel dans chaque mazagran et décorer d'un brin de lavande. Servir avec une cuillère à mazagran pour remuer.

On peut consommer cette boisson glacée. Dans ce cas, servir avec des glaçons à la lavande.

245

CAROTTES ET POMMES DE TERRE FARCIES

Coût : ★ Difficulté : ■ ■
Préparation : 35 min
Cuisson : 35 min

POUR 4 PERSONNES

4 pommes de terre ● 4 carottes de très gros calibre ● 1 oignon ● 1 gousse d'ail ● 5 brins de persil ● 120 g de steak haché à 5 % ● 100 g de jambon blanc dégraissé ● 1 tablette de bouillon de légumes ● sel, poivre

les portions pour 1 personne

1 1/2 🟡

■ Porter à ébullition de l'eau salée dans une casserole. Éplucher les pommes de terre et les carottes. Les laver, puis les couper dans le sens de la longueur. Les plonger dans l'eau bouillante et les faire cuire pendant 5 minutes. Égoutter les légumes et les évider à l'aide d'une cuillère ou d'un couteau. Disposer les morceaux de chair dans le bol du mixeur.

■ Éplucher l'oignon et l'ail. Laver le persil. Mettre le tout dans le bol du mixeur, ainsi que la viande et le jambon. Mixer pour obtenir une farce pas trop fine. Saler modérément et poivrer.

■ Farcir les carottes et les pommes de terre avec cette préparation.

■ Placer délicatement les légumes farcis au fond d'une cocotte. Écraser la tablette de bouillon entre les doigts, la saupoudrer sur les légumes et tout autour, puis verser un verre d'eau dans la cocotte. Couvrir à moitié et laisser mijoter à feu doux pendant 30 minutes en rajoutant si nécessaire un peu d'eau en cours de cuisson. Servir chaud.

CRÈME D'ORANGES

Coût : ★ Difficulté : ■
Préparation : 30 min
Cuisson : 30 min

POUR 4 PERSONNES

4 oranges ● 1 citron vert ● 1 citron jaune ● 2 œufs entiers + 1 blanc d'œuf ● 4 cc de gelsuc (sucre à confiture) ● 4 cc de fructose

les portions pour 1 personne

🟢
1/2 🟡
1 🔴
1 ♥

■ Préchauffer le four à th. 5 (180 °C).

■ Couper un couvercle à chaque orange (à 1/3 de leur hauteur environ). Les vider de leur chair à l'aide d'un couteau à pamplemousse (sans abîmer la peau qui servira de récipient). Couper les citrons en 2 et récupérer leur chair. Retirer toutes les membranes blanches de la chair des agrumes, puis mettre cette chair à cuire à feu doux pendant 15 minutes dans une casserole inoxydable.

■ Casser les œufs et séparer les blancs des jaunes. Battre les blancs d'œufs en neige ferme avec le gelsuc et le fructose. Mélanger les jaunes et la pulpe d'agrumes. Y incorporer délicatement les blancs en neige. Remplir les peaux d'oranges de la préparation. Enfourner et cuire 15 minutes. Servir chaud.

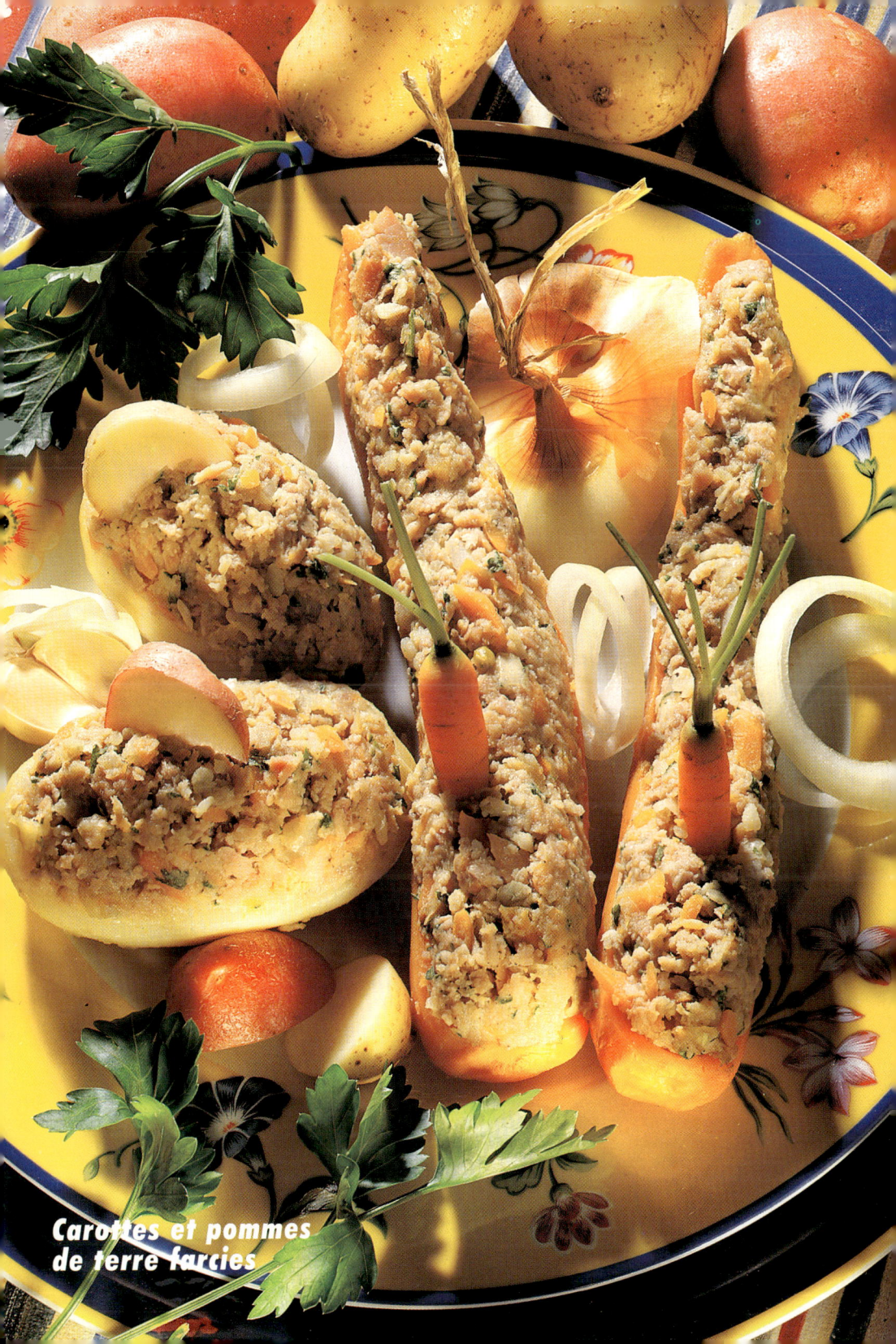

Carottes et pommes
de terre farcies

	ENTRÉE	PLAT	DESSERT
LUNDI	Betteraves en salade, mâche, 1,5 cc de vinaigrette allégée	100 g de rôti de dindonneau, chou vert, carottes, 1 cc de margarine	100 g de raisin
	1/2 MG	2 dont 1 MG	1
MARDI	Fenouil cuit en salade, 3 cc de vinaigrette allégée	60 g de rôti de porc filet, ratatouille, pommes de terre	1 yaourt à 0 % nature
	1 MG	2	1/2
MERCREDI	Potage de légumes	*Crevettes roses sautées au piment,* 100 g de riz	1 petit-suisse à 0 %, 1 pomme
		3 dont 1 MG	1/2
JEUDI	Concombre, 60 g de maïs, 3 cc de vinaigrette allégée	Endives au jambon avec : 100 g de jambon blanc dégraissé, 3 CS de béchamel maison	100 g de gâteau de semoule, 3 prunes
	1 1/2 dont 1 MG	1 1	1 1
VENDREDI	Cœurs de palmiers, haricots verts, tomates, 3 cc de vinaigrette allégée	1 morceau de râble de lapin de 60 g, *Flan de potiron*	1 banane
	1 MG	3 1/2	1
SAMEDI		Salade composée : 50 g de riz, 90 g de crevettes décortiquées, tomates, pousses de bambou, germes de soja, 1/2 cc d'huile de soja, vinaigre	*Charlotte au chocolat*
		2 dont 1/2 MG	1 1/2 4 1/2
DIMANCHE	Salade d'épinards crus, sauce moutarde	Raclette : 60 g de bacon, pommes de terre, 60 g de tomme maigre	1 fromage blanc à 0 % aux fruits, 2 clémentines
		4	1/2

FLAN DE POTIRON

Coût : ★ Difficulté : ■
Préparation : 20 min
Cuisson : 45 min

POUR 4 PERSONNES

600 g de potiron ● 400 g de pommes de terre (Bintje) ● 3 œufs ● 80 g de lait concentré demi-écrémé non sucré ● 1 gousse d'ail ● 3 biscottes réduites en chapelure ● sel, poivre

les portions pour 1 personne

2 1/2

◾ Porter à ébullition une grande quantité d'eau dans un cuit-vapeur. Préchauffer le four à th. 5 (180 °C).

◾ Éplucher le potiron et les pommes de terre. Les laver, puis les couper en dés. Les faire cuire à la vapeur pendant 15 minutes.

◾ Battre les œufs en omelette dans un saladier. Ajouter le lait. Saler et poivrer.

◾ Éplucher la gousse d'ail et en frotter un plat en terre allant au four. Placer le potiron et les pommes de terre dans le plat, puis verser le mélange aux œufs. Saupoudrer de biscottes écrasées et faire cuire pendant 30 minutes au four. Servir chaud.

CHARLOTTE AU CHOCOLAT

Coût : ★ Difficulté : ■
Préparation : 20 min
Cuisson : 5 min
Réfrigération : 6 h

POUR 6 PERSONNES

24 biscuits à la cuillère ● 1 orange ● 100 g de chocolat noir à cuire ● 2 cc de beurre ● 4 œufs ● 1 pincée de sel ● 12 cl de café très fort ● 2 cc d'édulcorant en poudre ● 30 grains de café

les portions pour 1 personne

1 1/2
4 1/2

◾ Laver et brosser l'orange. Prélever un zeste et le râper afin d'en obtenir 1 cuillère à café. Faire de fins copeaux de l'écorce, à l'aide d'un couteau écono-me, pour la décoration.

◾ Casser le chocolat en morceaux. Les faire fondre avec le beurre soit au bain-marie, soit au micro-ondes à puissance moyenne. Lisser le mélange et laisser refroidir hors du feu.

◾ Casser les œufs et séparer les jaunes des blancs. Ajouter les jaunes un à un au chocolat refroidi en mélangeant vivement. Incorporer le zeste d'orange.

◾ Monter les blancs d'œufs en neige avec une pincée de sel. Les incorporer délicatement à la préparation.

◾ Sucrer le café avec l'édulcorant. Le verser dans une assiette creuse. Tremper rapidement les biscuits à la cuillère dedans. En tapisser le fond et les parois d'un moule à charlotte, face bombée contre les parois du moule.

◾ Remplir le moule de la mousse au chocolat en y alternant les biscuits restants coupés en 4. Recouvrir d'un film plastique et d'une assiette plate lestée pour tasser la charlotte. Réserver au moins 6 heures au réfrigérateur.

◾ Démouler sur le plat de service en trempant le fond du moule quelques instants dans de l'eau chaude. Déposer sur la charlotte 1 ou 2 copeaux d'écorce d'orange et répartir les autres copeaux tout autour. Décorer des grains de café et servir.

CREVETTES ROSES
SAUTÉES AU PIMENT

Coût : ★★ Difficulté : ■
Préparation : 10 min
Marinade : 1 h
Cuisson : 30 min
POUR 4 PERSONNES

720 g de crevettes roses de gros calibre (360 g décortiquées) ● 1 piment d'Espelette ● 1 clou de girofle ● 4 cc d'huile d'olive ● 2 gousses d'ail ● 1 CS de coriandre hachée ● sel, poivre

les portions pour 1 personne

2 ⬤ dont 1 MG

▪ Épépiner et couper le piment en lamelles. Décortiquer les crevettes et les ranger dans un plat avec le piment et le clou de girofle. Saler, poivrer et arroser de 3 cuillères à café d'huile d'olive. Laisser mariner pendant 1 heure.

▪ Peler l'ail et le couper en fines lamelles. Le mettre à confire pendant 20 minutes à feu doux avec le reste d'huile d'olive dans une poêle ou un wok. Retirer le piment et le clou de girofle de la marinade, les ajouter dans la poêle (ou le wok) et laisser encore cuire 5 minutes.

▪ Juste avant de servir, ajouter les crevettes avec leur huile. Les faire sauter à feu moyen pendant 4 minutes. Parsemer de coriandre. Servir immédiatement.

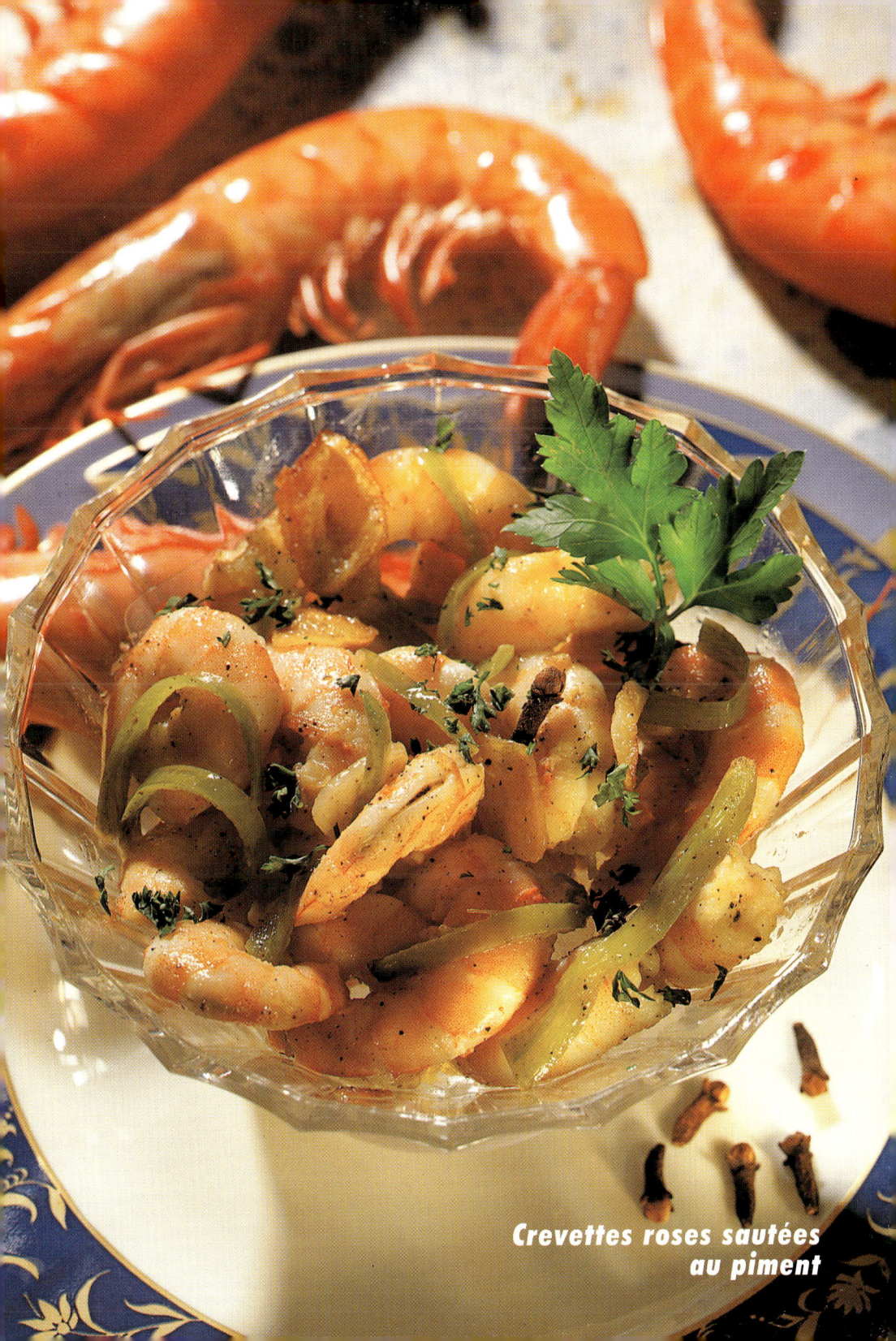

Crevettes roses sautées au piment

	ENTRÉE	PLAT	DESSERT
LUNDI	50 g de pickles	100 g de jambon de poulet, 100 g de pâtes en salade, 200 g de champignons, 30 g de fromage allégé	1 pomme
	4 🔴	🟢 3 🟡	🟢
MARDI	Salade de pommes de terre, 30 g d'anchois, 1,5 cc de vinaigrette allégée	*Papillotes de cabillaud aux agrumes,* pommes de terre vapeur	Salade d'oranges et de kiwis
	1 1/2 🟡 dont 1/2 MG 4 🔴	🟢 2 🟡	🟢
MERCREDI	*Œufs cocotte aux champignons*	90 g de rôti de porc filet, 6 châtaignes, 200 g de purée de céleri	1 poire, 2 cc de miel
	🟢 1 1/2 🟡 dont 1/2 MG 1 ♥	🟢 2 1/2 🟡	🟢 2 🔴
JEUDI	*Soupe de lentilles corail*	120 g de bar, 200 g de tomates, oignons, 150 g de petits pois	Grenade
	2 🟡 dont 1/2 MG	🟢 2 🟡	1 🟢
VENDREDI	6 huîtres	100 g de chapon, 250 g d'endives, 100 g de purée de marrons	Clémentines
	1 🟡	🟢 3 🟡	🟢
SAMEDI	Soupe de légumes	60 g de saumon grillé, *Riz pilaf aux oignons*	*Poires farcies au chocolat*
	🟢	🟢 3 🟡 dont 1 MG	🟢 1/2 🟡 2 🔴 1 ♥
DIMANCHE	20 g d'œufs de poisson, 30 g de crackers de table	100 g d'escalope de veau, *Épinards à la crème*	100 g de fruits exotiques
	1 🟡 2 🔴	🟢 1 1/2 🟡 2 ♥	1 🟢

PAPILLOTES DE CABILLAUD AUX AGRUMES

Coût : ★ Difficulté : ■
Préparation : 10 min
Cuisson : 15 min

POUR 4 PERSONNES

4 filets de cabillaud (4 x 140 g) ●
1 pamplemousse ● *1 orange* ●
1 échalote ● *1 bouquet de coriandre* ● *sel, poivre*

les portions pour 1 personne

1

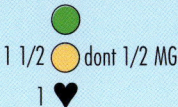

■ Préchauffer le four à th. 5 (180 °C).

■ Passer les filets sous l'eau claire, puis les essuyer dans du papier absorbant. Peler le pamplemousse et l'orange à vif. Les couper en tranches. Peler et hacher l'échalote. Laver et ciseler la coriandre.

■ Préparer 4 feuilles d'aluminium rectangulaires. Prendre la moitié des tranches d'agrumes et les répartir sur les feuilles d'aluminium. Étaler par-dessus un filet de poisson par feuille. Saler et poivrer. Parsemer d'échalote hachée et de la moitié de la coriandre ciselée.

■ Recouvrir du reste des agrumes. Saler et poivrer de nouveau. Parsemer du reste de coriandre. Fermer les papillotes hermétiquement. Mettre au four pendant 15 minutes.

■ Servir les papillotes entrouvertes sur les assiettes de service.

Accompagner de pommes de terre vapeur ou de riz (à comptabiliser).

ŒUFS COCOTTE AUX CHAMPIGNONS

Coût : ★ Difficulté : ■
Préparation : 20 min
Cuisson : 8 min

POUR 4 PERSONNES

4 œufs ● *200 g de champignons de Paris* ● *8 cc de crème fraîche épaisse allégée* ● *2 cc de margarine allégée* ● *4 cc de gruyère râpé* ● *1 pincée de noix de muscade* ● *sel, poivre*

les portions pour 1 personne

1 1/2 dont 1/2 MG
1 ♥

■ Préchauffer le four à th. 5 (180 °C).

■ Couper le bout terreux des pieds de champignons. Laver les champignons, les égoutter et les détailler en lamelles. Faire chauffer une poêle antiadhésive et y jeter les champignons. Les faire cuire à sec et à feu vif jusqu'à réduction de l'eau rendue. Verser la crème fraîche et saupoudrer de noix de muscade. Saler et poivrer. Mélanger et couper le feu.

■ Enduire 4 ramequins de margarine et y répartir la préparation aux champignons. Casser 1 œuf dans chaque ramequin. Parsemer de gruyère râpé. Installer les ramequins dans un bain-marie et les enfourner. Faire cuire pendant 8 minutes (en vérifiant que le jaune d'œuf reste moelleux) et servir aussitôt.

SOUPE DE LENTILLES CORAIL

■ Peler et hacher l'oignon, la carotte et la branche de céleri. Rincer et égoutter les lentilles corail. Laver et ciseler la coriandre.

■ Faire chauffer l'huile dans un faitout. Y faire revenir le hachis de légumes pendant 4 à 5 minutes sans laisser colorer. Ajouter les lentilles. Mouiller avec 1,5 litre d'eau. Laisser cuire 25 minutes à couvert sur feu doux. Saler en fin de cuisson.

■ Passer le tout au mixeur. Rectifier l'assaisonnement. Relever d'une pointe de piment. Parsemer de graines de sésame et de coriandre ciselée. Servir aussitôt.

Coût : ★ Difficulté : ■
Préparation : 15 min
Cuisson : 30 min

POUR 4 PERSONNES

200 g de lentilles corail ● 1 oignon ● 1 carotte ● 1 branche de céleri ● 1/2 bouquet de coriandre ● 2 cc d'huile ● 10 g de graines de sésame ● 1 pointe de couteau de piment de Cayenne ● sel

les portions pour 1 personne

2 ◯ dont 1/2 MG

RIZ PILAF AUX OIGNONS

Coût : ★ Difficulté : ■
Préparation : 15 min
Cuisson : 25 min

POUR 4 PERSONNES

250 g d'oignons rouges ● 4 cc d'huile d'olive ● 120 g de riz basmati ● 2 doses de safran ● 10 feuilles de mélisse (facultatif) ● 10 feuilles de menthe ● sel, poivre

les portions pour 1 personne

●

2 ◯ dont 1 MG

■ Peler les oignons et les émincer.

■ Faire chauffer l'huile dans une sauteuse. Ajouter les oignons et faire revenir à feu doux pendant 10 minutes, en remuant.

■ Verser le riz, saler, poivrer, ajouter le safran et mouiller avec 2 verres d'eau chaude. Laisser cuire pendant 10 à 12 minutes à feu doux, sans remuer.

■ Pendant ce temps, laver les herbes aromatiques et les hacher. Les ajouter au riz à mi-cuisson. Servir chaud.

Ce riz pilaf accompagne très bien un poisson (à comptabiliser).

ÉPINARDS À LA CRÈME

■ Faire chauffer les épinards dans une casserole, avec très peu d'eau, pendant 10 minutes. Les égoutter soigneusement. Nettoyer et émincer les champignons s'ils sont frais.

■ Mettre les champignons dans une poêle antiadhésive. Les faire dorer à feu doux pendant 10 minutes, en remuant jusqu'à complète évaporation de leur eau. Verser les épinards, saler, poivrer et laisser mijoter encore 10 minutes.

■ Délayer la Maïzena dans un peu de lait froid dans une casserole. Verser progressivement le reste de lait et la crème fraîche. Porter à ébullition sans cesser de remuer. Laisser bouillir 1 minute, puis retirer du feu. Saler, poivrer et assaisonner de muscade.

■ Préchauffer le four position gril.

■ Mettre la préparation et le mélange épinards-champignons dans un plat à gratin. Saupoudrer de parmesan et passer 2 minutes sous le gril du four. Servir très chaud.

Ces épinards accompagnent une viande blanche.

Coût : ★ Difficulté : ■
Préparation : 10 min
Cuisson : 35 min

POUR 4 PERSONNES

800 g d'épinards en branches surgelés ● 200 g de champignons de Paris (frais ou surgelés) ● 4 cc de Maïzena ● 25 cl de lait écrémé ● 8 cc de crème fraîche allégée ● 4 cc de parmesan ● 1 pincée de noix de muscade ● sel, poivre

les portions pour 1 personne

● (vert)

1/2 ● (jaune)

2 ♥

POIRES FARCIES
AU CHOCOLAT

■ Préchauffer le four à th. 3-4 (150 °C).

■ Peler les poires, les couper en 2 et les évider. Les ranger dans un plat à gratin, face creuse vers le haut.

■ Réduire les biscuits en grosses miettes. Les verser dans un bol. Ajouter le cacao, la crème fraîche, le sucre et mélanger.

■ Fendre la gousse de vanille en 2 dans le sens de la longueur. Récupérer les graines à l'aide d'un couteau pointu. Les ajouter à la préparation et mélanger.

■ Répartir le mélange sur les poires, couvrir d'une feuille d'aluminium et faire cuire pendant 20 minutes au four. Servir tiède.

Coût : ★ Difficulté : ■
Préparation : 25 min
Cuisson : 20 min
POUR 4 PERSONNES

4 poires (Beurré Hardy) ● 4 biscuits à la cuillère ● 8 cc de cacao non sucré ● 8 cc de crème fraîche épaisse ● 4 cc de sucre en poudre ● 1 gousse de vanille

les portions pour 1 personne

1/2 ●
2 ●
1 ♥

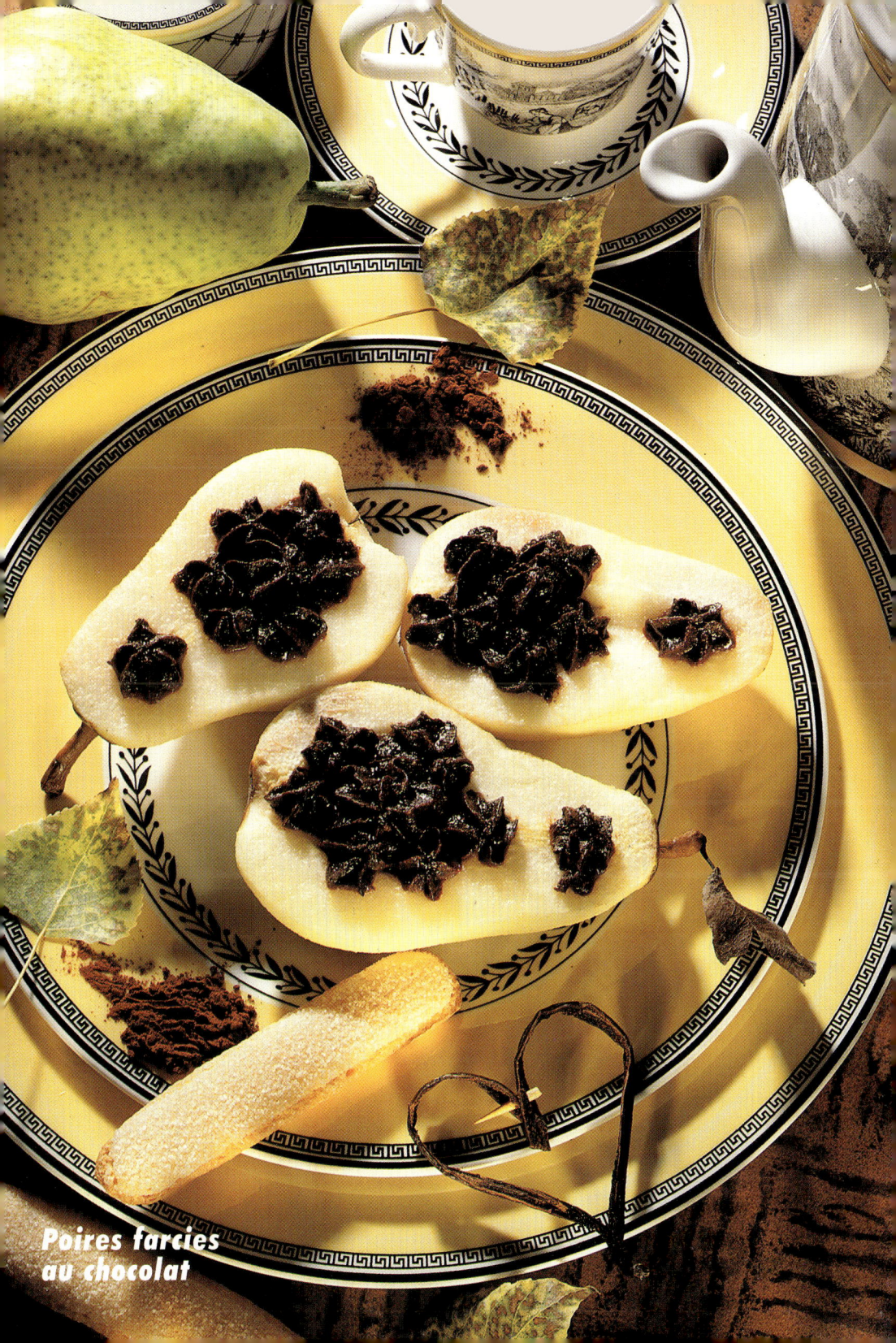

**Poires farcies
au chocolat**

	ENTRÉE	PLAT	DESSERT
LUNDI	1 assiette de soupe de poisson	Pommes de terre vapeur, gratin de céleri avec 3 cc de parmesan, salade verte, 3 cc de vinaigrette allégée	1 yaourt à 0 % à la vanille
	1 ●	● 2 1/2 ● dont 1 MG	1/2 ●
MARDI	*Soupe de carottes à l'orange*	Croque-monsieur : 50 g de pain de mie, 50 g de jambon, 30 g de gruyère allégé, scarole, 1,5 cc de vinaigrette allégée	1 pomme
	● 1/2 ● MG 2 ♥	1 ● 3 ● dont 1/2 MG	●
MERCREDI		Salade de 120 g de dorade, pommes de terre, fèves, sauce citron et 1 cc d'huile d'olive, fenouils braisés	Crème caramel
		● 3 ● dont 1 MG	1 ●
JEUDI	*Saumon fumé mariné*	Gratin de 100 g de macaronis avec 50 g de jambon blanc dégraissé, 4 cc de parmesan	1 banane
	2 1/2 ● dont 1/2 MG	2 ●	1 ●
VENDREDI	Salade d'endives, 1,5 cc de vinaigrette allégée	120 g de cuisse de lapin aux tomates, purée de pommes de terre	Compote de pommes
	● 1/2 ● MG	● 3 ●	1 ●
SAMEDI	*Œufs pochés à la paysanne*	120 g de pavé de cabillaud aux épinards, 4 cc de crème fraîche allégée	15 g de semoule de blé, 1 cc de raisins secs, 10 cl de lait demi-écrémé
	1 1/2 ● dont 1/2 MG 1 1/2 ●	● 1 ● 2 ♥	1 ● 1 ●
DIMANCHE	Fricassée de 90 g de langoustines au thym	100 g de poulet fermier, pommes de terre au four	Salade d'agrumes
	1 ●	2 ●	●

SOUPE DE CAROTTES À L'ORANGE

Coût : ★ Difficulté : ■
Préparation : 15 min
Cuisson : 25 min

POUR 4 PERSONNES

500 g de carottes • 1 oignon • 2 cc d'huile • 1 pincée de sucre • 1 orange non traitée • 10 cl de crème fraîche allégée • 1 pointe de couteau de piment de Cayenne • sel

les portions pour 1 personne

1/2 ◯ MG
2 ♥

■ Éplucher les carottes. Les râper avec une grille moyenne. Peler et hacher l'oignon.

■ Faire chauffer l'huile dans un faitout. Y faire revenir l'oignon pendant 2 à 3 minutes sans le laisser se colorer. Ajouter les carottes râpées et poursuivre la cuisson pendant 5 minutes en remuant. Mouiller avec 50 cl d'eau. Ajouter 1 pincée de sucre. Laisser cuire pendant 15 minutes à couvert.

■ Pendant ce temps, laver l'orange et prélever son zeste. Le couper en fines lanières. Le faire blanchir pendant 2 minutes à l'eau bouillante. Le rafraîchir et l'égoutter. Presser l'orange.

■ Passer le contenu du faitout au mixeur. Ajouter le jus de l'orange. Assaisonner de sel et d'une pointe de piment. Incorporer la crème fraîche et ajouter les lanières de zestes. Servir bien chaud.

SAUMON FUMÉ MARINÉ

Coût : ★★ Difficulté : ■
Préparation : 20 min
Marinade : 6 h

POUR 4 PERSONNES

4 tranches épaisses de saumon fumé (4 x 60 g) • 1 branche de céleri • 2 carottes • 1 oignon • 1 bulbe de fenouil • 1 citron non traité • 2 clous de girofle • 1 branche de thym • 2 feuilles de laurier • quelques grains de poivre • 6 cc d'huile d'olive

les portions pour 1 personne

2 1/2 ◯ dont 1/2 MG

■ Laver et retirer les fils du céleri, puis le couper en fines tranches. Peler et émincer l'oignon. Éplucher les carottes et les râper à la grosse grille. Laver et couper le fenouil ainsi que le citron en quartiers très fins.

■ Couper le saumon en lanières de 10 cm sur 2 cm. Les mettre dans une terrine en terre et ajouter tous les ingrédients. Couvrir d'huile d'olive et laisser mariner 6 heures.

■ Servir bien frais.

ŒUFS POCHÉS
À LA PAYSANNE

Coût : ★ Difficulté : ■■
Préparation : 20 min
Cuisson : 15 min
POUR 4 PERSONNES

*4 œufs extra-frais • 2 carottes •
2 oignons • 2 blancs de poireaux
• 4 feuilles de batavia • 1 cc
d'huile • 60 g de lardons maigres
• 5 cl de vinaigre cristal •
10 brins de ciboulette • sel,
poivre*

les portions pour 1 personne

1 1/2 ◯ dont 1/2 MG

1 1/2 🔴

▪ Éplucher les carottes et les couper en dés. Peler et hacher les oignons. Nettoyer et émincer finement les blancs de poireaux. Laver et ciseler les feuilles de batavia. Faire fondre les carottes, les oignons et les poireaux à la poêle dans l'huile pendant 12 à 15 minutes sur feu doux. Saler et poivrer. En fin de cuisson, ajouter les feuilles de batavia.

▪ Faire blanchir les lardons 2 minutes à l'eau bouillante. Les rafraîchir et les égoutter. Les faire dorer 3 à 4 minutes à sec dans une poêle antiadhésive.

▪ Porter à ébullition 2 litres d'eau avec le vinaigre dans une grande sauteuse. Casser les œufs un par un dans une tasse. Les verser au fur et à mesure dans le liquide frémissant. Les laisser pocher 3 minutes, les égoutter avec une écumoire, puis les ébarber (c'est-à-dire couper les effilochures de blanc).

▪ Dresser les légumes sur un plat de service en « nid ». Poser les œufs délicatement dessus et garnir des lardons. Laver et ciseler la ciboulette, la parsemer sur le plat et servir.

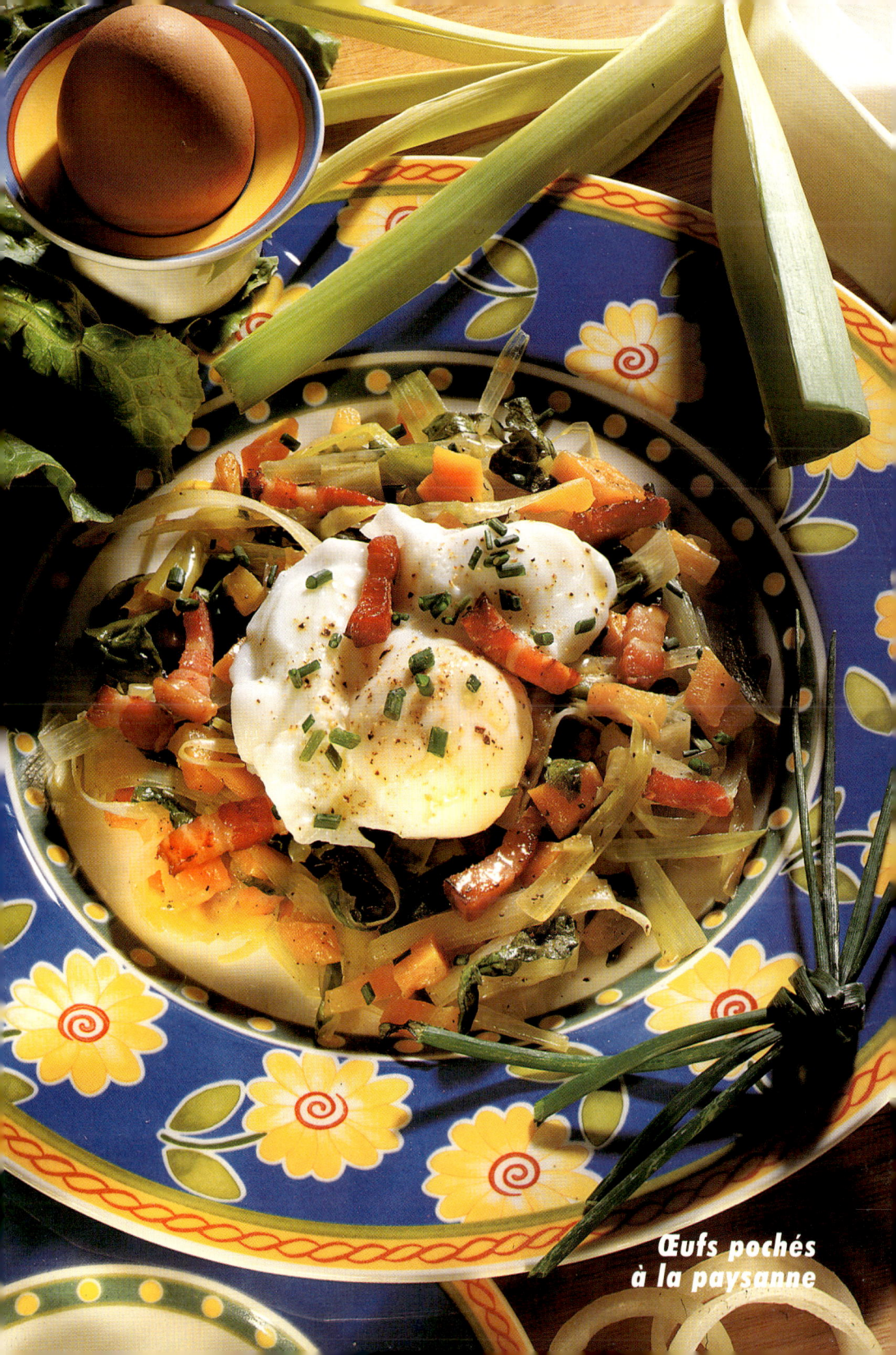

*Œufs pochés
à la paysanne*

	ENTRÉE	PLAT	DESSERT
LUNDI	Pamplemousse 🟢	120 g de merlan, 100 g de riz, ratatouille 🟢 2🟠	200 g de fromage blanc à 0 % 1🟠
MARDI		120 g de bœuf pour fondue, 2 CS de sauce barbecue, pommes de terre, 1 bouillon cube 3🟠 2🔴	2 CS de salade de fruits 1🟢
MERCREDI	45 g de crabe, salade verte, 3 cc de vinaigrette allégée 🟢 1 1/2🟠 dont 1 MG	60 g de thon frais, 150 g de petits pois 2🟠	Ananas 🟢
JEUDI	*Gratinée à l'oignon* 🟢 2🟠 dont 1/2 MG	120 g de cuisses de grenouilles, 200 g de blettes aux herbes 🟢 1🟠	Pommes et poires cuites 🟢
VENDREDI	MENU DE NOËL *Cocktail au champagne* *Croquants au foie gras* *Huîtres à la gelée de concombre* 1/2🟢 1🟠 8🔴	MENU DE NOËL *Chapon mariné aux épices,* 100 g de riz sauvage 3🟠	MENU DE NOËL *Bûche aux fruits exotiques* 1/2🟢 1🟠 4🔴
SAMEDI	Pousses de bambou, 1/2 cc d'huile de sésame, vinaigre 🟢 1/2🟠 MG	100 g de pintade, 300 g de carottes, choux, pommes de terre 🟢 2🟠	1 mystère 10🔴
DIMANCHE	Soupe de champignons 🟢	120 g de turbot dans 12,5 cl de champagne, 100 g de riz 2🟠	1 orange 🟢

GRATINÉE À L'OIGNON

■ Diluer la tablette de bouillon dans 1 litre d'eau tiède.

■ Peler et émincer les oignons. Faire fondre la margarine dans un faitout. Y faire revenir les oignons pendant 10 à 12 minutes à feu doux. Saupoudrer de farine. Laisser brunir 1 minute en remuant, puis mouiller avec le bouillon. Saler et poivrer. Laisser cuire 30 minutes à couvert sur feu doux.

■ Préchauffer le four position gril.

■ Répartir le potage dans 4 bols à soupe. Faire griller les tranches de pain en les passant rapidement sous le gril du four. En déposer une dans chaque bol. Parsemer de gruyère râpé. Faire gratiner 5 minutes sous le gril du four. Servir immédiatement.

Coût : ★ Difficulté : ■
Préparation : 20 min
Cuisson : 45 min
POUR 4 PERSONNES

500 g d'oignons ● 2 cc de margarine ● 2 cc de farine ● 1 tablette de bouillon de pot-au-feu dégraissé ● 4 tranches de pain de campagne (4 x 25 g) ● 120 g de gruyère allégé râpé ● sel, poivre

les portions pour 1 personne

2 ◯ dont 1/2 MG

COCKTAIL AU CHAMPAGNE

Coût : ★★ Difficulté : ■
Préparation : 5 min
POUR 2 PERSONNES

4 cc de liqueur de framboise ● 2 cc de cognac ● 15 cl de champagne brut

les portions pour 1 personne

4 ●

■ Verser dans chaque verre à cocktail 2 cuillères à café de liqueur de framboise, 1 cuillère à café de cognac puis 7,5 cl de champagne brut. Mélanger en faisant tourner doucement le verre.

CROQUANTS
AU FOIE GRAS

Coût : ★★★ Difficulté : ■■
Préparation : 15 min
Cuisson : 5 min
POUR 4 PERSONNES

80 g de foie gras de canard • 8 cc de compote de pommes non sucrée • 1 pomme Granny Smith • poivre

les portions pour 1 personne

1/2 🟢
4 🔴

■ Couper le foie gras en 4 fines lamelles à l'aide d'un couteau chaud. Faire tiédir la compote de pommes pendant 5 minutes au four à micro-ondes ou à feu doux dans une casserole. Laver la pomme et la couper en fines tranches.

■ Procéder au montage de chaque croquant dans un plat de service. Placer une tranche de pomme dans le plat. Déposer 2 cuillères à café de compote de pommes tiède dessus, puis une lamelle de foie gras. Terminer par une tranche de pomme. Poivrer. Procéder de la même façon pour les autres croquants et servir en apéritif.

HUÎTRES À LA GELÉE
DE CONCOMBRE

Coût : ★★ Difficulté : ■■
Préparation : 30 min
Repos : 1 h
Réfrigération : 30 min
POUR 8 PERSONNES

48 grosses huîtres creuses • 1 concombre • 2 citrons verts • 2 feuilles de gélatine • 1 petit bouquet d'aneth • gros sel

les portions pour 1 personne

🟢
1 🟡

■ Éplucher le concombre. Le couper en 2 dans sa longueur. L'épépiner puis le détailler en morceaux. Les mixer. Filtrer le jus obtenu. Presser les citrons. Mélanger le jus de citron avec le jus de concombre. Faire ramollir la gélatine dans de l'eau froide. Laver l'aneth et l'effeuiller.

■ Ouvrir les huîtres. Faire glisser les chairs avec leur eau dans une casserole et réserver les coquilles. Porter à ébullition et laisser frémir 30 secondes puis égoutter aussitôt en récupérant le jus de cuisson. Le filtrer. Réserver les huîtres au réfrigérateur.

■ Égoutter la gélatine. La dissoudre dans le jus des huîtres filtré. Ajouter le jus de concombre au citron. Bien mélanger et laisser reposer pendant 1 heure.

■ Après ce temps, déposer chaque huître dans une coquille. Placer les coquilles sur des assiettes en les calant sur un lit de gros sel. Répartir dans les coquilles la gelée de concombre. Parsemer d'aneth. Réserver pendant au moins 30 minutes au réfrigérateur. Servir très frais.

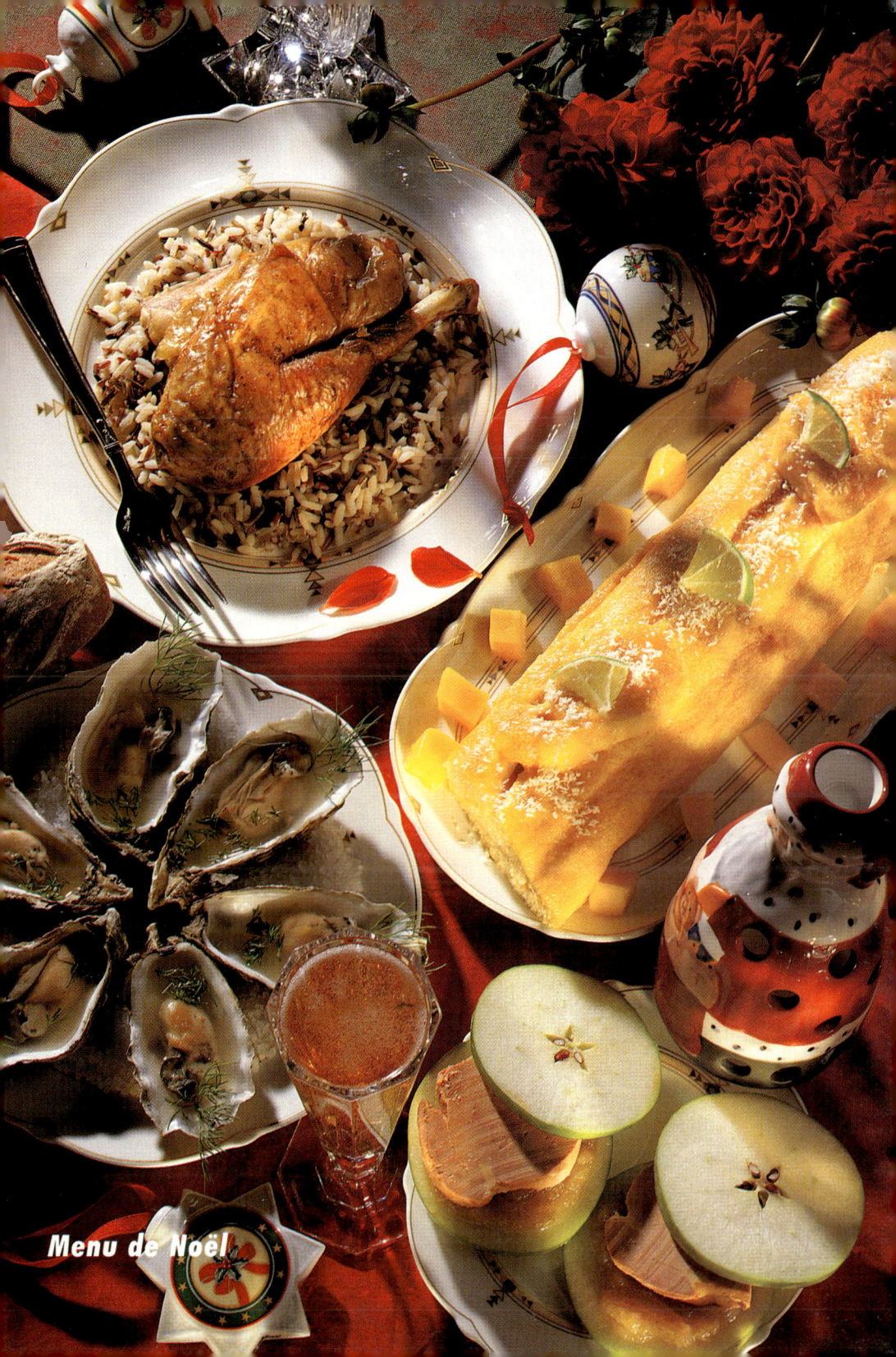

Menu de Noël

CHAPON MARINÉ AUX ÉPICES

Coût : ★★★ Difficulté : ■
Préparation : 30 min
Macération : 24 h
(se prépare la veille)
Cuisson : 2 h 15

POUR 8 PERSONNES

1 chapon fermier d'environ 3 kg (prêt à cuire) • 2 citrons non traités • 30 g de gros sel • 3 CS de moutarde • 1 gousse d'ail • 1 bouquet garni • 2 bâtons de cannelle • 3 clous de girofle • 3 anis étoilés • 1 CS de poivre concassé • 1 CS de vinaigre balsamique • sel, poivre

les portions pour 1 personne

2 ⬤

La veille, laver les citrons et les couper en tranches. Porter à ébullition 2 litres d'eau avec le gros sel, les tranches de citrons, la moutarde, la gousse d'ail non pelée, le bouquet garni, la cannelle, les clous de girofle, l'anis et le poivre concassé. Dès les premiers frémissements, retirer du feu, couvrir et laisser refroidir. Verser cette infusion froide sur le chapon. Réserver 24 heures au frais.

Le jour du repas, égoutter le chapon. Le laisser sécher pendant 3 heures à température ambiante dans un endroit aéré.

Préchauffer le four à th. 6 (200 °C). Poser le chapon sur une grille placée au-dessus d'une lèchefrite. Le faire cuire pendant 2 heures 10 dans le four en l'arrosant régulièrement de l'infusion et en le retournant. À la sortie du four, le laisser reposer 10 minutes.

Jeter la graisse tombée dans la lèchefrite. Déglacer avec le vinaigre et 10 cl d'eau, puis verser dans une casserole. Porter à ébullition et faire réduire pendant 5 minutes. Saler, poivrer. Présenter ce jus en saucière « gras-maigre » en accompagnement du chapon.

Servir avec un riz sauvage (à comptabiliser).

BÛCHE AUX FRUITS EXOTIQUES

Coût : ★★ Difficulté : ■■
Préparation : 30 min
Cuisson : 7 min
Réfrigération : 4 h
POUR 8 PERSONNES

Pour le biscuit : 5 œufs • 1 pincée de sel • 4 cc de sucre en poudre • 60 g de farine • 60 g de fécule de pomme de terre • 2 cc de beurre • Pour la garniture et la finition : 4 feuilles de gélatine • 1 citron vert • 3 mangues (400 g de chair) • 4 CS d'édulcorant en poudre • 30 cl de crème fraîche fleurette • 2 CS de nappage abricot • 2 CS de noix de coco râpée

■ Préchauffer le four à th. 6 (200 °C).

■ Préparer le biscuit : casser les œufs et séparer les jaunes des blancs. Monter les blancs en neige ferme avec 1 pincée de sel. Travailler les jaunes et le sucre jusqu'à ce que le mélange blanchisse. Incorporer la farine et la fécule tamisées, puis, délicatement, les blancs en neige.

■ Verser cette pâte sur une plaque à four antiadhésive recouverte d'un papier de cuisson beurré. Égaliser à la spatule. Faire cuire pendant 7 minutes dans le four. À la sortie du four, retourner le biscuit sur un torchon humide. Retirer le papier de cuisson et rouler le biscuit encore chaud à l'aide du torchon. Laisser refroidir.

les portions pour 1 personne

1/2 🟢
1 🟡
4 🔴

■ Préparer la garniture : faire ramollir la gélatine dans de l'eau froide, puis l'égoutter. Presser le citron et dissoudre la gélatine avec le jus tiédi à feu doux. Peler les mangues et récupérer la chair. La mixer avec l'édulcorant. Incorporer la gélatine dissoute.

■ Monter la crème fraîche très froide en chantilly. L'incorporer délicatement à la purée de mangues.

■ Dérouler le biscuit sur le torchon. Le fourrer de la crème aux mangues. Rouler de nouveau. Mettre au réfrigérateur pendant 4 heures.

■ Après ce temps, couper chaque extrémité du gâteau en biseau. Déposer ces tranches sur le biscuit roulé afin de figurer une bûche. Badigeonner de nappage abricot froid et parsemer de noix de coco râpée. Réserver au réfrigérateur jusqu'au moment de servir.

Décorer la bûche avec des feuilles de houx et des groseilles surgelées.

INDEX THÉMATIQUE

271

275

279

INDEX GÉNÉRAL

Recettes rédigées par :
Martine Barthassat, Aglaé Blin, Sophie Denis,
Véronique Liégeois et Marie-Caroline Malbec

Photos et stylisme :
Philippe Exbrayat

Réalisation culinaire :
Fernand Laurent

Shopping :
Bernardaud : 11, rue Royale 75008 Paris (Tél. : 01 47 42 82 66)
pages 21, 33, 41, 75, 97, 101, 133, 175, 219, 223 et 237

Porcelaine Yves Deshoulières – APILCO : Le Planty, BP 8, 86300 Chauvigny
(Tél. : 05 49 61 50 00, Serveur 3614 Deshoulières, E-mail : info@deshoulières.fr)
Showroom : 17 bis, rue de Paradis 75010 Paris (Tél. : 01 42 46 36 28)
pages : 37, 63, 71, 115, 125, 129, 139, 143, 147, 165, 189, 227
Inés de La Fressange : pages 67, 155
Kenzo : pages 81, 171, 247
Nobilis : page 119

Villeroy & Boch : 21, rue Royale 75008 Paris (Tél. : 01 42 65 81 84)
et : 38, rue Saint-Sulpice 75006 Paris (Tél. : 01 43 29 04 40)
pages 29, 45, 53, 57, 91, 105, 111, 151, 161, 179, 185, 193, 199, 203, 209,
215, 233, 243, 251, 257, 261, 265

Photogravure :
Typophot studio

Réalisation

Imprimé par CLERC S.A.
18200 Saint-Amand-Montrond
N° ISBN : 2-221-08187-0
N° d'éditeur : 40202/04 - N° imprimeur : 7057
Dépôt légal : février 1999